Dr. med. Michael Barczok
Luft nach oben

Dr. med. Michael Barczok

LUFT
nach OBEN

Wie richtiges
ATMEN
uns stärker macht

Mit hilfreichen Übungen aus der Praxis von
der Atemtherapeutin Susanne Menrad-Barczok

Lübbe

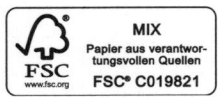

Alle medizinischen Ratschläge und Informationen in diesem Buch erfolgen nach bestem Wissen und Gewissen der Autoren und des Verlags, ersetzen aber in keinem Fall den Gang zum Arzt. Die Angaben erfolgen daher ohne Garantie und Gewährleistung.

Dieser Titel ist auch als Hörbuch und E-Book erschienen.

Originalausgabe

Copyright © 2018 by Bastei Lübbe AG, Köln

Textredaktion: Steffen Geier, Heidelberg
Illustrationen Innenteil: Leonard Riegel, www.leonardriegel.de
Umschlaggestaltung: ZERO Werbeagentur, München
Einband-/Umschlagmotiv: © FinePic®, München/H. Henkensiefken;
© FinePic/shutterstock
Satz: hanseatenSatz-bremen, Bremen
Gesetzt aus der Palatino
Druck und Einband: C. H. Beck, Nördlingen

Printed in Germany
ISBN 978-3-7857-2631-0

5   4   3   2   1

Sie finden uns im Internet unter: www.luebbe.de
Bitte beachten Sie auch: www.lesejury.de

Inhalt

Vorwort

Haben Sie heute schon daran gedacht, dass Sie eine Lunge haben? Wenn ja, dann stimmt womöglich etwas nicht. Wenn sich Ihre Lunge mit Husten, Atemnot, Verschleimung oder ungewöhnlichen Geräuschen meldet, dann steckt etwas dahinter, im besten Fall eine harmlose Bronchitis, vielleicht aber auch Asthma, COPD oder Schlimmeres. Verhält sich Ihre Lunge dagegen unauffällig (so wie sie es am liebsten tut), heißt das aber nicht, dass sie faul »herumlungert«. Im Gegenteil!

Ob wir nun schlafen oder Marathon laufen, die Sauerstoffzufuhr klappt normalerweise völlig reibungslos. Jeden Tag pumpen wir den Inhalt eines großen Heißluftballons durch unsere Lungen, schaufeln wir hektoliterweise Sauerstoff in unseren Körper hinein und verbrauchtes Kohlendioxid hinaus, kurzum: Unsere Lunge ist ein Meisterwerk der Evolution, geschaffen dafür, dass wir alle unsere Organe ausreichend mit Sauerstoff versorgen können – und ohne Sauerstoff geht nun mal gar nichts.

In diesem Buch möchte ich Ihre Wahrnehmung für das Atmen schärfen, Ihnen zeigen, wie man die Kraft einer ruhigen Atmung freisetzen kann, aber natürlich auch, wie kleine und große Probleme mit unserer Lunge rechtzeitig erkannt und erfolgreich beseitigt werden können. Als ambulant tätiger Lungenspezialist habe ich in den letzten Jahrzehnten mehr als 40.000 Menschen mit Erkrankungen der Atemwege, der Bronchien und der Lunge untersucht und behandelt, Schulungsprogramme entwickelt und zahllose Fragen rund um das geflügelte Powerorgan in unserem Brustkorb beantwortet. Das alles ist in dieses Buch eingeflossen.

Jeder zwanzigste Mensch, der dieses Buch in die Hand nimmt, leidet unter Asthma und jeder zehnte an COPD, das heißt, alleine in Deutschland sind etwa zwölf Millionen Menschen von dem einen oder dem anderen betroffen. Weltweit ist die COPD drauf und dran, die dritthäufigste Todesursache zu werden. Dieses Buch beschäftigt sich daher besonders ausführlich mit diesen beiden Krankheitsbildern. Aber es geht mir dabei natürlich weniger um die Vermittlung von Fachwissen im Einzelfall (dieses Buch kann schließlich keinen Arztbesuch ersetzen!) als vielmehr um ein grundsätzliches Verständnis, das Sie bewusster und besser atmen lassen soll. Denn die meisten von uns haben, was ihre Lunge betrifft, noch *Luft nach oben*.

Mitgearbeitet hat daran auch meine Frau, Susanne Menrad-Barczok, die als Atemtherapeutin an meiner Seite tätig ist und für Kranke wie Gesunde im letzten Kapitel ganz konkrete Übungen und Ratschläge zur Optimierung der Atmung bereithält.

Powerorgan Lunge

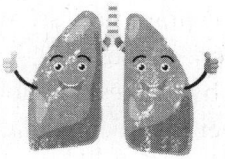

Falls Sie sich jetzt fragen, wie groß eigentlich ein Heißluftballon ist: Zwischen 15.000 und 20.000 Kubikmeter Luft pumpen wir durch unsere Lunge, um unseren täglichen Bedarf an Sauerstoff zu decken. Und wo wir schon bei erstaunlichen Größenvergleichen sind: Unserer Lunge steht – würde man sie auseinanderfalten – die Oberfläche eines Fußballfeldes zur Verfügung, um für unseren Körper genügend Sauerstoff bereitzustellen. Sie merken schon, die Lunge wird leicht unterschätzt, dabei ist sie ein wahrlich faszinierendes Powerorgan, das Tag und Nacht arbeitet und dabei Unvorstellbares für uns leistet.

Wir können Wochen ohne Nahrung überleben (ich sogar Monate, wenn ich meinen Bauchumfang betrachte), Tage ohne Wasser, aber nur Minuten, ohne zu atmen, bevor als Erstes das Gehirn und dann alle anderen Organe unwiderruflich ihre Funktion einstellen. Wie ein Computer stoppt, dem plötzlich der Stecker gezogen wird, so schnell und endgültig erlischt das Leben in uns, wenn unsere Lunge den Dienst quittiert. Es ist daher kein Wunder, dass alle Funktionsstörungen, die bei der Atmung auftreten, von unserem Gehirn sofort als bedrohlich und alarmierend erlebt werden – ob es uns direkt bewusst ist oder auch nicht.

Die Atmung ist alles, Anfang und Ende unseres Lebens. Einatmen, ausatmen, kurze Pause – ein ewig gleicher Kreislauf, vom ersten Schrei nach der Geburt bis zum letzten Atemzug. Wenn wir achtzig Jahre alt sind, wird die Atempumpe etwa 600 bis 700 Millionen Mal den lebensnotwendigen Sauerstoff in unseren Körper befördert haben. Ohne Pause, ohne Urlaub, dynamisch angepasst an den Bedarf zwischen Schlaf und körperlicher Belastung.

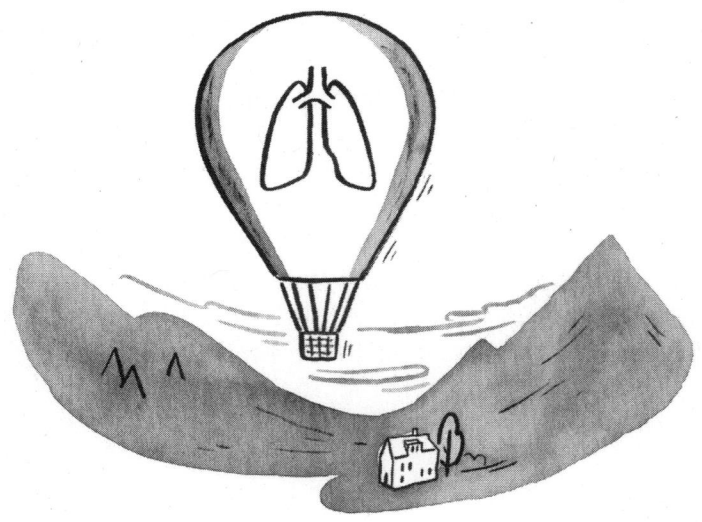

Die Menge an Luft, die täglich durch unsere Lungen fließt,
würde einen Heißluftballon füllen

Auch wenn das Bild der Pumpe den Anschein erweckt, als handele es sich beim Atmen um einen rein mechanischen Vorgang, dem Atmen und dem Atem wohnt eine zutiefst mystische Bedeutung inne. Lungenärzte wie ich nennen sich Pneumologen. Das griechische Wort Pneuma steht dabei für den Atem ebenso wie für den Geist und die Seele.

Gott haucht Adam den »Lebensodem« ein, und der erste Schrei eines Neugeborenen, das erste »Atemholen«, ist gleichsam eine ewig sich wiederholende Erneuerung dieses Schöpfungsaktes. Wir »schöpfen Atem« und befeuern damit »für einen Atemzug« die Energiegewinnung in unserem Körper. Archaische Ängste kommen sofort hoch, wenn wir »um Atem ringen« müssen, und ja, irgendwann werden wir »den letzten Atemzug tun«. Dann ist uns für immer »die Luft ausgegangen«.

Noch heute gilt der Spiegeltest als einer der wichtigsten Lebensbeweise: Man prüft, ob ein vor den Mund gehaltener Spiegel durch Atmen beschlägt. Bleibt dieses Zeichen aus, ist klar, dass die Atempumpe stillsteht und das Leben schwindet, wenn dem Körper nicht sofort neuer Atem gespendet wird.

Das Motto der amerikanischen Atemwegsliga (American Lung Association) bringt es auf den Punkt:

When you can't breathe, nothing else matters.

Höchste Zeit also, sich einmal näher mit allem rund um unsere Atemwege zu beschäftigen. Starten wir unsere Expedition …

Die Reise ins Innere unserer Lunge

Als Kind habe ich einen Film gesehen, der mich enorm beeindruckt hat: Er hieß »Die phantastische Reise«, und vielleicht erinnert sich der eine oder die andere von Ihnen auch so lebhaft an ihn wie ich. Im Mittelpunkt des Film steht ein kleines Forschungsteam, das mit radioaktiven Strahlen samt U-Boot auf die Größe einer Mikrobe geschrumpft und so in den Körper beziehungsweise das Gehirn eines Wissenschaftlers eingeschleust wurde. Diese fiktive Reise war vermutlich das Spannendste, was mir in meinem sonst eher nüchternen Biologieunterricht in der Schule unter die Augen gekommen ist.

Plötzlich ist da ein ungeheurer Sog, ein Luftstrudel erfasst die Forscher mit ihrem U-Boot, und sie werden in eines von zwei riesigen Löchern gerissen, in denen unvermittelt ein zerklüftetes Gebirge vor ihnen auftaucht. Auf den Bergen wuchert ein wilder Dschungel, beinahe verfangen sie sich im undurchdringlichen Dickicht. Auch die Luft erinnert an die Tropen, ist heiß und feucht, die Felswände sind bedeckt mit einer schleimig-glasigen Schicht, darunter wogen Felder biegsamer Halme. Ein faszinierender Anblick.

Ungefähr so wie dem U-Boot im Film muss es Bakterien oder Viren ergehen, die wir durch die Nase einatmen. Unsere Nase erfüllt – gewissermaßen als das erste Tor zur Lunge – eine Vielzahl von Aufgaben. Der dreistöckige Verbindungsgang führt von den Nasenlöchern zum harten Gaumen und lässt dabei einen Vorraum zu unserer Lunge entstehen, in dem die Luft von Schadstoffen vorgereinigt, angefeuchtet und auf Körpertemperatur angewärmt wird. Dieser Filter mit Klimafunktion ermöglicht es der Atemluft, den reibungslosen Flug in das Innere unseres Körpers anzutreten.

Wie so oft bei Körperfunktionen merken wir, wie ausgeklügelt das ganze System ist, erst dann, wenn etwas nicht wie gewohnt funktioniert. Ist zum Beispiel unsere Nase verstopft, müssen wir durch den Mund atmen und bemerken schnell, wie unser Mund austrocknet und die Luft kalt und reizend in unseren Bronchien brennt: eine Situation, in der wir uns schnell unwohl fühlen und Bakterien oder andere

14

Eindringlinge leichtes Spiel haben, das lahme, »erkältete« Immunsystem zu überwältigen.

Nun fliegt das Forscherteam als Nächstes an der Zunge vorbei, in der ganz hinten eine Reihe kleiner Vertiefungen sichtbar wird, die für wichtige Geschmackseindrücke wie »sauer«, »salzig« oder »süß« verantwortlich sind. Gleich dahinter ragen rechts und links gewaltige zerklüftete und mit allerlei Zellen bewachsene Felsbrocken auf: unsere Mandeln. Meist sind sie klein und zurückgezogen, bei manchen Menschen aber sind sie vom jahrelangen Kampf zerfurcht und vernarbt und ragen wie alte Felsabbrüche in den Luftkanal hinein, immer bereit, Feinde noch schnell abzufangen und zu vernichten. Die Mandeln bewachen sozusagen den Zugang zu unseren empfindlichen, komplizierten und gegenüber Feinden weitgehend wehrlosen inneren Organen.

Plötzlich beschleunigt sich der Flug des Forschungsteams fulminant. Zwischen zwei glatten Staumauern, die sich dauernd verengen oder erweitern, unseren Stimmbändern, fallen sie in einen riesigen, breiten Schacht hinein, an dessen Rändern wuchtige rundliche Knorpelspangen wie Rohrelemente durchschimmern. Willkommen in der Luftröhre. Die Innenseite der Röhre schimmert feucht, und wenn wir genau hinsehen, dann sehen wir in der Tiefe kleine peitschenförmige Flimmerhärchen, die laufend von unten nach oben schlagen. Doch die feinen Härchen schlängeln nicht irgendwie durcheinander, sie arbeiten koordiniert und transportieren eine Vielzahl unterschiedlich großer Steine und Brocken wie auf einem gigantischen Förderband von unten nach oben – eines der vielen Müllabfuhrsysteme unseres Körpers. Ja, mit jedem Atemzug atmen wir Staubpartikel unterschiedlicher Größe, Bakterien, Viren, aber auch Pollen und viele andere Strukturen ein, mit denen unser Körper nicht wirklich etwas anfangen kann. Unter ihnen sind immer wieder auch Erreger, die ihn vielleicht sogar bedrohen und deshalb so schnell wie möglich aus der Lunge herausgeschafft werden müssen. Dafür haben wir Flimmerhärchen überall auf unseren Schleimhäuten, egal ob in der Nase oder in den Bronchien, die in der Lage sind, schnell und effektiv Fremdkörper, die im Schleim hängen geblieben sind, gezielt nach oben zu transportieren. Die haarige Mischung aus Türstehern und Müllabfuhr arbeitet klaglos Tag und Nacht und ist ein hoch effektiver, wichtiger Bestandteil unseres Abwehrsystems.

Das Bild erinnert mich an meine ersten Bronchoskopien als junger Assistenzarzt in einer Lungenfachklinik nahe Regensburg. Nach örtlicher Betäubung habe ich das dünne, biegsame Bronchoskop über Nase oder Mund in die Luftröhre eingeführt, um damit in das Innere der Bronchien schauen zu können. Das Bronchoskop verfügt nicht nur über eine Lampe, es kann auch Flüssigkeit absaugen und mit Hilfe einer kleinen Zange Gewebeproben entnehmen. Auf der Suche nach Entzündungsherden oder Tumoren ist dieses Instrument ein unverzichtbarer Helfer. Damals ist mir aufgefallen, wie bei einem starken Raucher im kalten Licht des Bronchoskops die Schleimhaut der großen Bronchien zu leben schien. Eine Vielzahl unterschiedlich großer schwarzer Körnchen wurde im Zickzackkurs von unten nach oben transportiert und sammelte sich vor dem Hindernis des Untersuchungsgerätes. Auf den erstaunten Blick zu meinem Oberarzt bekam ich die Antwort: »Tja, Michael, so sieht es in den Bronchien einer Raucherlunge aus. Verzweifelt versucht die Lunge, ein bisschen Dreck loszuwerden, aber leider bringt das nicht viel, weil die meisten Flimmerhärchen hier schon am Ende sind.« Ich habe damals noch geraucht und nahm mir wieder mal fest vor, das Rauchen zu lassen. Leider wieder umsonst. Erst Jahre später habe ich es dann wirklich geschafft, den Schalter in meinem Kopf umzulegen.

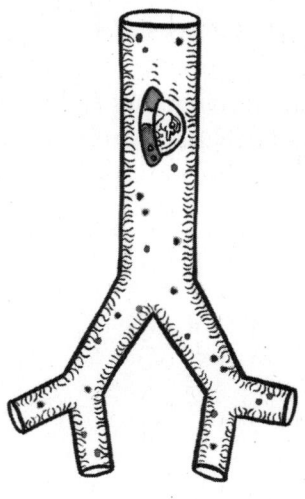

Flug durch das Kanalsystem

Aber kehren wir wieder zurück zu unserem Forscherteam, dessen Reise in die Tiefe nun an eine Verzweigung gelangt, die rechts und links in die zwei großen Lungenlappen führt. Gleich danach verzweigt sich das System schon wieder und noch mal und noch mal. In Windeseile schießen unsere Entdecker in ein Labyrinth immer kleiner und dünner werdender Röhrchen, die auch immer beweglicher scheinen. Die großen Knorpelspangen der Luftröhre haben sie hinter sich gelassen, in steigender Geschwindigkeit jagen sie durch ein immer engeres Gangsystem, das sich pulsierend erweitert und verengt. Mehr als fünfzehn Verzweigungen liegen schon hinter ihnen, als der Gang schließlich nur noch so dünn ist wie eine Bleistiftmine. Mit einem Affentempo flitzen sie durch die enge Röhre und plumpsen schließlich in eine große weintraubenförmige Struktur, deren Wand aus einem pergamentdünnen Häutchen besteht, durch das von außen auf einer Seite hellrotes und auf der anderen Seite dunkelblaues Blut hindurchschimmert. Sie sind am Endpunkt ihrer Reise angelangt, an einem Lungenbläschen. Also, genauer gesagt, an einem von Milliarden möglicher Endpunkte, die die Gesamtheit unserer Lungen ausmachen.

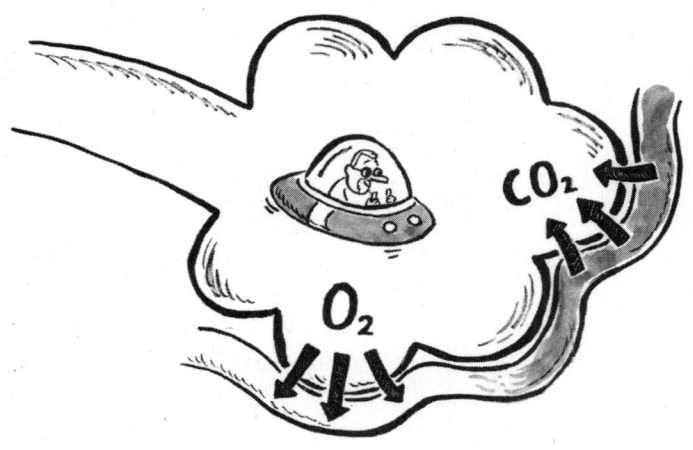

Der Gasaustausch in einem Lungenbläschen

Hier kommt der Luftstrom für kurze Zeit zur Ruhe, und wir können die Wand unseres Lungenbläschens genauer betrachten. Wir sehen, wie Sauerstoffmoleküle, die mit dem Forscherteam in das Lungenbläschen hineingerauscht sind, durch die Wand ins Blut hinein verschwinden und auf der anderen Seite schwarze Kohlendioxidmoleküle aus der Wand zu quellen scheinen, sich auf dem Boden des Lungenbläschens sammeln und darauf warten, beim Ausatmen aus der Lunge entfernt zu werden.

Immer wieder höre ich die erstaunte Frage: »Herr Doktor, an der Lunge fehlt mir aber doch nichts, oder? Das ist doch nur eine Bronchitis und nichts an der Lunge?« Offensichtlich glauben viele Menschen, Bronchien und Lunge seien zwei verschiedene Welten. Dem ist aber nicht so. Die Bronchien enden in den Lungenbläschen, die Luft folgt dabei dem Weg, den wir gerade geflogen sind.

Oft wird die Lunge auch als Baum dargestellt, dessen Stamm, Äste und Zweige die Bronchien sind und dessen Blätter dann die Lungenbläschen darstellen. Die Bronchien verlaufen in der Lunge, werden zum Rand hin immer feiner und kleiner, bis sie dort enden, wo Sauerstoff an das Blut und verbrauchtes Kohlendioxid wieder zurück an die Bronchien abgegeben werden kann.

Bronchien und Lungengewebe bilden also eine Einheit, es hat wenig Sinn, sie getrennt voneinander betrachten zu wollen. Erkrankungen, die über längere Zeit die Bronchien schädigen, führen entsprechend auch zu Schäden am Lungengewebe selbst. Und jetzt kommt ein wichtiger Punkt, der vielen nicht bewusst ist: Unser Körper ist nicht in der Lage, Bronchien oder Lungenbläschen neu zu bilden. Das macht es so enorm wichtig, die Bronchien zu schützen und Erkrankungen der Bronchien möglichst früh und möglichst gut zu behandeln, um irreversible Schäden zu vermeiden. Darauf, dass ein echtes Forscherteam mit seinem U-Boot geschrumpft wird, um Reparaturarbeiten in meiner Lunge auszuführen, würde ich dann nämlich doch nicht warten.

Der große und der kleine Kreislauf

Wir haben gerade gesehen, dass am (ewig gleichen) Ziel der Reise in die Lungenbläschen ein lebenswichtiger Austausch stattfindet. Herz und Lunge arbeiten dabei Hand in Hand. Bei jedem Herzschlag wird nicht nur Blut aus der linken Herzkammer in den Körper gepumpt, sondern auch verbrauchtes Blut aus der rechten Herzkammer durch die Lunge hindurchbefördert und dabei mit neuem Sauerstoff versorgt. Man spricht hier vom Herz-Lungen-Kreislauf.

Um diesen spannenden Bereich unserer Lungen kennenzulernen, steigen wir um in ein weiteres kleines U-Boot, das für den Seegang im Blutkreislauf geeignet ist. Wir hören das laute Pochen der sich öffnenden und schließenden Herzklappen, sobald wir uns in den Blutstrom begeben. Das Blut um uns herum ist dunkelblau, fast schwärzlich, es stammt aus den Tiefen unseres Körpers, dem Darm, den Beinen, der Leber, und wird nun aus der rechten Herzkammer durch die schnell sich öffnende rechte Herzklappe aus dem Herzen heraus in die Lungengefäßbahnen gepresst. Sprudelnd und gurgelnd geht es durch ein Labyrinth sich ständig verjüngender Gefäße weiter. Es dauert aber nicht lange, bis die Gefäße so klein sind, dass unser U-Boot, das ungefähr genauso groß ist wie die roten Blutkörperchen, kaum noch hindurchpasst.

Der Blutstrom wird jetzt deutlich langsamer, die Schwärze des Blutes um uns herum nimmt ab, und hellrote Sauerstoffmoleküle quellen in großer Zahl durch die Wand der Lungenbläschen, zwischen denen wir uns hindurchschlängeln. Wie ein Regenschauer hüllt uns der Sauerstoff ein, jedes rote Blutkörperchen vor und hinter uns rafft gierig Sauerstoffmoleküle an sich. Vollgeladen mit Sauerstoff, passieren rote Blutkörperchen vor uns, hinter uns, über uns und mit uns gemeinsam die Engstellen zwischen den Alveolen (so heißen die Lungenbläschen bei Pneumologen) und finden wieder zurück in größere Gefäßstrukturen, in denen nun das Blut wieder deutlich schneller dahinschießt.

Schnell kommt aus allen möglichen Bereichen der Lunge genauso hellrotes Blut hinzu, lediglich ein kleiner Teil der Gefäße aus einem abgelegenen Winkel der Lunge zeigt immer noch die gleiche dunkelblaue Färbung, die wir ganz am Anfang gesehen haben. Offensichtlich wurde das Blut in diesem Bereich nicht ausreichend mit Sauerstoff versorgt. Das kann verschiedene Gründe haben, vielleicht ist dort eine Lungenentzündung im Gange, oder aber die Bronchien, die dorthin führen, haben nicht genügend Sauerstoff transportiert, weil sie verengt oder verschwollen sind. Gott sei Dank spielt dies keine große Rolle, wenn alle anderen Lungenteile ausreichend belüftet werden und genügend Sauerstoff zur Verfügung stellen. Uns wird aber schnell klar, dass ein größerer Anteil von dunklem Blut für unseren Organismus nicht günstig wäre. Später mehr dazu.

Immer größer werden nun die Gefäße, immer schneller fließt das Blut dahin, bis wir uns scheinbar einem Wasserfall nähern. Ein ungeheurer Sog zerrt an unserem Gefährt, und mit einem lauten Geräusch krachen wir in eine große Höhle, den Vorhof der linken Kammer, um gleich danach durch die nächste Klappe in die linke große Herzkammer geschleudert zu werden. Hier wird unser Boot herumgerissen und -geworfen, für einen kurzen Moment scheint alles zur Ruhe zu kommen, nur um anschließend durch die Aortenklappe in die große Hauptschlagader des Körpers geschleudert zu werden. Und von dieser großen Transitstrecke aus kann es dann überallhin gehen, vom Scheitel bis zur Sohle und bis in den kleinsten Winkel des Körpers.

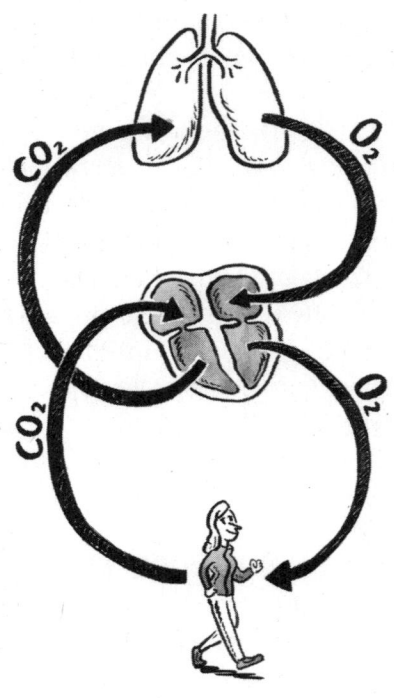

Großer und kleiner Blutkreislauf

So also funktioniert das, verkürzt gesagt: Die vielen kleinen roten Taxis um uns herum, die roten Blutkörperchen, kommen ohne Sauerstoff, aber vollgeladen mit Kohlendioxid in der rechten Herzkammer an, der kurze Ausflug in die Lunge reicht aus, um verbrauchte Gase abzugeben und lebensspendenden Sauerstoff aufzunehmen, mit dem die Taxis dann vollgeladen aus der linken Herzkammer in den Körper entsandt werden, um sich wenig später wieder mit einer neuen Ladung Kohlendioxid vor der rechten Herzkammer einzufinden. Nächster Herzschlag. Ein Kreislauf, der zwischen fünfzig und hundert Mal in der Minute abläuft und dafür sorgt, dass jede Zelle im Körper das Maß an Sauerstoff und Nährstoffen bekommt, das benötigt wird, um unseren Körper richtig funktionieren zu lassen.

Schäden am Lungengewebe haben dabei auch Rückwirkungen auf die Blutgefäße in der Lunge. Nimmt das Lungengewebe ab, verringert sich auch die Zahl der Blutgefäße, und damit steigt der Druck in den verbleibenden Gefäßen, die die Lunge durchziehen. Die rechte Herzkammer ist dafür aber überhaupt nicht eingerichtet. Sie muss zwar die gleiche Blutmenge pumpen wie die linke, dabei aber nur eine kleine Wegstrecke durch ein schwammiges Organ hindurch zurücklegen (kleiner Kreislauf), während das linke Herz den gesamten Organismus versorgen muss (großer Kreislauf). Druckbelastungen für das rechte Herz sind daher sehr gefährlich und problematisch. Gott sei Dank verfügen wir seit kurzem über Medikamente, die den Blutdruck in den Blutgefäßen der Lunge senken und die Probleme damit erheblich verringern können.

Übrigens ist auch Sauerstoff ein hervorragendes Medikament, um die Druckbelastung für das rechte Herz zu vermindern. In Anwesenheit von Sauerstoff erweitern sich die Blutgefäße in der Lunge. Der Körper wird dann nicht nur mit zusätzlichem Sauerstoff versorgt, sondern auch hinsichtlich der Druckbelastung für das rechte Herz entlastet, eine praktische 2-in-1-Lösung der Natur.

Jenseits der Lungenbläschen

Wenn unser Expeditionsteam ein kleines Loch in ein Lungenbläschen schneiden und hindurchklettern würde, dann würde es in einem Geflecht elastischer Bänder landen, dem lockeren Bindegewebe, das zwischen den Milliarden Lungenbläschen liegt. Tun sie dies jedoch am Rand der Lunge, dann stoßen unsere Forscher auf ein dünnes, aber zähes Häutchen: die sogenannte Pleura oder das Lungen- beziehungsweise Rippenfell. Wenn das kleine U-Boot gegen die Pleura stößt, würden wir das wahrscheinlich auch bemerken, denn der Aufprall würde einen kurzen, heftigen Schmerz verursachen. Im Gegensatz zum Lungengewebe selbst, das weitgehend schmerzunempfindlich ist (man könnte eine Zigarette in der Lunge ausdrücken, ohne dass man dies groß spüren würde), ist das Rippenfell sehr empfindlich und schmerzsensibel.

Was sich dann auftut, ist ein leerer, nur mit etwas Flüssigkeit gefüllter Raum. Allerdings ein schmaler Raum, denn unmittelbar gegenüber befindet sich nochmals das gleiche Häutchen, diesmal als Auskleidung des Brustkorbs, bevor Rippen und Muskeln die äußere Wand unseres Brustkorbs bilden. Der sogenannte Pleuraspalt zwischen den beiden Pleurablättern (Rippen- und Lungenfell) enthält einen dünnen Flüssigkeitsfilm und ist mit einem leichten Unterdruck ausgestattet. So fängt unser Körper gleich zwei Fliegen mit einer Klappe: Zum einen sorgt der Flüssigkeitsfilm dafür, dass die Lunge beim Atmen problemlos am Brustkorb entlanggleiten kann und trotz aller Empfindlichkeit keine Schmerzen verursacht. Zum anderen wird das ziemlich schwammige und luftige Gewebe der Lunge aufgespannt und aufgehalten und folgt beim Atmen den Bewegungen des Brustkorbs und des Zwerchfells.

Was das bedeutet, wird schnell klar, wenn man sich bewusst macht, wie groß die Lunge in Wirklichkeit ist, beziehungsweise wie klein, wenn der Unterdruck verloren geht. Wird das Rippenfell bei einem Unfall oder durch einen Messerstich verletzt, fällt die Lunge in sich zusammen und ist dann kaum noch faustgroß. Sie ist dann auch zusammengequetscht und nicht mehr in der Lage, die kunstvoll gefaltete Struktur der Lungenbläschen aufrechtzuerhalten, die prompt zusammenkleben und nicht mehr für den Sauerstofftransport zur Verfügung stehen.

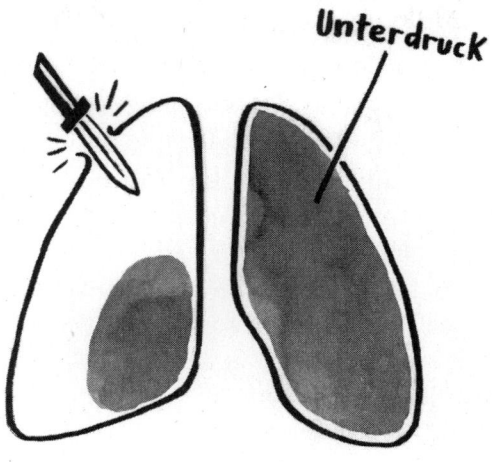

Bei einer Verletzung fällt die Lunge in sich zusammen

Fallen beide Lungen zusammen, ist Leben nur noch möglich, wenn der Organismus von außen mit Überdruck beatmet wird, wie es bei einer Operation am offenen Brustkorb erfolgt. Bei großen Operationen, etwa am Herzen, kann darüber hinaus die Gesamtfunktion der Lunge von außen mit einer sogenannten Herz-Lungen-Maschine übernommen werden, wobei all das, was unser Körper oder unsere Lunge Tag für Tag, Minute für Minute kunstvoll von alleine bewältigt, dann von einer komplizierten, computergesteuerten Maschine übernommen werden muss, was im Übrigen nur für eine begrenzte Zeit geht.

Doch zurück zu unserem Expeditionsteam. Wir schauen also gerade durch ein Fenster in einem Lungenbläschen in den Pleuraspalt hinein und sehen das Rippenfell sowie gegenüberliegend das Lungenfell, das den Brustkorb auskleidet. Aber weiter unten bietet sich uns noch ein weiteres Bild. Milchig schimmert eine große Muskel-Sehnen-Platte herauf, die ebenfalls vom Häutchen der Pleura überzogen ist und wie eine gewaltige Kuppel den Brustkorb zum Bauch hin abtrennt. Was wir da entdeckt haben, könnte man auch als Blasebalg unserer Lunge bezeichnen.

Das Zwerchfell teilt Brustkorb und Bauch fast ohne Verbindung voneinander und ist der wichtigste Muskel, wenn es um unsere Atmung geht. Der gesamte Brustkorb ist nach unten hin durch das Zwerchfell abgesichert, es gibt nur wenige kleine Öffnungen in dieser Trennwand, nämlich die Speiseröhre, die vom Mund kommend hier durchzieht, um dann gleich in den Magen zu münden, die große Hauptschlagader, die das Blut vom Herzen kommend in den unteren Teil des Körpers transportiert, auf der anderen Seite die große Hohlvene, die verbrauchtes Blut wieder zum Herzen zurückbringt, und ein paar weitere Strukturen wie Lymphgefäße, die ebenfalls die Trennwand passieren dürfen. Dass Brustkorb und Bauchraum rigoros getrennt sind, hat gute Gründe.

Das Zwerchfell hat nämlich eine ganz besonders wichtige Funktion. Unsere Lunge kann selbst überhaupt nicht atmen, sie verfügt über keinerlei Muskeln, die das erledigen könnten. Wir atmen, indem der Brustkorb auseinandergeht und das Zwerchfell nach unten zieht. So saugen wir mit großer Kraft Luft in die Lunge hinein. Hören wir auf damit und atmen wir aus, so ist das ein passiver Vorgang. Die Lunge schnurrt sozusagen in sich zusammen, der Brustkorb wird schmaler, das Zwerchfell tritt wieder nach oben und veranlasst die Lungenbläschen mit sanftem Druck, die Luft aus den unteren Teilen der Lunge über die Luftröhre wieder nach oben zu bringen. Man kann sich diesen Vorgang wirklich gut wie einen Blasebalg vorstellen, der rhythmisch betätigt wird und so die Luft durch unsere Bronchien hindurch ansaugt und wieder abgibt. Funktioniert dieser Blasebalg nicht, haben wir ein lebensbedrohliches Problem. Auch wenn nur ein Teil des Blasebalgs ausfällt, weil beispielsweise ein Zwerchfellteil gelähmt ist, kommt es bereits zu erheblichen Schwierigkeiten. Während der gesunde Teil noch funktioniert, pendelt die Lunge im erkrankten Teil nur passiv mit, der halbe Blasebalg fällt aus, und prompt kommt es zumindest bei körperlicher Belastung zu erheblichen Problemen. Wir sind schnell aus der Puste und fühlen uns schwach und schlapp. Fällt der Blasebalg links und rechts aus, dann muss eine zusätzliche Beatmung erfolgen, um die Lunge in ihrer dann erheblich gestörten Funktion zu unterstützen. Eine einseitige Lähmung des Zwerchfells erleben wir gar nicht mal so selten, verschiedene Anlässe können dazu führen, Unfälle zum Beispiel oder Tumoren, die oft als Zufallsbefund festgestellt werden. Aber auch einfache Virusinfektionen des Nervus recurrens, der für die Versorgung des Zwerchfells zuständig ist, sind in der Praxis keine Seltenheit. Leider gibt es nur wenige Optionen, eine Zwerchfelllähmung zu behandeln, abgesehen davon, dass man durch Atemtraining versuchen kann, die jetzt nicht mehr so gut belüfteten Anteile der Lunge aktiv zu unterstützen. Operieren kann man solche Probleme nur in seltenen Fällen.

Ein Grund mehr, noch ein paar Dinge über unsere Lunge zu erfahren und wie wir sie dank unseres Zwerchfells in Schwung halten. Wir verlassen unser fiktives Forschungsboot, wachsen wieder auf Normalgröße und gehen erst einmal ins Schwimmbad.

Wir alle kennen das: Wenn man im Schwimmbad möglichst lange tauchen will, stellt man sich an den Beckenrand, atmet für ein paar Sekunden möglichst schnell möglichst tief ein und aus und springt dann ins Wasser. Was passiert dabei? Einerseits nehmen wir verstärkt Sauerstoff auf, den wir leider nur in sehr geringem Umfang speichern können. Und andererseits entfernen wir Kohlendioxid schnell aus dem Körper. Das führt dazu, dass der Drang, unbedingt wieder auftauchen zu müssen, eine Zeitlang unterdrückt werden kann, denn es ist der Kohlendioxidgehalt im Blut, der uns ab einem bestimmten Punkt dazu zwingt, wieder Luft zu holen. Das Atemzentrum schlägt Alarm, und wir tauchen wieder auf.

Erschöpft vom langen Tauchen, legen wir eine Pause ein und greifen zur Sprudelflasche. Wussten Sie, dass nicht nur in Mineralwasser, sondern auch in unserem Blut Kohlensäure »sprudelt«? Ja, richtig gelesen, auch wenn »sprudeln« ein wenig übertrieben ist. Unser Körper verbrennt Kohlenhydrate, Fett oder Eiweiß unter Einsatz von Sauerstoff, den er über die Lunge mobilisiert. Dabei entsteht Energie für die Zellen. Es entstehen aber auch allerlei Abfallprodukte, vor allen Dingen Kohlendioxid und Wasser. Der größte Teil des Kohlendioxids wird über die Lunge ausgeschieden und verlässt auf diesem Weg den Körper. Das Kohlendioxid löst sich zum Teil aber auch im Blut, und aus Wasser und Kohlendioxid entsteht Kohlensäure. Der Teil, der als Kohlensäure im Blut gebunden bleibt, ist mit dafür verantwortlich, dass unser Blut einen gewissen, sehr genau einzuhaltenden Säuregrad besitzt. Das ist wichtig, da viele Abläufe in unserem Körper auf eine sehr exakte Regelung des Blut-pH-Wertes, also des Säuregrads unseres Blutes, angewiesen sind.

Unsere Atmung und der Kohlensäuregehalt in unserem Blut hängen also eng miteinander zusammen und werden maßgeblich durch unser Atemzentrum gesteuert, das wir uns als eine Art Cockpit für unsere Lunge vorstellen können. Es liegt am Eingang zum Kleinhirn, dort also, wo auch andere lebenswichtige Vorgänge wie Herzfrequenz, Blutdruck und Körpertemperatur geregelt werden. Auf die meisten dieser Vorgänge haben wir keinen oder nur begrenzten Einfluss. Wir können weder unser Herz anhalten noch die Körpertemperatur beliebig steigen und fallen lassen. Was wir aber können, ist, die Atmung anzuhalten oder – wie gerade eben am Beckenrand – zu beschleunigen und tiefer zu atmen. Normalerweise denken wir darüber aber nicht nach. Wir atmen so, wie es halt gerade notwendig ist. Rennt man eine Treppe hinauf, muss man mehr atmen, sitzt man im Sessel oder schläft man, wird die Atmung heruntergeregelt. Normalerweise klappt das alles völlig problemlos, Zwerchfell, Brustkorb und Lunge arbeiten wie auf Autopilot nach den Vorgaben aus dem Cockpit im Zentralnervensystem. Könnten wir nur bewusst atmen, das heißt, müssten wir die Versorgung unseres Körpers mit Sauerstoff selbst beziehungsweise ausschließlich über das Großhirn steuern, wäre an Schlaf nicht zu denken – der Autopilot ist also im wahrsten Sinne des Wortes alternativlos für unser Überleben. Manchmal aber kann es passieren, dass die Atemregulation aus dem Lot gerät.

Ähnlich wie der Thermostat in einem Kühlschrank dafür verantwortlich ist, dass immer eine gleiche Temperatur sichergestellt ist, besitzt auch unser Atemzentrum einen solchen Regler, der sich aber auch mal verstellen kann. Die Impulse, die von diesem Regler ausgehen, stimmen dann nicht mehr. Obwohl wir gerade in Ruhe sind, kann es passieren, dass plötzlich ein erhöhter Bedarf vom Regler gemeldet und die Atmung beschleunigt und vertieft wird. Dieses Phänomen nennen wir Hyperventilation.

Sie können selbst probieren, was passiert, wenn Sie schnell tief ein- und ausatmen. Lassen Sie es aber bitte mit einigen wenigen Atemzügen gut sein, denn die Folgen können durchaus unangenehm werden. Schnell werden Sie merken, dass Ihnen schwindelig wird, man bekommt Herzklopfen, die Hände werden feucht und fangen an zu zittern. Wenn man sich dann nicht schnell hinsetzt oder -legt, kann das richtig unangenehm werden.

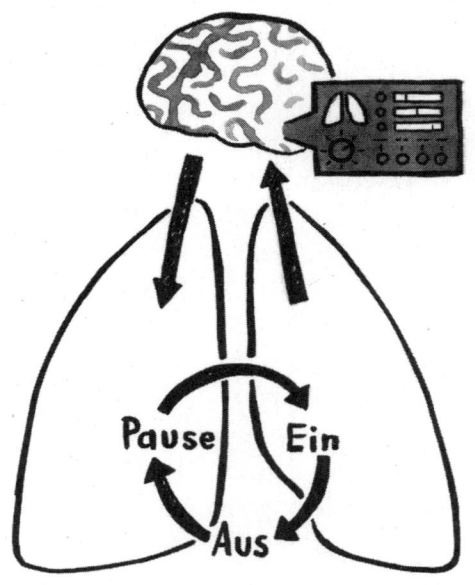

Autopilot Lunge

Was ist passiert? Durch das schnelle Atmen haben wir zu viel Kohlendioxid aus dem Körper herausgeschafft, der Säuregehalt im Blut sinkt, und manche Körpervorgänge funktionieren nicht mehr richtig. Solange wir das bewusst als Experiment machen, ist das nicht weiter schlimm. Es gibt aber gar nicht so wenige Menschen, die immer wieder Angstattacken erleiden, weil sie von Hyperventilationsanfällen heimgesucht werden, die so stark sind, dass sie sich fürchten, zu ersticken.

Stellen Sie sich vor, Sie lesen ein Buch oder hören irgendwo einem interessanten Vortrag zu, merken dann plötzlich, dass Sie irgendwie nicht richtig durchatmen können. Manche Patienten sagen auch, dass sie das Gefühl haben, zusätzlich gähnen oder Luft holen zu müssen. Dadurch sinkt der Kohlendioxidgehalt ab, erste Symptome einer Hyperventilation entstehen. Dummerweise ist unser Atemzentrum, das das Ganze eigentlich steuern soll, in einer solchen Situation überfordert. Anstatt das Signal zu geben, langsamer zu atmen, ruhiger zu werden, erfolgt genau das Gegenteil: nämlich Angst und Panik, Patienten stürzen ans Fenster, ringen nach Luft, und je mehr sie dies tun, desto schlimmer wird es – ein Teufelskreis entsteht. Schließlich landen Patienten mit einer Hyperventilation nicht selten beim Notarzt oder in der Notaufnahme eines Krankenhauses. Werden sie untersucht, findet man – nichts.

Die Probleme werden dadurch weiter verschlimmert, denn natürlich ist es nicht beruhigend, sondern mehr als irritierend, wenn man heftige Atembeschwerden entwickelt, gar zu ersticken glaubt, und keiner der Ärzte einem sagen kann, woran das liegt.

Durch Medikamente lässt sich diese Erkrankung nicht behandeln, sicher kennen aber viele von Ihnen den Tipp mit der Papiertüte: Man atmet in sie hinein und heraus, und nach ein paar Atemzügen bessern sich die Beschwerden meist schnell. Warum ist das so? Nun, wenn man sich eine Papiertüte vor den Mund hält (keine Plastiktüte, die sich ansaugt, und bitte die Tüte vor den Mund und nicht über den Kopf) und ruhig ein- und ausatmet, atmet man einen Teil des ausgeatmeten Kohlendioxids wieder zurück. Dadurch steigt der Kohlendioxidgehalt im Blut wieder an, und die unangenehmen Symptome der Hyperventilation werden gelindert. Allerdings gehört schon etwas Überwindung dazu, um in einem Moment, in dem man gerade ausgeprägte Atemnot erlebt, in eine Papiertüte zu atmen. Vielen Patienten ist es daher angenehmer, in die schalenförmig vor dem Gesicht gefalteten Hände zu atmen.

Was genau dabei beachtet werden sollte und welche Maßnahmen Sie sonst noch für ein entspanntes Atmen treffen können, das schauen wir uns im folgenden Kapitel an. Einmal tief durchatmen bitte.

Entspannend atmen – einfache Hilfestellungen für unsere Lunge

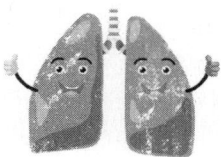

Wir haben uns nun einen ersten Überblick über das Powerorgan Lunge, seine Funktions- und Arbeitsweise verschafft. Wie an ein paar Stellen bereits angedeutet, ist das System der Atmung durchaus fragil, es kann gestört, angegriffen und aus dem Takt gebracht werden. Viele Einblicke und Erkenntnisse lassen sich daher am anschaulichsten über diese Störungen beziehungsweise Erkrankungen darstellen. Bevor wir uns den Störenfrieden in unserer Luft und insbesondere dem Thema Asthma (aber auch Schlafapnoe, COPD oder Lungenkrebs) noch ausführlich widmen, wollen wir zunächst einmal sehen, wie wir unserer Lunge schon mit wenig Aufwand die Arbeit etwas erleichtern können. Denn egal, welches Thema wir gerade streifen, unser Augenmerk bleibt stets das gleiche: entspannend atmen.

Doch entspannend atmen bedeutet nicht, dass wir unsere Lunge vor jeder Anstrengung verschonen sollten! Ganz im Gegenteil, unsere Lunge ist für Stress und Belastungen konstruiert. Ein Organ, das täglich einen Heißluftballon Luft filtert, ein Organismus, der es über die Atemwege mit Milliarden Bakterien, Viren und einer Vielzahl von Luftschadstoffen aller Art zu tun bekommt, muss zäh und stabil gegen Störungen und Ausfälle konstruiert sein.

Das ist unsere Lunge auch!

Es ist für mich immer wieder ein Wunder, wenn Menschen mit einem hohen Lebensalter, die viel in ihrem Leben durchgemacht haben, eine völlig normale Lungenfunktion aufweisen und ihren Körper ohne Probleme mit Sauerstoff versorgen können. In anderen Fällen ist es nicht so, und es macht schon Sinn, sich darüber Gedanken zu machen, wie man seiner Lunge das Leben besonders leicht machen und vermeidbare Probleme möglichst konsequent von ihr fernhalten kann.

Was Hyperventilation mit Singen zu tun hat

Am Ende des letzten Kapitels waren wir bei dem bekannten Papiertütentrick bei Hyperventilation stehengeblieben. Das möchte ich hier noch vervollständigen. Wichtig ist dabei, einen Rhythmus von eins zu zwei einzuhalten, das heißt, doppelt so lange auszuatmen wie einzuatmen und immer wieder auch eine Pause einzulegen. Dadurch steigt der Kohlendioxidgehalt in der Atemluft wieder an, es funktioniert ein Stück weit wie Wärmerückgewinnung und bringt auch tatsächlich etwas Wärme zurück. Sobald die Konzentrationen von Sauerstoff und Kohlendioxid wieder einigermaßen im Lot sind, verringern sich die unangenehmen begleitenden Symptome.

Ergänzend können Patienten die in der Atemtherapie geübten Atemweisen wie Zwerchfellatmung, Lippenbremse oder Vokalübungen anwenden (siehe den Übungsteil meiner Frau). Gut ist es in jedem Fall, einen individuellen Notfallplan zu erarbeiten, mit dem wirksame atemberuhigende

Übungen fixiert werden. Damit diese im Notfall auch sicher abrufbar sind, sollten sie unbedingt in den beschwerdefreien Zeiten geübt werden. Ein sicheres und ruhiges Auftreten und Handeln auch aller anderen Beteiligten ist wünschenswert, weil es sich beruhigend auf das Atemverhalten des Betroffenen auswirkt. Ein offener Umgang mit den Beschwerden ist daher zu empfehlen, das Verheimlichen könnte im Notfall nur zu zusätzlicher Verunsicherung und Hektik führen, was natürlich kontraproduktiv wäre.

Den gleichen Effekt wie die Papiertüte kann übrigens auch Singen entfalten. Wer singt, muss seine Atemmuskeln und sein Zwerchfell gut kontrollieren, Luft holen und diese Luft auch gut einteilen, um nicht auf dem hohen C zu »verhungern«. Gemeinsames Singen in einem Chor macht zudem Spaß und ist auch für Menschen, die ein Sauerstoffgerät benötigen, ein gleichermaßen heiteres wie wichtiges soziales Erlebnis. Wir haben daher in Ulm den »Chor der Atemlosen« gegründet, der von einer Patientin initiiert wurde, atemtherapeutisch und pneumologisch von uns begleitet und mittlerweile von mehr als vierzig Patienten besucht wird. Ich muss leider mitsingen, weil auf fünfunddreißig Frauen nur fünf Männer kommen. Das »leider« bezieht sich auf die übrigen Chormitglieder, denn das Singen schadet auch mir natürlich nicht, nein, es macht Spaß und ist ein prima Lungentraining! Was man hier einübt, kann man bei der nächsten Belastung sofort nutzen, insbesondere die Zwerchfell- oder auch Bauchatmung.

Oftmals ist nicht nur das, was wir für etwas tun, von großer Bedeutung, sondern vor allem das, was wir lassen! Dass Rauchen die schlimmste Tortur für unsere Lunge darstellt, ist unbestritten. Gegenüber der Lungenbelastung durch Rauchen verblasst alles andere, was wir unserer Lunge antun können. Rauchen wir nicht oder hören wir mit dem Rauchen auf, haben wir mit diesem einen Schritt 90 Prozent der möglichen Vorsorge für die Lunge erledigt.

»Wie ist das denn mit dem Passivrauchen, wenn also in der Familie, in der Disco oder am Arbeitsplatz geraucht wird?«, werde ich oft gefragt, von Nichtrauchern wie von angehenden Nichtrauchern. Darüber wird immer noch sehr viel geforscht und gemutmaßt. Immerhin, einiges wissen wir inzwischen sehr konkret darüber: Wir wissen, dass intensives Mitrauchen (zum Beispiel wenn ein Partner zu Hause raucht oder wenn man in einem Gemeinschaftsbüro oder einer Disco Rauchern ausgeliefert ist) sowohl die Gefahr einer COPD erhöht als auch das Risiko, ein Bronchialkarzinom zu bekommen.

Eines sollte jedem klar sein: Der Tabakrauch, der genussvoll in den Raum geblasen wird, enthält die gleichen giftigen Substanzen wie der Primärrauch aus der Zigarette. Natürlich etwas weniger, weil die Lunge vieles filtert, aber es reicht. Es reicht, um die gleichen Erkrankungen auslösen zu können, die das Rauchen nun einmal hervorruft, und das ist nicht nur das Bronchialkarzinom. Nachgewiesen ist beispielsweise bei Frauen, dass Passivrauchen auch Asthmaanfälle provoziert, dass Embryos in der Schwangerschaft darunter leiden und dass auch Brustkrebs etwas mit Passivrauchbelastung zu tun haben kann.

Nun können wir heute in aller Regel selbst entscheiden,

ob wir uns in einer verrauchten oder rauchfreien Umgebung aufhalten. Besonders problematisch sind daher die Auswirkungen auf Kinder, wenn zu Hause geraucht wird. Denn die haben keine Wahl. Hier steht oft nicht so sehr das Thema Bronchitis im Vordergrund, sondern vielmehr die Entwicklung von chronischem Husten, chronischen Atemwegserkrankungen und nicht zuletzt von Allergien. Beim Thema Allergie werde ich später noch weiter darauf eingehen, dass die Selbstreinigungsfunktion der Bronchien auch beim Passivrauchen leidet und beispielsweise Allergene nicht so schnell aus dem Körper herausgeschafft werden können, wie dies normalerweise passiert. Eine verlängerte Kontaktzeit zwischen Allergenen wie Pollen, Tierhaaren oder Hausstaubmilben mit der Schleimhaut der kindlichen Atemwege kann die Intensität von allergischen Reaktionen entscheidend beeinflussen und zu allergischem Asthma führen. Das sind dann Folgen, die womöglich lebenslang das Atmen und damit die Lebensqualität einschränken.

Auch Tiere leiden übrigens unter ihren rauchenden Haltern, sie sind sogar besonders intensiv betroffen. Luftschadstoffe sammeln sich in Bodennähe und werden dort besonders konzentriert eingeatmet. Das gilt nicht nur für Hunde und Katzen, sondern in gleichem Maße natürlich auch für Krabbelkinder. Und sogar unter Wasser drohen Nachteile für Raucher.

Raucher erleiden im Vergleich zu Nichtrauchern nachweislich häufiger Tauchunfälle. Sie sind aber nicht nur anfälliger, das Rauchen ist auch der Grund, weshalb akute und lebensgefährliche Lungenprobleme oft auch deutlich schwerer ausfallen. Das erklärt sich wie folgt: Ein Tauchgang auf zehn Meter Tiefe bedeutet für die Lunge bereits eine Verdopplung des Luftdrucks. Jede vorhandene Schädigung des Organs steigert die Gefährdung durch ein Barotrauma, also eine Druckverletzung, erheblich. Für starke Raucher erhöht sich deshalb das Risiko einer schweren Dekompressionskrankheit im Vergleich zu Nichtrauchern um fast 90 Prozent. Für Raucher gilt daher, zwölf Stunden (wenn es gar nicht anders geht, dann mindestens ein bis zwei Stunden) vor dem Tauchgang nicht zu rauchen.

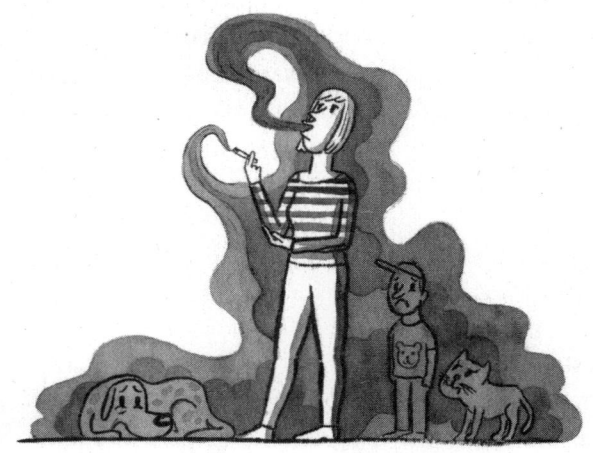

Kinder und Tiere leiden am meisten unter Luftverschmutzung

Ob Sie nun Taucher sind oder nicht: Grundsätzlich gilt, dass man sich möglichst von jeglichen Luftschadstoffen fernhalten sollte, ganz besonders aber vom Zigarettenrauch.

Vom Arbeitsplatz bis in den Hobbykeller

Und natürlich gilt das auch für Schadstoffe am Arbeitsplatz, wobei moderne Arbeitsplätze heutzutage in aller Regel deutlich besser gesichert sind, als dies früher der Fall war. Gleichwohl funktioniert manche Absaugung nicht so gut, wie sie sollte, ist vielleicht sogar defekt, oder aber ein Arbeitgeber sieht es als nicht mehr lohnend an, den Arbeitsplatz entsprechend auszurüsten. In solchen Fällen tut man gut daran, alles daranzusetzen, dass der Arbeitsplatz diesbezüglich saniert wird, gegebenenfalls unter Einschaltung von Betriebsrat, Betriebsarzt oder auch der zuständigen Berufsgenossenschaft. Gelingt dies nicht – etwa in Kleinbetrieben mit ignoranten Chefs –, tut man gut daran, solche Arbeitsplätze zu kündigen oder innerhalb des Betriebes zu wechseln. Natürlich wenden da viele Menschen erst einmal ein, dass sie ja von irgendetwas leben müssen und nicht so einfach kündigen können. Schon richtig, aber wenn deshalb Ihre Lunge kündigt, hilft auch der schönste Arbeitsplatz nicht weiter.

Zum Schutz der Bronchien gehört, auch kurzfristige Belastungen zu vermeiden. Wenn man es mit hohem Staubanfall zu tun bekommt, mit Lösungsmitteln oder ätzenden Dämpfen, ist es wichtig, sich über Schutzmaßnahmen zu informieren. Die können zum Beispiel lauten: Besonders problematische Arbeiten nicht in geschlossenen Räumen, sondern im Freien oder nur unter funktionierenden Luftfilteranlagen verrichten! Geeignete Atemschutzmasken nutzen! Ist die Lunge erst einmal verdreckt, sind die Bronchien erst einmal in Aufruhr, dann ist das alles viel mühsamer und problematischer zu behandeln, als wenn man sich von vornherein geschützt hat.

Insgesamt gilt, dass wir im Großen wie im Kleinen der Entwicklung von Luftschadstoffen Einhalt gebieten müssen. Luftschadstoffe kann man durch hohe Schlote verdünnen, alles auf dieser Welt bleibt aber Teil eines geschlossenen Systems. Wer glaubt, dass Luftschadstoffe weg sind, wenn sie mit einem Kamin in die Luft geblasen und verdünnt werden, hat sich verrechnet, die nächsten Jahrzehnte werden diese Luftschadstoffe in der Atmosphäre zirkulieren. Das ist zwar eine riesige Menge Luft, aber die Resultate dieser Denk- und Handlungsweise der vergangenen Jahrzehnte und Jahrhunderte können wir heute längst erleben. Und sie werden nicht geringer werden. Die Luft ist nicht unendlich belastbar. Irgendwann hat unser Verhalten Konsequenzen. Dies gilt natürlich erst recht für einen so kleinen Raum wie eine Wohnung, ein Auto oder eben den Hobbykeller.

Was bei allen Schutzmaßnahmen am Arbeitsplatz gesehen und bedacht wird, wird bei Hobbys, bei denen wir hemmungslos mit Luftschadstoffen und allergisierenden Substanzen wie Zwei-Komponenten-Klebern, Schleifstaub, Lötdämpfen oder Ähnlichem in Kontakt kommen, gerne übersehen. Doch unsere Lunge unterscheidet nicht zwischen Beruf und Hobby, zwischen Arbeit und Freizeit. So etwas wie eine Work-Lifetime-Balance gibt es hier nicht. Aus Sicht des vorbeugenden Gesundheitsschutzes heißt es, in jeder erdenklichen Situation vorsichtig zu sein und Luftschadstoffen keinen Raum zu geben.

Das ist im Grunde schon alles, was Sie beachten sollten, und Ihre Lunge wird es Ihnen danken. Halten Sie sich daran, so sind die Chancen gut, dass Sie ohne wesentliche Probleme durchs Leben gehen und Ihnen auch im hohen Alter nicht die Puste ausgeht.

Was kann ich ansonsten noch aktiv für meine Lunge tun? Nun, es gibt viele Tipps und Ratschläge, was der Lunge guttut oder nicht so guttut, manche haben einen sinnvollen Hintergrund, manche auch nicht. Eine gesunde Lunge, die von Luftschadstoffen einigermaßen frei gehalten wird, braucht keine besonderen zusätzlichen Maßnahmen, um gesund zu bleiben. Ein paar Tipps für eine dauerhaft gesunde Lunge sollte man gleichwohl beachten.

Dazu gehört, den Körper gegen Infekte zu stärken. Beispielsweise ist die jährliche Grippeimpfung grundsätzlich sinnvoll für alle, die gefährdet sind, Atemwegserkrankungen zu entwickeln. Für Menschen, die bereits unter Erkrankungen leiden, ist es aus meiner Perspektive ein Muss, sich gegen Grippe und in größeren Abständen auch gegen Pneumokokken impfen zu lassen, um damit den Körper vor diesen absehbaren Gefährdungen zu schützen. Die häufige Diskussion zum Thema Impfen, ob es denn nicht besser sei, den Körper diesbezüglich sich selbst zu überlassen, kann ich nicht verstehen. Den Körper sich selbst zu überlassen, der Natur also nicht ins Handwerk zu pfuschen, klingt verlockend, bedeutet dann aber auch, dass man die hiermit verbundenen Risiken für sich annehmen muss. Der Grippevirus kann unter Umständen einen sehr heftigen Verlauf nehmen und führt immer wieder zu schweren Epidemien, die mit einer Vielzahl von Todesfällen einhergehen. Wie zynisch wäre es, zu sagen, man muss der Natur ihren Lauf lassen, auch wenn es bedeutet, dass ein geschwächter Organismus dies nicht überlebt? Ich kann einer solchen Sichtweise nichts Positives abgewinnen. Ich kann nur raten, alles zu unternehmen, um den Körper und speziell auch die Lunge gegenüber Infektionen zu schützen.

Ergänzend zum Impfen können Sie eine Vielzahl von Schutzmaßnahmen aus der Komplementärmedizin nutzen, von der Inhalation mit Salzlösungen bis hin zum Trinken schleimlösender und schleimhautberuhigender Tees. Es empfiehlt sich generell, darauf zu achten, dass die Luft gerade im Winter ausreichend warm und angefeuchtet ist und dass Sie sich selbst ausreichend Bewegung verschaffen und einen richtigen, zu Ihnen passenden Sport treiben. All dies sind Maßnahmen, die Sie dabei unterstützen können, Ihre Lunge gesund zu erhalten und auch durch turbulente Phasen, wie sie etwa Frühling oder Herbst für unsere Lunge darstellen, heil hindurchzukommen.

Nichtsdestotrotz werden wir auch mit einer einwandfrei funktionierenden Lunge nicht verhindern, auch einmal zu husten. Das ist, bis zu einem gewissen Grad, ja auch ein Zeichen dafür, dass unsere Lunge funktioniert und auf etwas Störendes reagiert. Doch was passiert da eigentlich beim Husten? Schauen wir uns als Nächstes diesen Mechanismus einmal etwas genauer an.

Wer lange hustet,
lebt auch lange

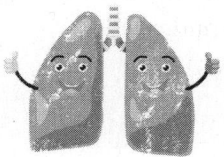

In der Straßenbahn, im Zug, im Supermarkt, überall höre ich Menschen husten. So wie eine Schwangere überall Schwangere sieht, ist man als Pneumologe irgendwie besonders darauf geeicht, Husten zu hören. Manchmal würde ich Huster am liebsten ansprechen und ihnen raten, den Husten abklären zu lassen. Aber ich will mir natürlich kein blaues Auge holen, wenn ich ungebetene Ratschläge erteile. Also hebe ich mir das für die Praxis auf, da haben meine Tipps dann auch ein anderes Gewicht.

Jeder zweite Patient unserer Praxis klagt über Husten, mal trocken, mal verschleimt, aber immer störend. Dabei ist Husten etwas absolut Sinnvolles. Der Körper hat nur zwei Möglichkeiten, Dreck aus der Tiefe der Lunge nach oben zu schaffen, und dafür sind immerhin gut vierzig Zentimeter Höhenunterschied zu bewältigen: Husten oder Spülen, also Schleim produzieren.

Wir produzieren in unseren Schleimzellen jeden Tag mehr als eine große Tasse Schleim, mit dem wir unser Bronchialsystem spülen. Der Schleim kleidet die Bronchien von innen aus und reinigt sie gründlich: Rußpartikel, Bakterien,

43

Staub, alles bleibt im Schleim hängen und wird normalerweise kontinuierlich nach oben gespült. Dabei helfen die Flimmerhärchen, die wir ja bereits kennengelernt haben. Wie kleine Peitschen greifen sie in den Schleim und treiben ihn von unten nach oben.

Es sei denn, wir haben gerade eine Zigarette geraucht, dann bleibt dieses geniale Förderband geschlagene acht Stunden stehen. Stockt das Transportsystem oder ist es bei langjährigen Rauchern oder nach Infekten defekt, sammelt sich der Schleim an manchen Ecken an, klebt fest und behindert dann auch über kurz oder lang die Atmung. Kleine Drucksensoren in der Schleimhaut merken das, geben Alarm, und unser Abwehrsystem greift zu Plan B beziehungsweise Plan H: Es lässt uns husten.

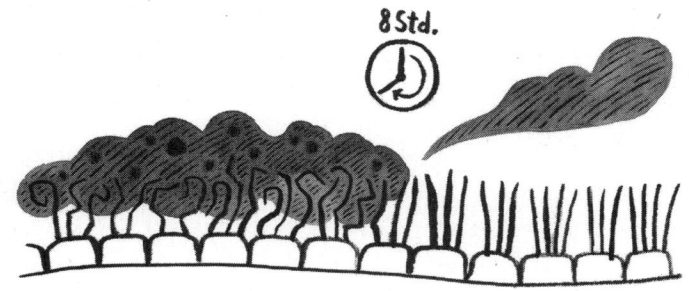

Der Rauch einer Zigarette lähmt die Müllabfuhr unserer Bronchien für etwa acht Stunden

Husten ist ein ziemlich spannender Vorgang, den wir uns genauer anschauen sollten. Kommt der Befehl zu husten, wird zunächst einmal tief Luft geholt, die Atemmuskulatur wird gespannt, die Zwerchfelle treten tiefer, der Kehlkopf wird geschlossen, und es wird richtig Druck aufgebaut, wie in einem Schnellkochtopf. Und dann geht der Sturm los: Die Stimmbänder machen auf, Zwerchfell und Atemmuskeln ziehen sich maximal zusammen, die Lunge wird schlagartig komprimiert und die Luft mit Orkangeschwindigkeit durch die Bronchien nach oben gepresst. Sie reißt dabei alles mit, was an der Schleimhaut haftet. Im besten Fall landet dann das Fördergut in einem Taschentuch, ansonsten in der Handfläche (bitte dann wenigstens die linke bei Rechtshändern und anschließend waschen) oder volle Pulle im Raum. Das ist dann eine sehr gute Methode, um alle möglichen Viren und Bakterien möglichst gleichmäßig im Raum zu verteilen.

Jetzt haben Sie ungefähr eine Ahnung davon, was einem Pneumologen durch den Kopf geht, wenn er irgendwo Hustengeräusche hört.

Husten ist nicht gleich Husten

An sich ist Husten also ein außerordentlich sinnvoller Vorgang, was man auch daran sieht, dass es zu ziemlich schwerwiegenden Erkrankungen kommt, wenn Schleimproduktion, Flimmerhärchen oder Husten nicht funktionieren.

Husten kann dann schnell zu einer unangenehmen, ja quälenden Dauerproblematik werden und völlig aus dem Ruder laufen. Grundsätzlich unterscheiden wir zwischen *akutem* und *chronischem* Husten. Eine weitere Einteilungsmöglichkeit ist es, zwischen *trockenem* und *schleimigem* Husten zu unterscheiden. Wichtig ist es auch, akuten Reizhusten dann unverzüglich abklären zu lassen, wenn Hinweise darauf bestehen, dass etwas verschluckt worden sein könnte oder das Einatmen von giftigen Substanzen den Husten auslöst. Gott sei Dank ist das selten, viel häufiger ist, dass der Husten bei akuten Virusinfekten der oberen oder unteren Atemwege entsteht oder als Begleitsymptom von

Atemwegsallergien auftritt und dann womöglich auch noch eine Zeitlang weiterläuft, bis die Schleimhäute sich endgültig wieder beruhigt haben. Länger anhaltender Husten kann auch durch eine asthmatische Komponente ausgelöst sein, die chronische Bronchitis ist die häufigste Variante, die in erster Linie durch das inhalative Rauchen entsteht, also das Rauchen »auf Lunge«. Wichtig beim chronischen Husten ist auch, an die Möglichkeit einer sogenannten Refluxerkrankung zu denken, das bedeutet, dass Magensäure über die Speiseröhre in den Rachenraum gelangt und dann eingeatmet wird. Das klingt so unangenehm, wie es ist.

Manche Patienten kommen zu mir und klagen, dass sie schon seit Jahren oder gar Jahrzehnten unter quälendem Reizhusten leiden, der ihre Lebensqualität drastisch beeinträchtigt. Oft haben sie eine lange Odyssee hinter sich, wurden computertomographiert, bronchoskopiert und von namhaften Spezialisten inspiziert, ohne dass etwas Schlimmes dabei ans Licht kam, aber leider eben auch, ohne dass es besser wurde. Wie kann man sich das erklären?

Nun, manche Menschen husten über lange Zeit, weil es dafür auch über lange Zeit einen handfesten Grund gibt, zum Beispiel, weil sie rauchen. Ich habe ja schon erwähnt, dass Rauchen die Müllabfuhr stört und das Förderband immer wieder zum Stehen bringt. Wenn ein Raucher über den Tag verteilt raucht, schaltet er selbst bei geringer Zigarettenzahl seine Schleimmüllabfuhr konsequent aus.

»Ich rauche doch nur drei Zigaretten, Herr Doktor«, höre ich oft, so nach dem Motto: »Das ist doch so gut wie nichts!«

Ich sage dann gerne: »Okay, dürfen Sie, aber dann bitte alle auf einmal!«

Dafür ernte ich dann maximal ein verlegenes Lachen, aber das lässt sich schnell klären. Wenn man um 7 Uhr zum Frühstück, um 15 Uhr zu Kaffee und Kuchen und um 22 Uhr nach dem »Tatort« je eine Zigarette raucht, dann schafft man es auch mit drei Zigaretten, die Müllabfuhr fast rund um die Uhr lahmzulegen. Liegt man flach im Bett, kann trotz noch gelähmter Müllabfuhr Schleim leichter von unten nach oben kriechen, und gegen Morgen setzen dann auch die Flimmerhärchen wieder ein. Wenn der Raucher dann aufwacht, wird er mit den Hinterlassenschaften der letzten vierundzwanzig Stunden konfrontiert. Manche stürzen dann ans Waschbecken, husten und prusten, würgen und quälen sich ab, den Dreck aus ihrer Lunge zu befördern. Rauchen sie dann die nächste Zigarette, ist das Ganze scheinbar schnell vorbei. Sobald der im Zigarettenrauch enthaltene Teer* in das Bronchialsystem vordringt, verkleben die Flimmerhärchen, das Förderband bleibt stehen, der Husten lässt nach, und es herrscht Ruhe – allerdings nicht beschauliche, entspannte Ruhe, sondern so etwas wie Grabesstille.

Die Physik des Hustenanfalls

Wir haben jetzt schon gesehen, wie Husten entsteht, aber noch nicht, warum er manchmal festsitzt und nicht mehr weggeht. Die Ursache bei vielen dieser Patienten ist, dass der Husten sich sozusagen »festfrisst«. Was heißt das?

Schauen wir mal an, was ein Atemwegsinfekt an den Schleimhäuten anrichtet. Die bis dato perfekt durchorganisierte Schleimhaut bekommt durch den Infekt Lücken, manche Schleimhautzellen sterben ab und werden als gelber Schleim aus dem System abtransportiert. Enthalten

---

* In einer Zigarette sind circa 3800 chemische Verbindungen enthalten, über 200 davon sind richtig giftig, z. B. Nikotin, Kohlenmonoxid, Blausäure oder auch das radioaktive Polonium 210.

sind darin auch abgetötete Bakterien und Abwehrzellen. Die bereits bei unserer kleinen U-Boot-Tour beschriebenen Antennen empfindlicher Nervenzellen liegen jetzt ohne die schützende Schleimhaut frei wie Schmerzfasern in einem löchrigen Zahn. Kommt nun kalte Luft an diese Antennen, weil man viel redet, lacht oder sich gerade anstrengt, dann melden diese Zellen einen Kontakt, und das Atemzentrum löst einen Hustenstoß aus.

Wie wir inzwischen wissen, ist Husten grundsätzlich nichts Schlechtes, aber darf nicht zum Dauerzustand werden. Ist der Infekt vorbei, sollte die Schleimhaut wieder abheilen und der Husten allmählich abklingen. Das kann allerdings schiefgehen, und zwar dann, wenn man aggressiv hustet und die Schleimhaut immer wieder verletzt wird. Sie erinnern sich, beim Husten holen wir zunächst tief Luft und jagen dann die Luft in einem Kraftakt aus den Bronchien heraus. Dahinter fallen die Bronchien regelrecht zusammen. Nur die großen Bronchien, etwa die Luftröhre, besitzen stabilisierende Knorpelspangen, die kleinen Bronchien sind einfache Muskelschläuche, die kollabieren, wenn die Luft hinausgepresst wurde und so bis zum nächsten Atemzug ein Unterdruck entsteht.

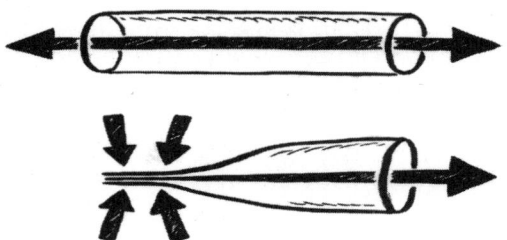

Beim Husten entsteht in den Bronchien ein Unterdruck,
der sie kollabieren lässt

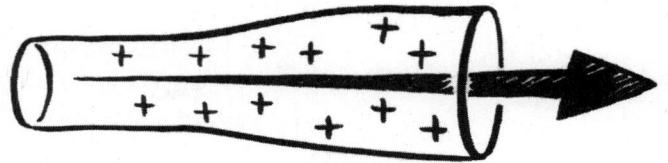

Ein positiver Überdruck hält die Bronchien beim Husten offen

Um ein zu aggressives und daher schädliches Husten zu vermeiden, ist es wichtig, dass man nicht einfach in den Raum hineinhustet, sondern eine kleine Portion Luft zurückbehält. Ich sage meinen Patienten immer, sie sollen beim Husten die Backen aufblasen. Wozu das gut sein soll? Nun, ganz einfach: Bleibt etwas Luft in den Backen zurück, dann staut sie sich auch bis in die kleinen Bronchien zurück und bildet dort einen kleinen Puffer. Das ist so ähnlich wie auf der Autobahn. Wenn nur noch eine Spur offen ist, stauen sich Autos kilometerweit zurück. Und das passiert auch in den Bronchien, wenn wir darauf achten, nicht allzu heftig zu husten. Die Luft staut sich zurück und hält die Atemwege offen. Wir schaffen dadurch eine Art Luftkissen, das die Schleimhäute abbremst und im besten Fall komplett verhindert, dass sie aufeinandertreffen. Zumindest erreichen wir damit, dass sie nicht ungebremst aufeinanderknallen, sondern sich allenfalls zärtlich berühren. Manchmal sage ich auch, dass sie sich liebevoll »küssen«, und spätestens dann huscht in aller Regel ein erleichtertes Lächeln über das vom Dauerhusten geplagte Patientengesicht.

Kürzlich hatte ich den achtjährigen Florian in der Praxis. Seine Mutter hatte uns telefonisch nicht erreicht und nachts um 1 Uhr eine E-Mail mit der Bitte um einen dringenden Termin geschickt, weil Florian dauernd huste, keine Luft bekomme, nicht schlafen könne und der Rest der Familie auch nicht. Ich habe Florian dann gleich für den nächsten Morgen einbestellt, und da saß er dann vor mir, bleich und unausgeschlafen, und hustete sich die Seele aus dem Leib, sodass bei jedem Hustenstoß die Halsvenen dick anliefen und sichtbar wurden. Ich nahm mir ein Blatt Papier und einen Kuli und bat Florian, mit mir das zärtliche Husten zu üben, er war sofort mit Feuereifer bei der Sache. Wir übten zusammen, und als er dann richtig hustete, machte ich einen ersten Strich auf dem Papier und stellte ihm für je zehn Striche eine »Spezialbelohnung« in Aussicht. Das wurde für unser Lungenfunktionsteam eine harte Nuss. Der kleine Kerl hatte die wichtigste Lektion der Physik des richtigen Hustens geknackt und räumte fast unser ganzes Lager an Belohnungen aus: kleine Papierflieger, Seifenblasen und Malstifte. Gott sei Dank wurde der Husten langsam weniger, sonst hätten wir ein echtes Problem bekommen.

Wie sich bei der folgenden Untersuchung herausstellte, hatte Florian auch ein leichtes Pollenasthma und bekam deshalb ein Asthmaspray. Drei Tage später bekam ich wieder eine E-Mail der Mutter, diesmal aber nicht mehr besorgt, sondern überglücklich: Der Husten sei weg, und die ganze Familie könne wieder schlafen. Wenn ich es mir ausmalen könnte, dann sollte es immer so laufen!

Warum Schleim nicht wässrig werden darf

Viele Menschen mit quälendem Reizhusten jammern, dass sie Schleim spüren, aber nicht hochbekommen. Zwar spielt Schleim beim Thema Husten, wie wir gesehen haben, eine wichtige Rolle, aber das, was die Patienten in dieser Situation spüren, ist nicht Schleim, sondern das sind geschwollene und verletzte Schleimhäute, und die freiliegenden, gereizten Nervenfasern lösen einen Hustenstoß nach dem anderen aus.

Die sogenannten Becherzellen in der Schleimhaut produzieren das Sekret, das die Aufgabe hat, die Bronchien zu reinigen. Stellen Sie sich Schleim dabei vor wie ein relativ dickflüssiges Öl, in dem alles haften und kleben bleibt, was wir im Laufe des Tages einatmen, Dreck, Pollen, Hausstaubmilben und so weiter. Um das Förderband der Flimmerhärchen zu unterstützen, denken viele Menschen, ein Griff zu schleimlösenden Mitteln würde auch die Lösung des Problems beschleunigen. Was sie nicht wissen, ist, dass der Einsatz von Schleimlösern häufig nicht nur nicht hilft, sondern die Müllabfuhr sogar erheblich erschweren kann. Wie kann das denn sein? Man nimmt doch Schleimlöser, um besser abhusten zu können! Nun, um das zu verstehen, muss man sich ansehen, was die verschiedenen Schleimlöser eigentlich machen.

Es gibt einige sogenannte pflanzliche Schleimlöser, die ein Stück weit die Schleimzusammensetzung beeinflussen können. Sie können kaum Schaden anrichten, helfen aber auch nur eingeschränkt.

Andere Schleimlöser, wie beispielsweise Ambroxol, funktionieren, indem sie die Schleimzellen zur vermehrten Produktion von Schleim anregen. Das ist in manchen Situationen gut, nämlich dann, wenn tatsächlich zu wenig Schleim vorhanden ist. Allerdings stellt sich dieses Problem eher selten, was ihre sinnvollen Einsatzgebiete erheblich reduziert.

Ein dritter, und der am meisten verkaufte Typ von Schleimlösern, Acetylcystein (ACC), funktioniert, indem er dickflüssigen Schleim flüssiger macht. Schleimmoleküle werden durch sogenannte Schwefelbrücken zusammengehalten, die durch dieses Medikament gespalten werden, wodurch das Sekret tatsächlich flüssiger wird. Das kann durchaus sinnvoll sein, insbesondere wenn der Schleim infolge beispielsweise eines Infektes richtig klebrig und zäh wird.

Mir ist es immer ein besonderes »Vergnügen«, wenn ich schon am frühen Morgen von einem Patienten höre: »Mein Schleim ist furchtbar zäh, wollen Sie mal sehen?« Unvergesslich bleibt mir eine Bäuerin aus einem kleinen Dorf auf der Schwäbischen Alb, die mir, bevor ich noch abwehren konnte, ein Marmeladenglas mit ihrem Schleim vor die Nase hielt.

»Schauen Sie mal, wie dick der ist!«

Sie drehte das Glas um, der gelblich verfärbte Schleim blieb oben hängen.

Resignierend meinte ich dazu: »Okay, das überzeugt mich. Jetzt ist mir aber ganz anders, ich habe noch nichts im Magen.«

Die Bäuerin packte ihr Marmeladenglas wieder ein, zog ein zweites Marmeladenglas mit erschreckend ähnlich aussehendem Inhalt aus ihrer Tasche und überreichte es meiner Assistentin mit den Worten: »Ja, Mädle, ihr könnt doch euren Doktor nicht nüchtern arbeiten lassen. Gehen S' in die Küche und machen S' ihm ein gutes Quittenmarmeladenbrot.«

Meine ebenso verdutzte Helferin nahm das Glas, verschwand in der Küche und brachte mir ein Quittenbrot, das mir an diesem Morgen aber nicht so recht schmecken wollte.

Zurück zum zähen Schleim und zu Acetylcystein. In solchen Fällen macht es tatsächlich Sinn, Schleim zu verflüssigen, damit die Flimmerhärchen wieder wirkungsvoll arbeiten können. Was passiert aber, wenn der Schleim eigentlich von normaler Konsistenz ist und man trotzdem ein schleimlösendes Medikament nimmt? Nun, ganz einfach, der Schleim wird noch flüssiger. Wenn aber normales Sekret mit der richtigen Dichte verflüssigt wird, dann wird es schlicht wässriger. Und das bleibt für den Transport von Schleim nicht ohne Folgen. Die fleißigen Flimmerhärchen versuchen, auch diesen Schleim nach oben zu bringen, aber spätestens in den größeren Bronchien geht das schief. Die Flimmerhärchen tun ihr Bestes, wenn aber der Schleim zu dünnflüssig wird, dann rutschen sie ab, der flüssige Schleim läuft einfach wieder zurück nach unten. Denn die Gesetze der Schwerkraft gelten auch hier drinnen.

Also merken Sie sich bitte: Wenn Sie husten und verschleimt sind, dann ist die Einnahme von Schleimlösern nur sinnvoll, wenn der Schleim auch wirklich zäh und dick ist. Normales Sekret profitiert nicht nur nicht davon, wenn ein Schleimlöser genommen wird, die Einnahme schadet sogar.

Wie steht es dann mit Hustendämpfern? Nun, über lange Zeit galt es als wenig sinnvoll, hustenstillende und schleimregulierende Medikamente gleichzeitig zu nehmen, sozusagen gleichzeitig auf Bremse und Gas zu treten. Mittlerweile wissen wir aber, dass es in manchen Fällen, vor allem bei akuten Atemwegsinfekten mit gelblich verfärbtem, zähem Schleim, tatsächlich sinnvoll sein kann. Dann wird zum Beispiel für einige Tage morgens ein Schleimlöser eingesetzt, um das Husten zu erleichtern, und zur Nacht ergibt es dann Sinn, den Husten zu reduzieren, schon allein unter dem Gesichtspunkt, dass Patient und Familie ausreichend Schlaf finden. Das ergibt außerdem auch unter dem Gesichtspunkt Sinn, dass laufendes, trockenes, quälendes Husten das Abheilen der Schleimhaut erschwert, wie wir bereits gesehen haben. Deshalb ist es zeitweise durchaus akzeptabel, auch einen Hustendämpfer zu nehmen.

Sinnvoll ist es darüber hinaus immer, schleimlösende und schleimhautberuhigende Tees zu trinken, vielleicht auch mit Kochsalzlösung zu inhalieren.

Hustenstiller/Schleimlöser

Chemisch:
- Dextromethorphan, Pentoxyverin, Benproperin u. a.

Pflanzlich:
- Eibisch, Malve, Isländisch Moos, Spitzwegerich u. a.

Hustenstillende Tees:
- Anis, Eibisch, Fenchel, Thymian und Salbei haben sich in verschiedenen Aufbereitungsweisen bewährt.

Doch Vorsicht! Sie sollten keinesfalls mit einem Handtuch über Kopf und Topf oder mit einem Heißwasser-Inhalator inhalieren. Jedenfalls nicht, wenn Sie unter Asthma oder COPD leiden. Inhalieren ist keine Allzweckwaffe, und nicht alles, was in der sogenannten Volksmedizin praktiziert wird, ist auch immer sinnvoll. Das Problem ist, nach allem, was wir bisher erfahren haben, eigentlich naheliegend. Wenn Sie mit heißem Wasser inhalieren, atmen Sie heißen Dampf ein, der einfach aus Wassermolekülen besteht. Geben Sie vorher irgendwelche ätherischen Essenzen in das Wasser, dann riecht das Wasser gut, es bleibt aber Wasser. Das gilt übrigens auch, wenn Sie beispielsweise in einen Topf oder Vernebler Salzwasser geben. Auch hier bleibt das Salz unten im Topf, was oben ankommt, ist reines Wasser.

Wenn Sie selbst einmal herausfinden wollen, wie sinnvoll es ist, reines Wasser zu inhalieren, empfehle ich Ihnen, an einem feucht-nebligen Wintertag einmal zügig durch die Landschaft zu laufen. Wenn Sie auch nur etwas empfindliche Bronchien haben, werden Sie in der Regel schnell feststellen, dass Ihnen das gar nicht guttut. Nebel ist reines Wasser, angereichert mit ein paar Luftschadstoffen, was empfindlichen Schleimhäuten den Rest zu geben pflegt. Wenn Sie nun heißen Dampf inhalieren, dann kommt auch noch dazu, dass durch die Wärme die ohnehin schon geschwollene und verquollene Schleimhaut noch weiter anschwillt und damit die Durchlässigkeit der Bronchien anhaltend schlechter wird.

Hinzu kommt, dass das Gewebe in unserem Körper nicht reines Wasser enthält, sondern eine sogenannte isotonische Kochsalzlösung, die aus einer 0,9-prozentigen Salzlösung besteht. Wenn Sie nun aber mit einer 0,0-prozentigen Salzlösung, sprich: reinem Wasser, inhalieren, dann ist klar, was jetzt passiert. Das Wasser in den Bronchien wandert in die Schleimhaut hinein und lässt diese noch stärker aufquellen, und die Wärme begünstigt diesen Prozess auch noch. Wenn Sie dieses Spielchen eine Zeitlang gemacht haben, wird die Folge sein, dass die Bronchien dicker angeschwollen sind als vorher und Sie letztendlich, auch wenn es gut gerochen hat und Sie sich damit etwas Gutes tun wollten, eine stärkere Schwellung haben als zuvor. Viel hilft in diesem Fall also alles andere als viel.

Aber: Denselben Prozess kann man sich auch umgekehrt zunutze machen. Sie ahnen vielleicht schon, worauf ich hinauswill. Das Zauberwort heißt Kochsalz!

Nehmen Sie nämlich statt einer 0,9-prozentigen Salzlösung beispielsweise eine 2- oder 3-prozentige Salzlösung, so entspricht das in etwa einer Meerwasserinhalation, und Sie haben jetzt einen umgekehrten Gradienten, wie man in der Physik sagen würde. Der Salzgehalt der Lösung in den Bronchien ist höher als der im geschwollenen Gewebe, das heißt, Wasser wird aus der Schleimhaut abgesaugt und tritt ins Innere der Bronchien über. Das lockert Schleim, lässt die geschwollene Schleimhaut dünner werden und damit die Luft besser hindurchkommen und hat somit den gewünschten therapeutischen Effekt, den wir beim Inhalieren erreichen wollen. Dazu allerdings darf man dann keinen Topf mit Handtuch oder einfachen Heißwasser-Inhalator nehmen, sondern braucht ein Inhalationsgerät, das die Salzlösung mit Druckluft zerstäubt und damit auch wirklich in den Bronchien ankommen lässt.

Diese Kochsalzbehandlung lässt sich zusätzlich auch noch mit einer einfachen physikalischen Therapie kombinieren, dem Abklopfen. Den Brustkorb abzuklopfen oder zum Vibrieren zu bringen stellt eine gute Möglichkeit dar, festsitzenden Schleim zu lockern und somit aus dem Körper zu entfernen. In der Regel führt eine Kombination dieser beiden Anwendungen zu einem ordentlichen therapeutischen Effekt, bei dem andere Schleimlöser nicht mithalten können.

Nur Zärtlichkeit hilft weiter

Oft kommen Ehepaare zu mir, wenn ein Partner mit chronischem Husten und Verschleimung zu kämpfen hat. Der eine hustet, der andere ist genervt, und beide leiden. Ich empfehle ihnen dann gerne anstelle von schleimlösenden Medikamenten eine Art Partnerschaftstherapie. Aber der Reihe nach.

Sehr effektiv bei allen Formen von Husten und Verschleimung ist es, zunächst einmal die Schwerkraft zu nutzen. Ich bitte Patienten daher, sich entweder mit einem Kissen unter dem Bauch ins Bett zu legen oder den Oberkörper aus dem Bett oder über einen Stuhl hängen zu lassen, damit ein Gefälle für die Lunge entsteht. Die »Hanglage« erleichtert das Abhusten von Schleim erheblich. Ich frage dann, ob der helfende Partner eher zärtlich oder eher gewalttätig ist.

Dafür erntet man natürlich ein erstauntes oder auch verdutztes Lächeln, doch ich löse die Situation dann immer sofort auf: Bei einem zärtlichen Partner kann man es wagen, ihn zu bitten, mit der geballten Faust von unten nach oben den Brustkorb abzuklopfen, also die Lunge in Schwingungen zu versetzen. Aber zärtlich – dabei sollen schließlich keine Rippen gebrochen werden!

Sinnvoll ist es, diesen Vorgang auf beiden Lungenseiten drei oder vier Mal zu wiederholen.

Eine zweite Variante ohne Gefahr für die Rippen ist, dass man sich neben den Partner kniet, die Hände gespreizt auf den Rücken legt und vibrieren lässt. Man kann diesen Vorgang dann auf drei bis vier Ebenen übereinander wiederholen und auch so sehr effektiv den Schleim freirütteln.

Und für alleinstehende Patienten (oder für Patienten, die keinen geeigneten Partner für solch komplizierte krankengymnastische Prozeduren an ihrer Seite wissen) gibt es die Möglichkeit, durch kleine Atemtherapiegeräte die Luft beim Ausatmen in Schwingungen zu versetzen. Auch damit lässt sich Schleim freirütteln und chronischer Husten behandeln. Wichtig ist, egal wie man es macht, dass das Sekret bei Husten und Verschleimung möglichst effektiv aus den Bronchien heraustransportiert wird, um zu verhindern, dass es zu bakteriellen Infektionen und Komplikationen kommt. Und das geht nur mit der richtigen Technik und mit Zärtlichkeit, Gewalt ist keine Lösung.

Die unsichtbaren Gefahren in unserer Luft

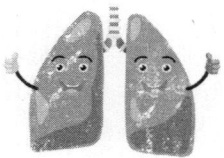

Wenige Themen haben die Bundesbürger in den letzten Jahren so intensiv beschäftigt wie die Bedrohung durch Luftschadstoffe. Von der Frage des Klimawandels bis hin zur Feinstaubbelastung in unseren Innenstädten und zur Frage, welche politischen Konsequenzen daraus gezogen werden müssen (Dieselgate, Fahrverbote und so weiter), reicht der Spannungsbogen dieser Thematik.

Der Mensch, oder besser gesagt: seine Lunge, steht dabei im Mittelpunkt der Diskussion, schließlich ist die Lunge das Organ, das sich am intensivsten mit der Luft, die wir atmen, auseinandersetzen muss. Wir wissen inzwischen, wie unsere Lunge aufgebaut ist, wie sie arbeitet und wie sie sich der Hilfsmittel Schleim und Husten bedient. Nun sehen wir uns als Nächstes einmal genauer an, womit es die Müllabfuhr unserer Atemwege jeden Tag zu tun bekommt. Neben dem heißgeliebten und von unserem Körper so begehrten Sauerstoff ist das natürlich auch alles andere, was in unserer Atemluft enthalten ist, alles an Gasen, aber auch alles an festen Strukturen, die in der Luft unserer direkten Umwelt vorhanden sind. Manche davon sind für den Menschen von

Bedeutung, andere sind nicht so problematisch. Mit den gefährlicheren Inhaltsstoffen in der Luft wollen wir uns nun also im Folgenden beschäftigen.

Die schlimmste Schadstoffquelle für ganz viele Menschen ist eindeutig das inhalative Rauchen, das kann man gar nicht oft genug wiederholen (weshalb ich auch nicht müde werde, es zu tun). Der Rauch einer Zigarette enthält Tausende von Chemikalien, von denen viele aggressiv und gefährlich sind. Gefährlich entweder, wenn es darum geht, Entzündungen in der Schleimhaut der Bronchien zu erzeugen und zu unterhalten, gefährlich auch, wenn es darum geht, die Membran der Lungenbläschen zu schädigen, und gefährlich, wenn es darum geht, die Flimmerhärchen in unseren Bronchien zu lähmen und damit das Transportband zum Stillstand zu bringen, das wir brauchen, um kontinuierlich Dreck und Schadstoffe aus der Tiefe unserer Lunge nach oben in den Rachen zu bringen, um diese Stoffe ausscheiden zu können.

Am gefährlichsten aber sind die ganz kleinen Teilchen, der sogenannte Feinstaub. Diese Partikel sind so klein, dass die normalen Filter des Körpers, wie wir sie beispielsweise in der Nase und auch den tieferen Atemwegen besitzen, um Schadstoffe zurückzuhalten, einfach durchschlagen werden. Man kann sich das vorstellen wie einen kleinen Meteoritenschauer, der sich um nichts schert, was sich ihm entgegenstellt. Auch die Wand der Lungenbläschen hält Feinstaub nicht auf, diese hauchdünne Membran wird ganz einfach durchschlagen, und so gelangen die Feinstaubteilchen in die Blutgefäße, die dahinter liegen, um Sauerstoff aufzunehmen und Kohlendioxid abzugeben. Mit dem Blut werden die Partikel dann als blinde Passagiere in den Kreislauf gebracht, bis sie irgendwo an der Wand eines Blutgefäßes hängen bleiben, dort langsam

eine Entzündung verursachen, um die herum sich Choles-
terinkristalle lagern. Schön langsam wird die Strombahn
immer weiter eingeengt. Noch vor einigen Jahren war dieser Mechanismus unbekannt, man hat sich nur gewundert,
warum in Smog-Monaten in großen Städten die Zahl der
Todesfälle durch Schlaganfälle oder Herzinfarkte plötzlich
nach oben schnellt, bis man in letzter Zeit immer mehr Be-
weise dafür gefunden hat, dass ein Zusammenhang zwischen Feinstaub und Herz-Kreislauf-Erkrankungen besteht. Darüber hinaus greift Feinstaub auch die Bronchien
und die Lungenbläschen direkt an und kann auch hier zu
Entzündungen und Schäden führen, die ihrerseits wieder
zu Funktionsausfällen oder auch Tumoren führen können.

Um das Gesagte ein wenig mit Zahlen zu untermauern:
In der EU kam es nach offiziellen Verlautbarungen allein im
Jahre 2016 zu über 400.000 vorzeitigen Todesfällen durch
Feinstaub ($PM_{2,5}$, so der Fachterminus, da die Partikel einen
aerodynamischen Durchmesser kleiner als 2,5 Mikrometer
haben) und zu immerhin über 60.000 durch Stickstoffdioxid-
Exposition (NO_2). Auf Deutschland übertragen bedeutete
dies immerhin über 70.000 Todesfälle durch Feinstaub und
10.000 durch Stickstoffdioxid. Das Ganze lässt sich vielleicht
noch etwas besser veranschaulichen, wenn man bedenkt,
dass in Deutschland 2016 etwas mehr als 3000 Verkehrstote
gezählt wurden. Also kamen allein 2016 etwa fünfundzwan-
zigmal mehr Menschen durch Feinstaub und Stickstoffdioxid zu Tode als durch den Straßenverkehr. Hätten Sie das
gedacht?

Hier gibt es gleichwohl noch viel Forschungsbedarf.
Beispielsweise zu der Frage, ob kurzfristige, sehr hohe Belastungen anders zu bewerten sind als nicht so drastisch
erhöhte Werte, die aber über einen längeren Zeitraum ein-
wirken. Einige Arbeiten scheinen zu belegen, dass auch

nur kurzzeitige Erhöhungen der Feinstaubbelastung bereits nachweisbare Effekte sowohl an der Lunge als auch am Herz-Kreislauf-System bewirken.

4000 Tonnen am ersten Tag des Jahres!

Vor diesem Hintergrund ist es besonders ärgerlich, dass wir es uns Jahr für Jahr leisten, an einem einzigen Tag 4000 Tonnen unnötigen Feinstaubs zu produzieren und damit 15 Prozent der jährlichen Kfz-bedingten Emissionen mal einfach so in die Luft blasen. Gemeint ist das alljährliche Geballere zu Silvester. Mal abgesehen von den enormen finanziellen Ausgaben und den mannigfaltigen Problemen für andere Lebewesen, einschließlich der eigenen Hunde und Katzen vieler Raketen- und Böllerzündler, ist die ganze Aktion eine staatlich offiziell zugelassene, ja geradezu geförderte Umweltsauerei allererstens Ranges. Sie merken, es fällt mir nicht nur als Pneumologe extrem schwer, in diesem Zusammenhang die immer wieder vorgebrachten Argumente von wegen »kultureller Brauch« auch nur ansatzweise zu akzeptieren.

In der kurzen Zeit um und nach Mitternacht erreichen wir an Silvester in den Innenstädten Feinstaubkonzentrationen, die teilweise beim Fünfzig- bis Hundertfachen dessen liegen, was eigentlich erreicht werden dürfte. Es lässt sich schön zeigen, wie diese Staubwolke dann mit dem Wind mitzieht und Stunden und Tage später in den Wäldern und Bergen aufläuft, in denen sie besonders große Schäden verursacht. Ich kann nur hoffen, dass irgendwann doch noch Vernunft einkehrt und dieses Thema im wahrsten Sinne des Wortes bereinigt wird.

Feinstaub ist ein besonders fieser Luftschadstoff. Fies ist

er auch deshalb, weil ihm mit den üblichen Methoden nicht beizukommen ist. Vielleicht könnte man theoretisch so feine Filter bauen, dass Feinstaub zurückgehalten würde. Der Nachteil so feiner Filter wäre allerdings, dass sie sofort verstopfen und dadurch wirkungslos werden. Nein, mit Filtern kann man Feinstaub nichts anhaben. Der einzige vernünftige Weg, Feinstaub zu beseitigen, ist, dafür zu sorgen, dass er erst gar nicht entsteht!

Ozon und die Gefahren der Höhe

Nicht selten erlebe ich im Sommer Patienten, die mit trockenem Husten und einem brennenden Gefühl in den Atemwegen meine Sprechstunde aufsuchen und mir berichten, dass sie gerade erst von einer Hochgebirgswanderung in den Alpen zurückgekommen sind. Wir haben in Ulm und Neu-Ulm sehr aktive Alpenwandervereine, die natürlich den Sommer für Höhenwanderungen nutzen. Dass sich hinter Husten- und scheinbaren Sommergrippeepisoden dann aber Verletzungen der Schleimhaut durch Ozon verbergen, ist leider nicht selten, da bei Wanderungen große Ozonmengen ungeschützt eingeatmet werden, die dann eine richtige Verbrennung der Schleimhaut und in der Folge entsprechende Beschwerden auslösen können.

Aber langsam, kann das stimmen? Die höchsten Ozonwerte sollen in den Bergen sein? Und dann vielleicht die niedrigsten in den Städten im Tal? Genauso ist es. Kein Schmarrn!

Um das zu verstehen, muss man ein bisschen etwas über die Entstehung von Ozon wissen. Ozon (O_3) entsteht, wenn Stickoxide (NO_2 oder andere, daher auch NO_x genannt) mit der Sonne reagieren – entscheidend ist dabei die UV-Strahlung. Der Witz dabei ist, dass dieser Prozess rückwärts abläuft, wenn ohne UV-Strahlung weiter NO_2 produziert wird, also der Verkehr auch nachts rollt. Am Morgen steht der Ozonwert in Ulm oder noch besser am Münchner Stachus, wo der Verkehr Tag und Nacht rollt, wieder auf null, und das Ganze beginnt von vorne. Das erweckt den Anschein, es gäbe überhaupt kein Problem. Doch weit gefehlt: Wenn nämlich nachts kein NO_2 produziert wird, in den Wäldern und Bergen also, hält sich Ozon unverändert und entfaltet seine schädliche Wirkung.

Ist es nicht besonders fies, dass der Luftschadstoffabfall der Städte das Umland vergiftet, nicht nur die Wälder in den Bergen sterben lässt, sondern auch unsere Lungen schädigt? Ausgerechnet dann, wenn wir meinen, uns in der noch weitestgehend unberührten Natur zu bewegen und damit uns und unserem Körper etwas Gutes zu tun!

Doch das ist wahrscheinlich ein langer Weg, zumal die Änderungen in der Atmosphäre relativ langsam vonstattengehen, der Mensch aber immer mehr dem »Hier und Heute« verhaftet ist. Ein guter Teil der Luftschadstoffe entsteht aber eben tagtäglich in unserer unmittelbaren Umgebung, und ob eine Stadt verkehrsberuhigt ist oder nicht, spüren die Menschen vor Ort sehr wohl. Und umso mehr spüren sie es, je empfindlicher ihre Atemwege ohnehin schon sind. Ihnen auf dem Stand dessen, was heute an technischen Lösungen verfügbar ist, zu helfen, ist aus meiner Sicht selbstverständliche Aufgabe eines jeden Gemeinwesens.

Gelingt es nicht, durch Verbesserung der Prozesse das Problem zu lösen, sollten wir unbedingt zu anderen Lösungen kommen. So könnte beispielsweise eine Verbesserung im öffentlichen Nahverkehr Linderung verschaffen, auch eine bessere Verzahnung von Individualverkehr und öffentlichem Nahverkehr bietet Ansatzpunkte. Und natürlich eine

Antwort auf die Frage, wie viele motorisierte Feinstaubma-
cher wir überhaupt in unseren Innenstädten zulassen wollen, Stichwort: Fahrverbote.

Die Diskussion, wie schädlich oder unschädlich Elekt-
roautos beziehungsweise deren Produktion sind, finde ich
übrigens völlig daneben, wenn es um die Frage geht, was
wir den Menschen in unseren Städten an Luftbelastung
zumuten wollen. Vor allen denen, die bereits unter Asthma
oder COPD leiden und deshalb Luftschadstoffen gegenüber
besonders empfindlich reagieren.

Vom Winde verweht? Nicht wirklich!

In diesem Punkt habe ich immer wieder gerne Auseinander-
setzungen mit der Industrie- und Handelskammer, die jede
Diskussion über Verkehrsberuhigung und Luftschadstoffe
als Vernichtungsfeldzug gegen mittelständische Betriebe
und Autohändler betrachtet. So wurde mir beispielsweise
per Leserbrief vorgeworfen, lokale Lenkungsmaßnahmen
seien doch Unsinn, wie viel Luftschadstoffe die Luft in Ulm
enthalte, hänge doch nur davon ab, ob es gerade viel oder
wenig Wind gebe, ob es regne oder nicht regne und so weiter.

Das ist natürlich eine lustige Argumentation. Der Dreck,
der hier erzeugt wird, wird selbstverständlich besser verdünnt, wenn es gerade sehr windig ist, aber dann wird er
halt anderswo abgeladen. Meine Überzeugung dazu kennen Sie bereits: Bevor man darüber nachdenkt, wie gut der
Dreck verdünnt wird, wäre es doch sinnvoller, darüber nach-
zudenken, dass der Dreck erst gar nicht entsteht. Dann ist
es auch egal, wie stark und woher der Wind weht, dann hat
man nämlich wetterunabhängig bessere Luft zum Atmen.

Auf diesem Niveau bewegt sich leider immer noch und

viel zu oft die Diskussion über Luftschadstoffe, als hätte es in den vergangenen Jahrzehnten keinerlei wissenschaftliche Erkenntnisse und sichtbare Gesundheits- und Umweltschäden gegeben. Da wird gerne heiße Luft produziert, um Probleme zu verdünnen, da werden Schornsteine höher gebaut, damit der Dreck besser verteilt wird.

Lange hat man auch nichts dabei gefunden, Schwefelsäure und ähnliche Chemikalien einfach in der Nordsee zu verklappen, frei nach dem Motto: Das Meer ist doch groß genug, da kann man alles hineinschütten, ohne dass was passiert. Irgendwann ist man dann zu der Einsicht gekommen, dass dieses Denken nicht sehr weitsichtig ist. Die Natur macht so etwas nun mal nicht mit. Trotzdem macht man immer noch das Gleiche mit der Luft, nur um noch in dieser Generation Gewinne zu maximieren und die Verantwortung für die Folgen an die nächsten Generationen abzuschieben.

Ich will aber auch nicht verhehlen, dass bei manchen Luftschadstoffen tatsächlich große Fortschritte in der Vergangenheit erzielt wurden. Vor allen Dingen das Ende der massiven Verbrennung von Steinkohle und Braunkohle hat die Luft in unseren Städten und Industriegebieten tatsächlich besser gemacht. Wenn ich mit älteren Patienten spreche, wird mir dies immer wieder deutlich.

Kürzlich war eine Patientin bei mir, die seit vielen Jahrzehnten in der Nähe einer großen Ulmer Bahntrasse wohnt und die das Zeitalter der Dampflokomotive noch richtig miterlebt hat. Sie erzählte mir, dass man in den sechziger Jahren beim Aufhängen der Wäsche darauf achten musste, woher der Wind kommt. Hat man zum falschen Zeitpunkt weiße Wäsche aufgehängt, dann hatte man am nächsten Tag Rußflocken daran kleben, man konnte sie dann gleich noch einmal waschen.

Diese Zeiten sind vorbei, und das ist gut so. Andererseits

hat die Verbesserung an dieser Stelle spannenderweise das Problem des Feinstaubs noch verschlimmert. Denn befindet sich nicht nur Feinstaub in der Luft, sondern auch größere Staubpartikel, wie sie beispielsweise beim Verbrennen von Kohle in Kraftwerken oder sonstigen Maschinen freigesetzt werden, dann bilden die großen Partikel sogenannte Kondensationskerne. Sie sind groß, sie sind fettig, und sie ziehen kleine Partikel an, die an ihrer Oberfläche kleben bleiben. Damit wurde die Menge von frei verfügbarem Feinstaub reduziert, und die großen Partikel konnten relativ gut von unseren Filtersystemen im Körper aufgenommen und wieder aus dem Körper herausgeschafft werden. So betrachtet ist großer Dreck besser als kleiner.

Wenn man sich in einem solchen Industriegebiet die Nase schnäuzt oder Schleim abhustet, dann ist der (wie bei Rauchern) schwarz oder braun verfärbt. Nicht nur Rußpartikel, sondern auch ein Teil des Feinstaubs wird dabei gleich mit aus dem Körper herausgeholt. Die weitgehende Verbannung von großen Staubpartikeln aus unserer Atemluft hat natürlich ganz überwiegend gute Seiten, sie hat aber paradoxerweise dazu geführt, dass sich das Feinstaubproblem eher noch verschärft hat, weil nun einer der wenigen Mechanismen, Feinstaub zurückzuhalten, fehlt.

Ich denke, dies ist ein gutes Beispiel dafür, wie kompliziert die Zusammenhänge in diesem Bereich sind und wie wenig sie sich dazu eignen, populistische Phrasen zu dreschen.

Lockende Duftstoffe — duftende Allergene

Verlassen wir die »freie« Luft, und machen wir eine kleine Einkaufstour. Betreten wir einen Supermarkt, sollen uns nicht nur Infoschilder den Weg weisen, nein, wir sollen uns von einer genau definierten Duftstraße leiten lassen. Vorbei an Gemüse und Obst hin zu den frisch gebackenen Brötchen, deren Duft zwar immer noch unsere Magensäure lockt, der aber wahrscheinlich nicht aus dem Backofen steigt, sondern womöglich einer Duftkonserve entstammt.

Ziehen wir weiter in eine Parfümerie oder in die Parfümabteilung eines großen Kaufhauses, bleibt auch dort nichts dem Zufall überlassen. Die jeweiligen Gerüche haben dabei in der Regel nichts mit dem natürlichen Pendant zu tun, das auf den Verpackungen vorgegaukelt wird, sondern stellen komplexe künstliche Moleküle dar, die häufig ein hohes Allergenpotenzial haben.

Schnell weiter in die »Hygieneabteilung«. Ganz problematisch sind hier die Duftspender für Autos, Klos und überhaupt überall. Menschen mit einer Duftallergie reagieren dann mit Hautjucken, geschwollenen Schleimhäuten, Niesen und schlimmstenfalls auch Atemnot. Es ist höchste Zeit, den unkontrollierten Ausstoß entsprechender Allergene zu begrenzen oder zumindest Allergiker deutlich genug zu warnen. Sonst werden immer mehr Menschen nur noch online einkaufen können und hoffen müssen, dass der Paketzusteller oder die Paketzustellerin kein Parfüm aufgelegt hat. Ansonsten kann ich Duftallergikern nur raten, entweder immer eine Luftschutzmaske dabeizuhaben oder Allergietabletten, Cortison und ein Asthmaspray griffbereit zu halten.

Retten wir uns schnell raus auf den Parkplatz beziehungsweise ins Parkhaus. Doch auch Dieselruß, der Abrieb von Autoreifen und Feinstaub spielen bei der Entstehung von Allergien eine lange unterschätzte Rolle. Die ersten Hinweise darauf, dass Pollen aggressiver werden, wenn sie mit Luftschadstoffen zusammenkommen, haben wir bereits in den neunziger Jahren erhalten. Damals fiel einem japanischen Forscher auf, dass Kinder, die gegen Pollen von Zedern allergisch sind, häufiger entlang großer Auto-straßen zu finden sind als beispielsweise in Waldgebieten, die einen hohen Anteil an Zedern und eine entsprechend hohe Luftbelastung mit Zedernpollen aufweisen. Die Ze-der produziert Pollen, die ähnlich aggressiv sind wie bei uns die Birkenpollen, insofern lässt sich diese Beobachtung aus Japan gut übertragen. Es gibt dort um große Tempelan-lagen herum richtige Zedernwälder, in denen eine extrem hohe Belastung an Zedernpollen herrscht, und da japani-sche Mönche im Gegensatz zu ihren katholischen Brüdern heiraten dürfen, gibt es dort auch Kinder, die entsprechend allergisch werden können. Trotzdem fanden sich bei diesen pollenmäßig hoch belasteten Kindern deutlich weniger Allergiker als eben im Inneren japanischer Städte, wo Be-lastungen durch Zedernpollen deutlich geringer, aber die Verkehrsbelastung sehr hoch war. Das ließ vermuten, dass nicht nur einfach die Intensität der Belastung, sondern mindestens noch ein weiterer Faktor von Bedeutung sein musste. Den Schlüssel dazu lieferten elektronenmikrosko-pische Aufnahmen von Zedernpollen, die einerseits in rein natürlicher, also autofreier Umgebung und andererseits in schadstoffbelasteten Innenstädten gewonnen und unter-sucht wurden.

Der Unterschied war, dass verkehrsbelastete Zedernpol-len an ihrer Oberfläche Rußflocken und andere Staubparti-kel aufwiesen, die dazu führten, dass das Pollenkorn sich auflöste. Der Witz bei Pollen ist ja, dass sie mit dem Wind mitgetragen werden und dann irgendwo auf den Boden fal-len und jetzt anfangen müssen auszukeimen, damit ein neues Bäumchen entstehen kann. Kommen Pollen dabei mit Luftschadstoffen in Kontakt, glauben sie fälschlicher-weise, gelandet zu sein, und verhalten sich auch so, das heißt, sie setzen Enzyme aus ihrem Inneren frei, woraufhin das Pollenkorn anfängt, sich aufzulösen. Atmet man nun solche Pollen ein, dann verhalten sich diese viel aggressiver als unbelastete Pollen. Überspitzt könnte man davon sprechen, dass aus normalen Pollen »Killerpollen« geworden sind, die sehr viel schneller und stärker eine allergische Reaktion hervorrufen können als die unbelasteten Pollen.

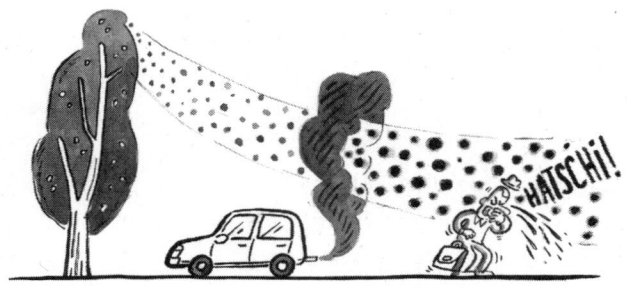

Pollen werden durch Feinstaub zu Killerpollen

Lassen wir uns das noch mal auf der Zunge zergehen. Dadurch, dass Pollen auf ihrem Weg durch die Luft mit Luftschadstoffen zusammenkommen, wächst die Gefahr, dass diese Pollen eine Allergisierung verursachen und beispielsweise ein allergisches Asthma hervorrufen können. Paradoxerweise führen dann wenige, aber äußerst aggressive Pollen schneller zu einer Pollenallergie als ganz viele Pollen, die unbelastet in ihrem natürlichen Zustand geblieben sind. Das erklärt, warum wir in unseren Städten tatsächlich heutzutage mehr Kinder mit Pollenallergien sehen als auf dem flachen Land, während auf dem Land beispielsweise Schimmelallergien oder Hausstaubmilbenallergien häufiger sind als in der Stadt.

Ein guter Freund von mir, der ebenfalls Pneumologe ist, hat zum Thema Umwelt und Lunge einmal ein kleines Büchlein mit dem Titel *Asthma aus dem Auspuff?* herausgegeben. Allein schon mit dem Titel hat er den hier geschilderten Zusammenhang treffend in Worte gefasst, er hätte sogar das Fragezeichen weglassen können.

Der Dieselmotor im Wohnzimmer

Bei all den überfälligen Diskussionen über Luftverschmutzung durch Industrie und Verkehr muss man sich freilich immer wieder vor Augen führen: Der von Zigaretten freigesetzte Feinstaub sprengt alle Vergleiche! Der Rauch einer einzigen Zigarette entspricht der Feinstaubmenge, die freigesetzt wird, wenn ein alter Dieselmotor (ohne Euro-Norm) ohne Katalysator im Leerlauf eine Stunde läuft. Sie schwingen sich in einen alten Diesel – einen Benz, BMW oder VW, ganz wie Sie wollen –, fahren damit rückwärts in Ihr Wohnzimmer und lassen den Wagen dort eine geschlagene Stunde vor sich hin tuckern: Die dabei freigesetzte Feinstaubmenge entspricht der einer einzigen Zigarette, die im gleichen Raum geraucht wird. Also Achtung: Wer mit der Zigarette in der Hand gegen Feinstaub auf unseren Straßen protestiert, macht sich geradezu lächerlich.

Der erste und wichtigste Schritt, sich vor Feinstaub in der Atemluft zu schützen, ist es, selbst nicht zu rauchen und Rauchern aus dem Weg zu gehen. Auch der Rauch, den Gandalf in meinem Lieblingsfilm »Herr der Ringe« genussvoll aus seiner Pfeife kringeln lässt, ist Feinstaub vom Feinsten. Auf der Leinwand bleibt er zum Glück ohne Folgen.

Jenseits von Mittelerde begegnen mir die vom Tabakkonsum verursachten Probleme fast täglich in der pneumologischen Praxis. Erst kürzlich saß mir ein nach Rauch stinkendes Ehepaar mit seiner neunjährigen Tochter gegenüber, das notfallmäßig wegen eines Asthmaanfalls in die Sprechstunde kam. Als ich den Raum betrat, konnte ich vor Zigarettengestank aus der Kleidung der Eltern kaum atmen. Auf meine Frage hin, ob die Eltern das für sinnvoll halten, kam die Antwort, man habe sich so viele Sorgen gemacht, dass man den Stress nur ausgehalten habe, indem man auch auf der Fahrt zum Lungenarzt noch schnell eine Zigarette geraucht habe. Dazu fällt einem dann wirklich nichts mehr ein. Ich habe den Eltern lediglich erklärt, dass ich das genauso für eine grobe Körperverletzung wie blaue Flecken oder Schrammen halte und dass ich abgesehen vom jetzigen Notfall die weitere Behandlung des Kindes ablehnen würde, wenn seitens der Eltern nicht akzeptable Voraussetzungen geschaffen werden, also zu Hause definitiv nicht mehr geraucht werde. Das mag etwas rabiat klingen, hat sich aber schon mehrfach als einzig erfolgversprechende Maßnahme bewährt. Wenn Erwachsene sich selbst schädigen und die Folgen dafür ausbaden müssen, ist das schlimm genug. Wenn Kinder aber die Achtlosigkeit ihrer Eltern ausbaden müssen, hört für mich der Spaß auf.

Wenn ich am Morgen mit dem Fahrrad in die Praxis fahre und mal hier, mal dort jemand vor dem Haus steht und raucht, geht das für mich ein Stück weit in Ordnung, weil ich weiß, dass die Familie wenigstens davon nichts abbekommt. Fahre ich dann aber an Autos im Stau vorbei, in denen Kinder zur Schule gefahren werden und Mutter oder Vater so stark rauchen, dass man kaum durch das Auto hindurchsehen kann, ist bei mir eigentlich eine Grenze überschritten, und ich muss mich schon sehr zurückhalten. Ich hätte mitunter Lust, die betreffende Person zur Rede zu stellen und zu fragen, ob ihr überhaupt bewusst ist, was sie da tut. In einem Auto, selbst in einem großen, herrscht sehr schnell eine sehr hohe Konzentration an Feinstaub und CO_2, selbst wenn die Lüftung läuft. Wenn Kinder nach Nikotin stinken, ist das für mich Körperverletzung, und für Kinder mit Atemwegserkrankungen gilt das erst recht.

Falls Sie auf Raucher in Ihrem Freundeskreis treffen, die das für übertriebene Panikmache halten, dann können Sie ja mal gemeinsam ein kleines Experiment starten. Bitten Sie den Raucher, sich eine Zigarette anzuzünden, einen tiefen Zug zu nehmen und den Rauch in die Luft zu blasen, am besten so, dass ein Sonnenstrahl hindurchfällt. Was Sie jetzt sehen, ist Feinstaub unterschiedlicher »Körnung«. Den ganz feinen, also den gefährlichsten Feinstaub sieht man allerdings nur unter einem Elektronenmikroskop, Sie dürfen aber glauben, dass er massiv im Zigarettenqualm enthalten ist. Die freigesetzten Schadstoffe, die nun also mit größeren oder kleineren Dreckpartikeln und Teer einhergehen, atmet Ihr rauchender Freund genüsslich ein.

Ich vergleiche das gerne mit jemandem, der auf den Schlot einer Müllverbrennungsanlage hinaufklettert, nur um immer wieder ein paar tiefe Atemzüge aus dem Schornstein zu nehmen. Dabei könnte es sein, dass der Dreck aus dem Schornstein zumindest phasenweise weniger Staubbestandteile enthält als der Rauch der Zigarette. Wenn Ihr befreundeter Raucher den nächsten Zug nun nicht in die Luft, sondern durch ein sauberes Papiertaschentuch pustet, dann sieht er darin nur einen Bruchteil der Partikel, die sich in seiner Lunge bis zum letzten Lungenbläschen ausgebreitet haben. Ende des Experiments.

Was den Zigarettenrauch noch viel gefährlicher als normalen Feinstaub macht, ist der Umstand, dass beim Rauchen einer Zigarette noch andere Gifte freigesetzt werden, wie der bereits erwähnte Teer, der die Flimmerhärchen-Müllabfuhr unserer Bronchien über Stunden hinweg verklebt. Das Problem ist dann nicht nur, dass Dreck in die Lunge hineinkommt, sondern dass die Lunge auch noch daran gehindert wird, den Dreck wieder loszuwerden. Das ist so, als würden Sie die Mitarbeiter der Müllabfuhr knebeln und fesseln und sich anschließend wundern, warum der Müllberg vor Ihrem Haus wächst.

Apropos Mitarbeiter. Als wäre Rauchen nicht schon schädlich genug, lässt sich die Wirkung sogar noch verschlimmern, wenn man zum Beispiel am Arbeitsplatz dauerhaft Luftschadstoffen ausgesetzt ist. Mir wurde das so richtig klar, als ich eines Tages eine Firma besuchte, die Dichtungen herstellt, früher aus Asbest, heute aus asbestfreien Materialien. Es gab dort einen großen Raum, in dem die Dichtungen mit großen Pressen aus vorgefertigten Asbestmatten herausgestanzt wurden. Ich ging durch den Mittelgang hindurch, links und rechts standen Arbeiterinnen und Arbeiter an diesen Maschinen, und kein Witz: in der linken Hand die Presse, in der rechten die Zigarette.

Heute wissen wir, dass sich das Risiko, eine Asbesterkrankung der Lunge oder des Rippenfells zu bekommen, dadurch, dass man gleichzeitig raucht, nicht einfach verdoppelt oder verdreifacht, nein, die Risiken beider Gefahrenstoffe müssen miteinander multipliziert werden, das Krebsrisiko wird somit potenziert.

Warum das so ist, können Sie sich sicher schon denken. Dadurch, dass die normale Müllabfuhr der Bronchien durch den Zigarettenqualm ausgeschaltet wird, bleibt der Dreck, den man einatmet, an Ort und Stelle liegen und hat alle Zeit der Welt, an der Schleimhaut zu nagen. Die Kombination von Luftschadstoffen und Zigarettenqualm ist ein brandgefährlicher Cocktail. Mein salopper, aber keinesfalls unernst gemeinter Tipp lautet daher: Wenn Sie schon unbedingt rauchen wollen, dann werden Sie besser Beamter, damit Sie wenigstens während der Arbeit saubere Luft einatmen.

Nun kann und will nicht jeder Beamter werden. Wer nun

aber auf die Idee kommt, in der Landwirtschaft ginge es gesünder zu, der kann sich gewaltig täuschen, zumindest in der industrialisierten Landwirtschaft. Dort, und insbesondere in der Viehhaltung, erhöht die Beimischung von Ammoniak und NO_x ebenfalls die Feinstaubbelastung.

Es ist also gar nicht so einfach, den vielen Luftschadstoffen in unserem Alltag zu entkommen. Dennoch, ja umso mehr lohnt es sich, zwei einfache Ratschläge, um nicht zu sagen: Forderungen, zu beherzigen. Soweit nur irgendwie möglich sollte ab sofort für Sie gelten:

Drinnen Rauchstopp, draußen Abgasstopp!

Vom grippalen Infekt über die Lungenentzündung bis zur Schwindsucht

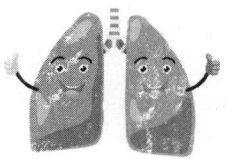

Niemand bleibt verschont: der Atemwegsinfekt

Jeder von uns hat immer wieder einmal einen Atemwegsinfekt, kommt hustend oder mit laufender Nase nach Hause und überlegt, wo und womit er sich denn angesteckt haben könnte. Die Ursache hierfür ist meistens ein harmloser Virusinfekt, der vor allem in den Übergangsjahreszeiten, also Herbst oder Frühling, auftritt und mitunter ganze Regionen lahmlegt.

Viren sind unangenehme Zeitgenossen, gegen die man sich mit Ausnahme des wirklichen Grippevirus kaum schützen kann und die auch mit Antibiotika nicht zu behandeln sind. Das Einzige, was hilft, ist, dass man der Erkrankung nachgibt, die Akutphase, die häufig mit hohem Fieber und allgemeinem Krankheitsgefühl, Kopf- und Gliederschmerzen einhergeht, aussitzt oder besser gesagt: ausliegt. Wichtig ist, dass man, wenn man akut erkrankt ist, zu Hause bleibt, da in dieser Phase die Gefahr besteht, dass bei jedem Schnäuzen, Husten oder Niesen massenhaft Viren in die Umwelt geblasen werden, die ihrerseits wieder andere Menschen infizieren können. Nach drei bis vier Tagen sollte es dann wieder besser gehen. Bis dahin heißt es: möglichst wenige anstecken, das gilt auch für den Arbeitsplatz.

Was kann man vorbeugend tun?

Am meisten bringt es, sich jedes Jahr gegen Grippe impfen zu lassen. Die echte Asiatische Grippe ist für jeden eine Gefahr, besonders aber für Menschen mit fortgeschrittener COPD. Wenn jemand schon mit einer erheblich vorgeschädigten Lunge lebt, dann kann für ihn eine Grippe der berühmte Tropfen sein, der das Fass zum Überlaufen und den Patienten in Todesgefahr bringt. Aber auch für normale Menschen können besonders aggressive Grippeerreger, wie sie in unregelmäßigen Abständen immer wieder zu beobachten sind, lebensgefährlich sein. Eine berühmte Situation war die Spanische Grippe, die am Ende des Ersten Weltkriegs weltweit Millionen Opfer forderte. Es ist daher wichtig, dass man den Impfschutz nutzt, der Jahr für Jahr im Herbst angeboten wird und bei dem versucht wird, mögliche Grippeerreger der nächsten Monate vorwegzunehmen und den Körper dagegen zu wappnen.

Immer wieder kommt der Einwand, die Grippeimpfung verfehle häufig das Ziel, und überhaupt sei man just nach der Impfung erst richtig krank geworden. Das ist insofern nicht ganz von der Hand zu weisen, als das Immunsystem durch die Impfung natürlich erst einmal aktiviert wird. Es kann zu grippeähnlichen Beschwerden kommen, die manchmal lästig sein können. Das spricht aber nicht wirklich dagegen, sich im Folgejahr wieder impfen zu lassen, im Gegenteil: Ein aktives Immunsystem ist schließlich das, was wir in der Auseinandersetzung mit der Umwelt brauchen. Die Grippeimpfung hat den wichtigen Neben-effekt, dass sie gewissermaßen das Immunsystem auf Trab bringt, die körpereigene Immunmaschinerie ölt und dafür sorgt, dass auch gegenüber anderen Erregern als nur dem Grippevirus eine schnellere und aktivere Abwehr mög-lich ist. Für Atemwegspatienten empfiehlt sich obendrein eine Impfung gegen Pneumokokken, eine der gefährlichs-ten Bakterienarten, die eine Lungenentzündung auslösen können.

Abgesehen von der jährlichen Schutzimpfung, empfiehlt es sich, in Grippezeiten Menschenansammlungen mög-lichst zu meiden und damit die Gefahr einer Ansteckung zu reduzieren.

Unterschätzte Gefahr: die Lungenentzündung

Den Jüngeren unter Ihnen fehlt die Erinnerung daran, dass eine Lungenentzündung in früheren Zeiten eine häufige und auch richtig gefährliche Erkrankung war. Jeder Zweite, der eine Lungenentzündung bekam, starb daran.

In alten Lehrbüchern der Lungenheilkunde fehlt es nicht an Beschreibungen und Ratschlägen zu diesem Krankheits-bild. Typischerweise erkrankte der Patient an zunehmen-dem Fieber, Auswurf, manchmal auch vermischt mit Blut, und dann kam der Tag der Entscheidung, die sogenannte Krisis. Häufig am siebten Tag der Erkrankung fiel der Pati-ent in sehr hohes Fieber, verlor mitunter das Bewusstsein, während Angehörige an seinem Lager wachten, mit Waden-wickeln und anderen, teilweise martialischen Maßnahmen versuchten, das Fieber zu senken, bis der Patient dann am nächsten Morgen entweder die Augen aufschlug und nach Essen verlangte – oder aber starb. Meine Oma, eines von dreizehn Kindern, erzählte mir mit zittriger Stimme, dass fünf ihrer Geschwister auf diese Weise zu Tode gekommen waren. Nach Lungenentzündungen, frühem Kindstod, Unfällen und Kriegseinwirkungen blieben insgesamt nur drei Nachfahren übrig, was im vorletzten Jahrhundert keine Ausnahme, sondern die Regel war. Nicht auszudenken, wenn etwas Ähnliches heute wieder passieren würde.

Und leider sind wir diesbezüglich tatsächlich auf dem Weg in die Vergangenheit. 680.000 Menschen erkranken jährlich an einer Lungenentzündung, und 35.000 sterben letztendlich daran. Die Sterberate ist zwar deutlich gesunken, auf etwa 5 Prozent, dennoch muss man feststellen: Jedes Jahr fällt die Bevölkerung einer mittelgroßen Stadt der Lungenentzündung zum Opfer.

Um zu verstehen, was bei dieser immer noch oft unterschätzten Erkrankung vor sich geht, bemühen wir noch einmal unser geschrumpftes Forscherteam und schicken es ins Zentrum einer Lungenentzündung. Zunächst sieht alles noch ganz normal aus. Auf halbem Weg in die linke Lunge kommt uns aber schon gelber Schleim entgegen. Diese Verfärbung wird nicht nur durch tote Bakterien hervorgerufen, besonders heldenhaft kämpfende und dabei ums Leben gekommene Abwehrzellen sind hier vertreten. Rasch nähern wir uns dem Zentrum der Auseinandersetzung. Die Schleimhaut der Bronchien ist zunehmend geschwollen, an manchen Stellen tritt Blut aus. Die links und rechts abgehenden Seitengänge sind teilweise schlitzförmig verengt, die Schleimhaut aufgequollen, und Luftblasen zeigen, dass dahinter ein normaler Luftaustausch nicht mehr erfolgt. Der Sauerstofftransport wird durch die Entzündung also zunehmend sabotiert.

Wir versuchen, noch ein Stück tiefer in die Lunge hineinzukommen, doch die Luft wird immer stickiger und heißer.

Für jeden unschädlich gemachten Erreger, kommen zwei oder drei neue zum Vorschein (meist handelt es sich dabei um Bakterien, Viren oder Pilze). Was hier abläuft, ist ein Wettlauf mit der Zeit, die lebensentscheidende Frage lautet folglich: Wer ist schneller?

Das Immunsystem unter Feuer

Die Bakterien vermehren sich im Zehn-Minuten-Takt oder schneller. Auf der anderen Seite versucht die Abwehr unseres Körpers, die unerwünschten Eindringlinge zunächst erkennungsdienstlich zu behandeln, um anschließend mit zunehmender Geschwindigkeit Entzündungszellen, Fresszellen und andere Abwehrspezialisten auf sie anzusetzen. Das ist mitunter ein vergleichsweise langwieriger Prozess, doch durch die erhöhte Körpertemperatur laufen viele Prozesse in den Zellen schneller ab, die Schussfolge der Abwehrzellen erhöht sich. Allerdings muss der Körper aufpassen, dass er dabei nicht überhitzt. Steigt das Fieber zu stark an, können Verwirrung und Koma die Folge sein. Aber bei ernsthaften Erkrankungen wie dieser geht unser Immunsystem das Risiko ein, denn letztendlich ist hier eine brutale Abwehrschlacht im Gange. Und das Tempo ist ein entscheidender Faktor.

Auf diesem Gedanken beruht am Ende auch die Idee von Impfungen. Bei einer Impfung präsentieren wir dem Immunsystem abgetötete oder abgeschwächte Erreger mit dem Ziel, das Abwehrsystem schon einmal mit den Feinden bekannt zu machen und gegebenenfalls auch einen ersten Vorrat an Abwehrmitteln bereitzustellen. Kommt es dann tatsächlich zu einer Auseinandersetzung, muss der Körper nicht erst schwerfällig die Feinde analysieren, Abwehrstoffe entwickeln und produzieren, sondern hat sofort alles zur Verfügung, was er braucht. Kurz: Unser Immunsystem erhält einen Zeitvorteil, der den Unterschied ausmachen kann.

In unserem umkämpften Lungenflügel sind wir über dieses Stadium freilich schon hinaus, und deshalb tobt hier noch eine erbitterte Schlacht mit ungewissem Ausgang. Wird in dieser Phase ein Röntgenbild der Lunge angefertigt, dann lässt sich der entzündete Lungenabschnitt gut erkennen. Was vorher mit Luft gefüllt wurde, ist nun mit Eiter gefüllt, die Luft ist weitgehend verschwunden und das Atmen erschwert. Mit so einem Röntgenbild ist die Diagnose Lungenentzündung in dieser Situation dann schnell gestellt.

Wie umgehen mit Fieber und Antibiotika?

Nun gilt es, entweder abzuwarten und zu beten oder aber den Körper in seinem Abwehrkampf zu unterstützen. Das Fieber zu senken ist dabei nur bedingt sinnvoll. Kommt es jedoch zu Fieberkrämpfen oder gar einem Bewusstseinsverlust durch das Fieber, dann muss die Temperatur gesenkt werden. Sei es durch Wadenwickel, sei es durch fiebersenkende Medikamente. Allerdings sinkt damit auch die Produktivität der Abwehrmaßnahmen unseres Körpers, sodass nicht jede kleine Erhöhung der Temperatur gleich mit entsprechenden therapeutischen Maßnahmen bekämpft werden sollte.

Geklärt werden muss aber die Frage, ob nun der richtige Zeitpunkt für den Einsatz von Antibiotika gekommen ist. Noch unterscheidet uns von früheren Zeiten, dass wir zum richtigen Zeitpunkt Hilfstruppen aktivieren können, die rasch und effektiv die Zahl der Angreifer reduzieren und so unser Immunsystem entscheidend unterstützen können. Es gibt viele unterschiedliche Bakterien, und es kommen immer weitere hinzu, darunter aber leider viele, die gegen die im Moment einsetzbaren Antibiotika mehr oder weniger unempfindlich geworden sind. Schon jetzt sind wir in einer

Situation, in der das gute alte Penicillin sowie einige wei-terentwickelte Antibiotika gegen die allermeisten Bakterien nutzlos geworden sind.

Das hat natürlich Auswirkungen auf die Therapie. Immer öfter müssen weitere Antibiotika ausprobiert werden in der Hoffnung, dass sie helfen. Man könnte auch warten, bis das Ergebnis einer sogenannten Resistenztestung vorhanden ist, also im Labor ausgetestet wird, welche Antibiotika im Einzelfall die richtige therapeutische Wahl darstellen. Das Problem ist aber, dass es einige Tage dauert, bis ein solches Ergebnis da ist. Tage, die bei schwerkranken Patienten ein-fach nicht zur Verfügung stehen.

Wenn die üblichen Antibiotika versagen und der Patient zunehmend Probleme bekommt, muss entschieden werden, ob die weitere Behandlung nicht besser in einer Klinik erfol-gen sollte, wo man im Notfall schneller reagieren kann. Nur hier stehen personell und gerätemäßig die Ressourcen zur Verfügung, die zur Behandlung einer versagenden Lunge notwendig sind. Andererseits können gerade im Kranken-haus besonders aggressive und resistente Erreger lauern. Das gilt es von Fall zu Fall abzuwägen.

Im Normalfall sind wir aber noch immer in der glück-lichen Situation, eine Pneumonie erfolgreich ambulant behandeln zu können. In der Regel erholt sich die Lunge gut, und es bleiben keine sichtbaren Schäden zurück. Geht die Entwicklung bei den Resistenzen allerdings unge-bremst weiter, dann wird das Waffenarsenal der Antibio-tika stumpf, und wir stehen, überspitzt formuliert, wieder da, wo wir zu Großmutters Zeiten schon mal waren. Hier müssen dringend Lösungen her, sonst werden Erkrankun-gen wie die Lungenentzündung wieder zu einer wachsen-den Gefahr.

Antibiotika – oder: vom Niedergang einer Superwaffe

Um das zu verstehen, müssen wir uns noch etwas intensiver mit Bakterien und ihrer Umwelt beschäftigen. Zunächst einmal müssen wir uns klarmachen, dass Bakterien zu unserer ganz normalen Umwelt gehören, jedenfalls was die Bronchien anbetrifft. Unsere Bronchien sind kein steriler Raum wie beispielsweise Herz oder Leber, sie sind besiedelt von einer Vielzahl von Bakterien. Zum Teil leben diese hier einfach nur, zum Teil übernehmen sie aber auch wichtige Teilaufgaben für unseren Körper, beispielsweise die Aufnahme von bestimmten Mineralien oder Nährstoffen. Nur wenn sie krank machen, also zum Beispiel eine eitrige Bronchitis oder gar eine Lungenentzündung auslösen, ist es richtig und wichtig, sie zu bekämpfen.

Der Arzt tut sich mitunter nicht ganz leicht, eine bakterielle Infektion zu identifizieren. Beispielsweise lösen Viren die gleichen Symptome aus wie Bakterien, sind aber durch Antibiotika nicht angreifbar. Auch ein allergisches Geschehen kann ganz ähnlich ablaufen wie ein bakterieller Infekt. Typisch für einen bakteriellen Infekt ist, dass sich Husten und Verschleimung über einen Zeitraum von einigen Tagen entwickeln und unter Umständen von Fieber begleitet sind. Außerdem kommt der Farbe des Sputums, des Auswurfs beziehungsweise der ausgehusteten Absonderungen der Atemwegsschleimhaut, eine wichtige Bedeutung zu. Wird sie dunkelgelb oder schlägt sie gar ins Grünliche um, dann ist das ein wichtiger Hinweis, dass nunmehr in der Tat Bakterien das Kommando übernommen haben.

Es gibt noch weitere Möglichkeiten, das Geschehen transparent zu machen, beispielsweise durch Blutwerte. Der sogenannte CRP-Wert zeigt recht zuverlässig, ob ein bakterieller, also durch Antibiotika beeinflussbarer Prozess vorliegt. Wenn der Arzt sich entscheidet, ein Antibiotikum einzusetzen, sollte die Behandlung mindestens über einen Zeitraum von drei bis vier Tagen laufen, gegebenenfalls auch über eine oder gar zwei Wochen. Hier sollten die entsprechenden Vorgaben des verordnenden Arztes unbedingt befolgt werden. (Bei einem guten Arzt gilt das natürlich auch in jeder anderen Situation.)

Was macht ein Antibiotikum für Bakterien zu einer tödlichen Waffe? Das Spannende ist, dass Bakterien durch Antibiotika in der Regel immer dann angreifbar sind, wenn Bakterien sich teilen. Während einer Zellteilung werden sozusagen die Abwehrmauern des Bakteriums geöffnet. In dem Moment, in dem aus einem Bakterium zwei Bakterien werden sollen, kann das Antibiotikum angreifen, da die Zelle ein Stück weit schutzlos ist. Bakterien teilen sich unterschiedlich oft, die meisten Bakterien, die für Atemwegsinfektionen verantwortlich sind, teilen sich aber relativ häufig, in der Regel alle zehn bis dreißig Minuten.

Wichtig ist nun bei einer antibiotischen Behandlung, dass das Antibiotikum in ausreichend hoher Konzentration immer in dem Moment auch wirklich vorliegt, in dem das Bakterium schutzlos ist. Das kann nur funktionieren, wenn Antibiotika in richtiger Dosierung und regelmäßig genommen werden. Ist die Dosierung zu niedrig, um das Bakterium abzutöten, dann besteht immer die Gefahr, dass die Bakterien resistent werden, also lernen, mit diesem speziellen Antibiotikum umzugehen. Solche Bakterien können dann durch das bislang eingesetzte Antibiotikum nicht mehr erreicht werden, und man muss deshalb das Antibiotikum wechseln. Da wir aber keine unbegrenzte Anzahl von Antibiotika zur Verfügung haben, sollte dies möglichst selten notwendig sein.

Überhaupt muss man sich immer erst überlegen, ob der Einsatz eines Antibiotikums wirklich notwendig und sinnvoll ist. Die meisten Atemwegsinfekte werden durch Viren ausgelöst, gegen die es in der Regel heutzutage keine wirklich gute medikamentöse Therapie gibt. Gegen manche Viruserkrankungen, wie Hepatitis oder Grippe, existieren Schutzimpfungen, und die sollten natürlich genutzt werden, weil ohne Infektion der Einsatz eines Antibiotikums dann definitiv nicht notwendig wird. Liegt andererseits tatsächlich ein bakterieller Infekt sicher vor oder wird eine Lungenentzündung durch ein Röntgenbild sichtbar, dann ist der Einsatz von Antibiotika dringend notwendig und wichtig und sollte nicht aufgeschoben werden. Eine Lungenentzündung ist nach wie vor eine schwerwiegende Erkrankung, die tödlich enden kann.

Der Einsatz von Antibiotika ist eine Medaille mit zwei Seiten. Es ist noch gar nicht lange her, dass eine Lungenentzündung mit einer Wahrscheinlichkeit von 30 bis 40 Prozent zum Tode geführt hat. Ohne Antibiotika wären wir noch immer an diesem Punkt. Richtig ist aber auch, dass bei einem unkritischen Einsatz von Antibiotika die Wahrscheinlichkeit wächst, dass immer mehr Bakterien Antibiotikaresistenzen ausbilden und wir immer größere Probleme bekommen, Antibiotika noch erfolgreich einzusetzen. Besondere Gefahren drohen hierbei aus der Landwirtschaft beziehungsweise der Viehzucht, in der der Einsatz von Antibiotika noch viel bedenkenloser erfolgt als beim Menschen. Schon gibt es erste Bakterien, die gegen alle im Moment einsetzbaren Antibiotika unempfindlich geworden sind, sogenannte multiresistente Bakterien oder multiresistente Erreger (MRE). Deshalb empfiehlt es sich, kritisch mit Antibiotika umzugehen, damit wir über ihre Hilfe weiter verfügen können, wenn wir sie wirklich brauchen.

Auf gute Zusammenarbeit: das Lungen-Biom

In den letzten Jahren rückt die Besiedelung von Körperober-
flächen mit Bakterien und allerlei Pilzen immer mehr in den
Mittelpunkt. Viele Prozesse in unserem Körper wären ohne
das symbiotische Zusammenspiel mit Bakterien gar nicht
denkbar, die Verdauung zum Beispiel. Die Eindringlinge
sind also nicht grundsätzlich unerwünscht, es geht vielmehr
darum, ein gutes Zusammenspiel zwischen Körper und
Bakterien zu erreichen und zu erhalten. Und das beginnt im
Prinzip schon vor unserer Geburt.

Wir wissen heute, dass es schon wichtig ist, dass ein
Neugeborenes während des Geburtsvorganges mit den
Bakterien aus dem Vaginal- und Scheidenbereich der Mutter
ausreichend in Kontakt kommt, um sein eigenes Immunsystem richtig stärken zu können. Es ist daher nicht egal, ob
ein Kind per Kaiserschnitt oder auf natürlichem Weg geboren wird. Bei einer Geburt per Kaiserschnitt wird daher inzwischen versucht, die natürlichen Bakterien der Mutter mit
Hilfe von Tupfern oder Tüchern auf das Baby zu übertragen.

Auch an den Schleimhäuten der Lunge ist die richtige
Besiedelung mit wertvollen Bakterien entscheidend. Mehrere Untersuchungen haben gezeigt, dass die Zusammensetzung von Bakterien in der Lunge bei gesunden Patienten
und bei Patienten mit chronischen Atemwegserkrankungen
unterschiedlich ist. Das ist insbesondere dann der Fall, wenn
die Lunge bereits strukturelle Veränderungen aufweist, also
dauerhafte Schäden im Bronchialsystem beziehungsweise
in den Lungenbläschen nachweisbar sind. In dieser Situation siedeln sich Bakterien an, die normalerweise dort kaum
zu finden sind, sogenannte Streptokokken zum Beispiel. Von
diesen ist bekannt, dass sie eine eher ungute Rolle spielen
und beispielsweise bei eitrigen Entzündungsschüben im
Auswurf gefunden werden. Sie sind also ein Hinweis da-

rauf, dass etwas nicht stimmt. Hingegen finden sich in einer gesunden Lunge Bakterien, die in Wechselwirkung mit Stoffwechselvorgängen der gesunden Lunge wichtig sein könnten, ansonsten aber kaum eine Rolle spielen beziehungsweise unproblematisch sind. Gerade auch im Hinblick auf Infekte und deren Behandlung mit Antibiotika ist es wichtig, die Kenntnisse über gesundheitsförderliche, zu schützende Bakterien weiter zu vertiefen, also die Forschung voranzutreiben. Vorstellbar und wünschenswert ist vieles. Vielleicht gelingt es eines Tages, ein Spray zu entwickeln, mit dem nach Infekten besonders günstige Mikroben inhaliert werden können, um möglichst schnell wieder ein gesundes Mikrobiom an der Lunge herzustellen. Denn Sie wissen ja: Geschwindigkeit kann entscheidend sein.

Luft am falschen Ort: Pneumothorax

Eine spektakuläre und mitunter gefährliche Erkrankung des Rippenfells ist auch der Pneumothorax. Eigentlich ist das keine Erkrankung des Rippenfells, sondern der Lunge selbst. Manche Menschen haben Blasen im Lungenmantel, die ausnahmsweise nichts mit dem Rauchen zu tun haben, sondern angeborene Hohlräume in der Lunge darstellen. Solche Blasen können einreißen und dann dazu führen, dass die Lunge spontan zusammenfällt.

Wie Sie wissen, enthält das Rippenfell nicht nur kleine Mengen Gleitflüssigkeit, hier herrscht auch ein Unterdruck, der bei etwa -5 cmWS (Zentimeter Wassersäule) oder etwa 490 Pascal liegt. Das schwammige Hohlorgan Lunge besteht eigentlich nur aus gut zwei Handvoll Lungengewebe, der Rest ist Luft. Der leichte Unterdruck im Pleuraspalt ermöglicht erst ein Aufdehnen der Lunge im Brustkorb zu voller

Größe. Kommt es zu einer Verletzung des Brustkorbs (beispielsweise durch einen Messerstich) oder eben zum Einriss einer Luftblase in der Lunge, dann strömt Luft aus den Bronchien in die Pleura hinein, der Unterdruck geht verloren, und die Lunge fällt zusammen. Wir erleben dies manchmal auch im Zusammenhang mit Autounfällen, wenn es beispielsweise durch den Gurt im Auto zu einem Rippenbruch kommt, bei dem sich Rippen in die Lunge spießen und dann auch Lungenbläschen verletzen.

Nun ist das Zusammenfallen einer Lunge nicht so schlimm, wir haben ja erfreulicherweise zwei und kommen auch mit nur einer Lunge ganz gut zurecht. In der Regel verschließt sich innerhalb weniger Stunden, spätestens aber nach ein paar Tagen, das Leck in der Lunge wieder, und es baut sich von Neuem Unterdruck auf, sodass sich die Lunge wieder entfaltet. Man kann auch nachhelfen, indem man einen dünnen Schlauch in den Pleuraspalt einlegt und die Luft aktiv absaugt und so schneller eine Normalisierung der Situation erreicht. Gefährlich werden kann es allerdings, wenn beide Lungen betroffen sind, was aber Gott sei Dank eher selten der Fall ist. Falls doch, muss der Patient sofort operiert werden.

Gefährlich ist auch ein sogenannter Ventil-Pneumothorax. Ich habe dies einmal bei einer Patientin nach einem Autounfall erlebt, bei dem ich Erste Hilfe leisten musste. Die Patientin hatte sich durch den Gurt verletzt und klagte über zunehmende Atemnot. In ihrem Fall lag ein Hautfetzen über der Wunde und führte dazu, dass beim Einatmen Luft eindrang, beim Ausatmen die Luft aber nicht zurückfließen konnte. Dadurch entstand ein Ventilmechanismus wie bei einer Luftpumpe. Mit jedem Atemzug wurde mehr Luft in den Brustkorb hineingepumpt, was Lunge und Herz immer mehr zur Seite drängte und die Situation Zug um Zug verschlimmerte. Gott sei Dank hatte ich Nadeln für eine Infusion im Auto, mit einer stach ich einfach in den Brustkorb auf der betroffenen Seite hinein, woraufhin die Luft mit einem Pfeifen entwich und sich die Situation schnell wieder entspannte. Eingriffe wie diesen sollte man allerdings lieber einem Arzt, am besten einem Lungenspezialisten, überlassen, der gewohnt ist, mit solchen Situationen umzugehen. Das Hineinstechen mit einer Nadel in den Brustkorb kann, wie man sich denken kann, sonst zu noch viel schwereren Verletzungen führen.

Beinahe tragisch endete zum Beispiel eine Akupunktur durch einen Heilpraktiker. Im Rahmen einer Behandlung wurden auf beiden Seiten des Brustkorbs Akupunkturnadeln viel zu tief in die Lunge hineingestoßen, was einen beidseitigen Kollaps der Lunge verursachte. Die Patientin geriet dadurch in eine lebensgefährliche Situation, die nur durch das rasche Eingreifen eines Notarztes und eine Notoperation in der Ulmer Uniklinik behoben werden konnte. Glücklicherweise sind das aber keine alltäglichen Notfälle.

Stechende Schmerzen: die Rippenfellentzündung

Auch Patienten mit einer Rippenfellentzündung (Pleuritis) gehören zu den echten Notfällen in einer Lungenarzt-Praxis. Meist beginnt eine Rippenfellentzündung mit tierisch stechenden Schmerzen beim Husten, Gähnen oder tiefer Ein- und Ausatmung.

Eine Rippenfellentzündung tritt häufig im Gefolge einer Lungenentzündung auf, kann aber auch aus heiterem Himmel erscheinen. Wir unterscheiden zwischen zwei Stadien der Rippenfellentzündung, der »trockenen« und der »feuchten«.

Manchmal hört man bei einer feuchten Rippenfellentzündung auch den Begriff »Wasser in der Lunge«. Da steht zwar Flüssigkeit im Brustkorb, aber nicht in der Lunge selbst, sondern im Pleuraspalt. Sie erinnern sich, das ist der Zwischenraum zwischen Lunge und Brustkorb. Und es handelt sich dabei auch nicht um Wasser, sondern um Blutflüssigkeit. Wenn man es genau nimmt, trifft es »Wasser in der Lunge« also eigentlich überhaupt nicht.

Um zu verstehen, wie diese Blutflüssigkeit in den Pleuraspalt kommt, muss man sich noch einmal vergegenwärtigen, warum die Evolution das Rippenfell erfunden hat. Die Evolution musste das Problem lösen, wie sich die Lunge bei jedem Atemzug im Brustkorb reibungsfrei bewegen lässt. Schließlich atmen wir in Ruhe im Schnitt zwölf bis fünfzehn Mal pro Minute ein und aus und bewegen dabei die Lunge jeweils gut zwanzig Zentimeter nach unten und anschließend wieder nach oben. Wenn wir gähnen oder husten, kommt schnell mal die doppelte Strecke zusammen. Das Raumangebot im Brustkorb ist beschränkt, zumal unterhalb des Zwerchfells noch weitere Organe stecken, und ein Kugellager steht auch nicht zur Verfügung. Doch die Natur ist erfinderisch.

Zwischen Brustkorb und Lunge hat sie nicht nur beiderseitig das Rippen- beziehungsweise Lungenfell gespannt, sondern dazwischen auch für etwas Unterdruck gesorgt und ein wenig Flüssigkeit hinzugefügt, die als Gleitmittel fungiert. Keiner von uns merkt, dass die Lunge sich im Brustkorb laufend ausdehnt und zurückzieht. Erst, wenn es zu einer Entzündung dieses Häutchens kommt, nehmen wir das Rippenfell wahr, dann aber schmerzhaft und heftig, weil es extrem empfindlich ist. Die Lunge selbst enthält ja kaum Nervenfasern, weshalb sich auch ausgedehnte Entzündungen oder Tumoren in der Lunge entwickeln können, ohne dass irgendwelche Schmerzen darauf aufmerksam machen. Oft ist dann erst Atemnot oder Husten der Grund, warum Patienten zum Arzt gehen. Ist aber das Rippenfell in Mitleidenschaft gezogen, dann zwingt der Schmerz dazu, umgehend ärztliche Hilfe zu suchen. Ohne die Gleitflüssigkeit wäre das bei jedem Atemzug der Fall.

Doch beginnen wir sinnvollerweise mit der trockenen Rippenfellentzündung. Da sind also diese stechenden Schmerzen bei jeder Atembewegung. Im Röntgenbild kann der Pneumologe zu diesem Zeitpunkt noch nichts erkennen, er hört aber mit dem Stethoskop ein knarrendes Geräusch beim Atmen. Die trockene Rippenfellentzündung gehört zu den Erkrankungen, die man nur durch Abhören der Lunge feststellen kann.

Das Geräusch entsteht, weil das durch Bakterien oder Viren entzündete Rippenfell kleine Unebenheiten bildet, die man sich wie Pickel vorstellen kann, die beim Atmen aneinander reiben und kratzen. Das führt dann zur Diagnose einer trockenen Rippenfellentzündung, dieses Stadium der Erkrankung dauert allerdings meist nur kurze Zeit an – bevor der Schmerz genauso schnell verschwindet, wie er gekommen ist. Doch der Schein trügt. Das entzündete Rippenfell produziert nämlich zunehmend Flüssigkeit, wodurch sich der Pleuraspalt verbreitert und die beiden Pleurablätter bei ansteigender Flüssigkeit nicht mehr aufeinander reiben. Allerdings, Sie ahnen es schon, wird die Flüssigkeit weniger, kommt auch der Schmerz wieder.

Zunehmende Flüssigkeitsmengen im Pleuraspalt führen außerdem oft zu zunehmender Atemnot, weil die Flüssigkeit im Pleuraspalt der Lunge Platz wegnimmt. Durch ein Röntgenbild oder auch eine Ultraschall-Untersuchung des Rippenfells lässt sich diese Situation jetzt rasch erkennen, man spricht nun von einer »nassen« oder »feuchten«

Rippenfellentzündung. Hier ist es jetzt unter Umständen wichtig, Flüssigkeit zu entfernen, damit der Patient wieder genügend Luft bekommt. Man nennt das eine Pleurapunktion, die ein Lungenarzt vornehmen kann. Dabei wird unter örtlicher Betäubung mit einer Nadel der Pleuraspalt angestochen und die Flüssigkeit abgesaugt. Mitunter kommen hier erstaunliche Mengen an Flüssigkeit zum Vorschein, die höchste Menge, die ich je erlebt habe, waren über zwei Liter. Solche zusätzlichen Mengen zwischen Rippen und Lunge führen natürlich zu erheblicher Atemnot.

Eine häufige Ursache für derartige Mengen sind auch Tumoren, die sich in der Lunge und dann auch im Rippenfell ausbreiten. Diese produzieren immer wieder große Mengen Flüssigkeit, weshalb der Patient wiederholt zum Arzt muss, damit die Flüssigkeit abgesaugt werden kann. In dieser Situation kann man durch bestimmte Medikamente dafür sorgen, dass die beiden Zwerchfellblätter verkleben und später vernarben, sodass keine großen Mengen an Flüssigkeit mehr austreten und das Problem für den Patienten zumindest annähernd gelöst ist.

Ganz plötzlich: die Lungenembolie

In meiner Nachbarschaft stand vor einigen Jahren eine junge, knapp dreißigjährige Frau unter der Dusche. Plötzlich gab es einen Schlag, und der hinzustürzende Ehemann fand sie nur noch leblos auf dem Boden liegend. Auch der Notarzt konnte nichts mehr unternehmen. Diagnose: Lungenembolie.

Bei der Lungenembolie handelt es sich in aller Regel um ein ganz akutes Geschehen, bei dem ein Blutgerinnsel (Thrombus), das meist aus den Venen der Beine oder des Unterbauchs stammt, wie ein Korken im Blut mitschwimmt, so in die rechte Herzkammer gelangt und von dort aus dann in die Lungengefäße gepresst wird. Dann ist entscheidend, wie groß das Gerinnsel ist. Ist es klein, verstopft es in der Lunge ein Blutgefäß, das kann zu Atemnot, Schmerzen, manchmal auch blutigem Auswurf führen, meist erholt sich die Lunge aber wieder relativ folgenlos davon. Ist das Gerinnsel aber zu groß, bleibt es gleich am Beginn des Gefäßsystems der Lunge stecken, dann pumpt die rechte Herzkammer noch zwei oder drei Mal gegen den plötzlichen Widerstand an, um dann aufzugeben. Der Mensch stirbt. Der sogenannte plötzliche Herztod ist häufig hierdurch verursacht.

So unerwartet und überraschend das auch klingt: Nicht immer kommen diese Ereignisse aus heiterem Himmel, es gibt Faktoren, die die Entwicklung von Thrombosen beeinflussen. Beispielsweise wissen wir heute, dass Übergewicht, Bewegungsmangel und Rauchen das Risiko der Lungenembolie vor allem bei Frauen erheblich steigern. Ganz problematisch sind Phasen, in denen der Körper beispielsweise durch Operationen oder Unfälle einerseits ruhiggestellt wird und andererseits auch vermehrt Schwellungen und eine Beanspruchung der Blutgerinnung durchläuft. Daraus hat man gelernt: Wer heutzutage ins Krankenhaus kommt und im Bett inaktiviert wird, bekommt häufig Thrombosespritzen, das heißt, er bekommt Heparin als Medikament gespritzt, das die Entwicklung von Thrombosen oder eben Lungenembolien verhindern soll.

Ansonsten gilt: Wenn Sie plötzlich und ohne erkennbaren Grund von einem Tag auf den anderen kurzatmig werden, plötzlich die Treppe nicht mehr hochkommen, dann sollten Sie auf eine sofortige Untersuchung zum Ausschluss einer Lungenembolie bestehen. Es gibt einen Bluttest, der

Ihr Blut auf bestimmte Proteine, sogenannte D-Dimere, untersucht und innerhalb weniger Minuten klären kann, ob es Hinweise auf ein Blutgerinnsel gibt. Falls ja, kann durch eine Computertomographie der Lunge zweifelsfrei und zügig geklärt werden, ob eine Lungenembolie vorliegt oder nicht. Und falls das tatsächlich der Fall sein sollte, kann umgehend eine zielgerichtete Therapie begonnen werden. Ganz besonders gilt dies für Menschen, die bereits Thrombosen oder Embolien hatten, oder in deren Verwandtschaft bereits entsprechende Probleme aufgetaucht sind. Es gibt familiäre Faktoren, die die Neigung zu Thrombosen oder Embolien verstärken.

Das Comeback der Lungentuberkulose

Vor ein paar Jahren hätte ich wahrscheinlich kein Kapitel zum Thema Lungentuberkulose geschrieben, weil es so aussah, als wäre diese Erkrankung zumindest in diesem Teil der Welt verschwunden. Dies hat sich aber unerwarteterweise geändert, und dafür gibt es verschiedene Gründe. Der zunehmende Trend vieler Menschen, weltweit Urlaubsreisen zu machen, und eben auch in Regionen, in denen die Tuberkulose (Tbc, veraltet auch Schwindsucht) noch nicht überwunden ist, ist das eine. Andererseits führte auch die Immigration von Menschen aus dem Nahen Osten oder aus den ehemaligen Ostblockländern dazu, dass wir in Deutschland wieder vermehrt mit dem Thema konfrontiert werden. Das merken wir auch an spürbar mehr Patienten mit Lungentuberkulose in unserer Praxis. 2016 wurde in Deutschland bei 5915 Patienten eine Tuberkulose festgestellt, etwa die Hälfte davon hatte eine sogenannte offene Tuberkulose, konnte also weitere Menschen anstecken.

Um diese Zahlen etwas besser einordnen zu können: Über zehn Millionen Menschen weltweit waren 2016 laut WHO an Tuberkulose erkrankt, und mehr als 1,5 Millionen starben auch daran. Tuberkulose und Aids liegen gleichauf auf Platz 1. Es gibt Bereiche dieser Welt, etwa im südlichen Afrika oder auch in Asien, in denen die Lungentuberkulose fast jeden zweiten Menschen befällt. Hinzu kommt, dass in vielen dieser Länder kaum Behandlungsmöglichkeiten zur Verfügung stehen. Ein Problem bei der Tuberkulose ist nämlich, dass es nur relativ wenige Medikamente gibt und dass diese Medikamente größtenteils extrem teuer sind. Die Gesundheitssysteme in Entwicklungsländern überfordert es häufig, die notwendigen Medikamente für alle Erkrankten zur Verfügung zu stellen. Behandlungen erfolgen dann gar nicht oder zu kurz, was fast noch schlimmer ist, weil dadurch resistente Bakterienstämme entstehen. Kurzbehandlungen können wie ein Trainingslager für Bakterien wirken und sie stärker machen als zuvor. Und solche Erreger sind dann auch für jeden anderen, der sich ansteckt, beispielsweise Ärzte oder Krankenschwestern, eine Gefahr, da existierende Tuberkulose-Medikamente, auch wenn sie bei uns zur Verfügung stehen, dann nicht mehr greifen.

Schon Pharaonen litten an Tbc

Lassen Sie uns etwas tiefer in das Thema Tuberkulose einsteigen. Die Tuberkulose ist eine mysteriöse Erkrankung, die seit Jahrhunderten, ja seit Jahrtausenden die Menschheit begleitet. Das wissen wir beispielsweise dank der Untersuchungen ägyptischer Mumien, in denen bereits Tuberkulose der Lunge oder auch anderer Organe nachgewiesen werden konnte. Noch immer haftet der Tuberkulose ein besonderer Nimbus an. Ich kann mich erinnern, dass mir als Kind meine Eltern verboten haben, mit einem Jungen aus der

Nachbarschaft zu spielen, weil dessen Tante an Tuberkulose erkrankt war. Die besondere Angst vor Tuberkulose rührt sicher daher, dass Tuberkulose früher eine Volksseuche darstellte, die mit den damaligen Mitteln kaum behandelt werden konnte, einen sehr langsamen und mitunter tödlichen Verlauf zeitigte, weshalb man alles unternahm, um ja nie an dieser Erkrankung zu leiden. Und in der Tat ist das Wesen der Tuberkulose ein sehr spezielles.

Tuberkelbakterien haben es an sich, dass sie sich nur sehr selten vermehren, im Durchschnitt nur alle paar Monate. Da wir schon wissen, dass Antibiotika immer nur dann wirksam werden können, wenn sich Bakterien teilen, wird allein schon daraus verständlich, dass es schwierig ist, die Tuberkulose intensiv zu behandeln. Während andere bakterielle Infektionen in der Regel über einen Zeitraum von wenigen Tagen behandelt werden müssen und auch können, haben wir bei der Tuberkulose das Problem, dass wir in Zeiträumen von Monaten, unter Umständen von Jahren denken müssen. Als Mindestbehandlungsdauer einer Tuberkulose wird man heute unter günstigen Umständen mindestens vier bis sechs Monate ansetzen – früher waren es sieben Jahre und mehr.

Eine zweite Besonderheit ist, dass Tuberkelbakterien bei weitem nicht so ansteckend sind, wie das immer befürchtet wird. Grundsätzlich genügt es zwar, ein einziges Bakterium einzuatmen, um an Tuberkulose zu erkranken. Andererseits erleben wir aber häufig, dass Menschen, die eng mit einem Tbc-Kranken zusammenleben, beispielsweise in einer Familie, trotzdem nicht erkranken. Anscheinend ist es so, dass es nicht nur einer Infektionsquelle bedarf, sondern auch einer besonderen Empfänglichkeit für Tuberkelbakterien, die der Empfängerorganismus aufweisen muss. Vor allem schlechte hygienische Verhältnisse und Hunger führen dazu, dass der geschwächte Organismus mit Tuberkelbakterien nicht zurechtkommt und erkrankt, weshalb auch 95 Prozent aller Fälle in Ländern mit niedrigem bis mittlerem Einkommen auftreten. Wer länger hustet, Fieber hat oder aus unerklärlichen Gründen Gewicht verliert, tut gut daran, den Befund klären zu lassen. Auch eine Schwächung des Immunsystems kann dazu führen, ebenso Trauer und seelische Erschütterungen.

Ein bekanntes und mich besonders berührendes Tbc-Opfer war Katia Mann, die Ehefrau von Thomas Mann, deren Aufenthalt in einem Lungensanatorium in Davos 1912 Anlass zu dem später auch verfilmten Roman »Der Zauberberg« war, der wiederum Anlass war, dass ich Lungenarzt wurde. Das Schicksal von Katia Mann ist ein anschauliches Beispiel dafür, wie der Umgang mit Tuberkulose noch vor nicht einmal hundert Jahren aussah. Es gab damals noch keine Medikamente gegen Tuberkulose, weshalb die einzige Möglichkeit der Behandlung war, Erkrankte zu isolieren. Damit sollte einerseits vermieden werden, dass sich andere Menschen anstecken, andererseits war es der Versuch, das Immunsystem so gut wie nur irgend möglich aufzustellen. Was man dabei nutzen konnte, war gute Ernährung, das heißt, Erkrankte wurden in Lungensanatorien geradezu gemästet mit dem Ziel, ihren Körper so widerstandsfähig wie möglich zu machen.

Als ich zum ersten Mal mit der Lungenheilkunde zu tun bekam, fand ich mich als junger Assistenzarzt in der Fachklinik Donaustauf bei Regensburg wieder, einer wunderschön gelegenen Lungenfachklinik, von der aus man einen weiten Blick über das Donautal genießen konnte. Auch das gehörte früher zur Behandlung der Tuberkulose, dass man Lungenfachkliniken nicht in die Städte baute, sondern irgendwo in die freie Natur wie eben in Donaustauf (oder noch bekannter:

Davos) mit dem Ziel, zum einen durch gesunde Luft den Heilungsprozess zu fördern und zum anderen die Erkrankten von der Bevölkerung fernzuhalten, um die Ansteckungsgefahr zu verringern. Meine zwanzig Kilometer weiter in Regensburg wohnenden Eltern waren ganz entsetzt, als sie hörten, dass ich dort anfangen wollte. Ein anständiger Regensburger machte um die »Hustenburg« einen weiten Bogen, man sah die Klinik immer mit großer Skepsis und Furcht. Dort Patienten zu besuchen erschien geradezu als Wagnis. Meine Mutter fragte mich spontan, ob ich nicht lieber Gynäkologe oder Urologe werden wollte. Aber da mich nun einmal der Roman »Der Zauberberg« von Thomas Mann dazu gebracht hatte, mich überhaupt mit Medizin zu beschäftigen, lag es natürlich nahe, dass ich auch in einer Lungenfachklinik anfing.

Als Assistenzarzt verdiente man damals wenig Geld, gut war aber, dass man eine billige Angestelltenwohnung bekam, allerdings nur, wenn man verheiratet war. Ich musste damals dann innerhalb von vier Wochen heiraten, weil die Klinikleitung mir unmissverständlich klarmachte, dass ein »g'schlampertes Verhältnis« hier nicht geduldet werde. Es gab daher auch keinen Heiratsantrag, sondern vielmehr die Feststellung meiner zukünftigen Ehefrau gegenüber, dass wir umgehend im Mindestzeitraum heiraten müssten, also quasi sofort.

Lustig war auch, dass im Arbeitsvertrag enthalten war, dass jeder Mitarbeiter im Monat zwei Tragl (Kisten) Bier und ein Kilo Butter bekam. Das Ziel war, dass die Ärzte ausreichend gut genährt waren, um den Tuberkelbakterien zu widerstehen. Da ich damals schon deutlich über 100 Kilo wog, war dies allerdings bei mir eher kontraproduktiv.

Zurück zur Tuberkulose. Werden Tuberkelbakterien eingeatmet und ist der Körper gut aufgestellt, dann beschäftigt er sich mit diesen Erregern, tötet sie ab, und das Thema ist erledigt. Manchmal sieht man als Pneumologe in der Lunge noch kleine Entzündungsreste als Narben, die Tuberkulose wurde dann gar nicht als Krankheitsbild spürbar. Fast jeder Mensch, der vor dem Zweiten Weltkrieg geboren wurde, hatte irgendwann Kontakt mit Tuberkelbakterien, und die meisten davon haben sich erfolgreich mit ihnen auseinandergesetzt, ohne je zu erkranken. Ist der Empfängerorganismus aber entsprechend disponiert, vermehren sich die Erreger in der Regel zunächst in der Lunge und können dann von dort aus auch weitere Organe schädigen. Im Röntgenbild sieht man dann ganz typische Entzündungsherde, die häufig in der Mitte Löcher enthalten, ein Umstand, der dazu führte, dass man früher auch von den »Motten« sprach, weil die Lunge teilweise richtig durchlöchert wirkte.

Das alles sehen wir heute nur noch selten und wenn, dann im Grunde nur noch bei Patienten, die aus anderen Ländern zu uns kommen. Bei uns wird eine Tuberkulose im Normalfall schnell erkannt und intensiv behandelt, sodass solche Verläufe bei der einheimischen Bevölkerung kaum auftreten. Im Zweifel sollte jedoch möglichst ein erfahrener Lungenspezialist den Befund zu sehen bekommen, da viele junge Assistenzärzte Tuberkulose heutzutage nur noch vom Hörensagen und aus den Lehrbüchern kennen und entsprechende Befunde womöglich nicht sofort richtig einordnen können.

Eine richtige Impfung gegen den Tuberkelbazillus *Mycobacterium tuberculosis* gibt es leider bis heute nicht, was ja auch für viele andere Bakterien gilt. Nur Viruserkrankungen können durch Impfung komplett besiegt werden. Bei Bakterien gibt es da nur eine wichtige Ausnahme, nämlich die Pneumokokken, das sind die Erreger vieler Lungenentzündungen. Und das ist auch ein Grund, weshalb zumindest Atemwegspatienten grundsätzlich gegen Pneumokokken geimpft werden sollten.

Bei Tuberkelbakterien funktioniert das leider nicht ganz so gut, aber zumindest lässt sich der Verlauf der Erkrankung durch eine Impfung günstig beeinflussen. In Deutschland zählt seit 1998 die Impfung gegen Tuberkulose nicht mehr zu den empfohlenen und staatlich besonders geschützten Impfungen, sodass die meisten jungen Menschen heute keinen Impfschutz gegen Tuberkulose haben. Das erhöht die Gefahr, dass gerade jüngere Menschen sich wieder mit Tuberkulose anstecken können, wenn sie mit Menschen Kontakt haben, die unerkannterweise an einer »offenen Tuberkulose« leiden.

Ein seltsamer Grund zur Freude

Ich kann mich auch noch gut erinnern, wie ich meinen ersten Tag als junger Assistenzarzt in der Lungenfachklinik begann und gleich zu Beginn auf der Tuberkulosestation Visite machen musste. Einer der ersten Patienten war ein älterer Mann, der aus Niederbayern stammte und zur Abklärung eines unklaren Flecks in der Lunge in der Klinik war. Er war ein paar Tage zuvor bronchoskopiert worden, und ich hatte nun die Aufgabe, ihm das Ergebnis nahezubringen. Ich hatte schlecht geschlafen, weil ich am Abend zuvor gesehen hatte, dass bei ihm ein Tumor festgestellt worden war, und als junger, unerfahrener Arzt wusste ich nicht, wie ich diese Diagnose am besten an den Patienten heranbringen sollte. Also begann ich, ganz vorsichtig um das Thema herumzureden.

»Herr H., Sie wurden ja letzte Woche hier bronchoskopiert, und ich habe jetzt das Ergebnis dieser Untersuchung erhalten.«

Mit großen Augen sah mich der Patient erwartungsvoll an, was mich noch zusätzlich verunsicherte.

»Es hat sich gezeigt, dass die Zellen in der Gewebeprobe

nicht ganz in Ordnung sind, wahrscheinlich liegt eine Geschwulst vor, die man jetzt schleunigst operieren muss.«

Der Mann brach haltlos in Tränen aus. Ich erschrak furchtbar und machte mir sofort Vorwürfe, dass ich zu aggressiv und schonungslos die Diagnose überbracht haben könnte – bis ich merkte, dass es keine Tränen der Angst waren, sondern Tränen der Freude. Der Patient hatte einen Tumor und weinte vor Glück, ich konnte es nicht fassen.

»Haben Sie verstanden, was ich Ihnen gesagt habe?«

Er nickte, wischte sich die Tränen aus den Augen und sagte mir: »Wissen Sie, Herr Doktor, ich hatte nur eine Angst, nämlich dass ich Tuberkulose habe. Ein Tumor ist mir völlig egal. Ich bin über siebzig Jahre alt und habe mein Leben gelebt, dann sterbe ich halt jetzt.«

Ich war völlig konsterniert.

»Ja, aber eine Tuberkulose kann man völlig problemlos behandeln. Sie müssten noch ein paar Wochen hierbleiben und könnten dann nach Hause und wären gesund.«

»Herr Doktor, ich wohne bei meinem Sohn im Haus, der hat eine Fahrschule in einer Kleinstadt im Bayerischen Wald. Seit die Leute mitbekommen haben, dass ich in Donaustauf bin, hat er keinen einzigen Schüler mehr gehabt. Jetzt kann ich zu Hause anrufen und sagen, dass ich nur einen Krebs habe, und alles ist gut. Morgen werden sich wieder die ersten Fahrschüler anmelden.«

Das war für mich ein Schlag in die Magengrube. So hatte ich mir das nicht vorgestellt. Die Angst vor der Tuberkulose war so groß, dass der Tumor daneben als unbehandelbare, tödliche Erkrankung die bessere Variante darstellte. Das hat mein Verhältnis zur Tuberkulose ein Stück weit geprägt. Inzwischen sind dreißig Jahre ins Land gezogen, und die Erinnerung an die Tuberkulose ist etwas schwächer geworden, gleichwohl werde ich bei einer weiter steigenden Zahl von

Patienten mit Lungentuberkulose sicher wieder öfter an meinen ersten Tag als Assistenzarzt und den »glücklichen« alten Herrn denken.

Asthma – Atmen durch einen Strohhalm

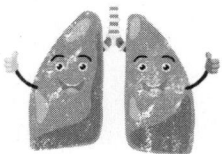

Wollen Sie einmal erleben, wie sich Asthma wirklich anfühlt? Millionen von Fernsehzuschauern waren vor einigen Jahren ziemlich neugierig, warum sie vor einer Fernsehsendung über Asthma im holländischen Fernsehen gebeten wurden, sich zu Hause Strohhalme bereitzulegen. Als sie dann im Laufe der Sendung aufgefordert wurden, zu versuchen, durch die Strohhalme zu atmen, ging ein Ruck durch Holland. Schlagartig wurde vielen Menschen klar, wie lebensbedrohlich ein Mensch mit einem Asthmaanfall die Situation erleben muss.

Sie müssen aber natürlich nicht auf eine Fernsehsendung warten. Wenn Sie gesund sind, dann probieren Sie es einfach selbst mal aus: Nehmen Sie sich zwei oder drei dicke Strohhalme (einer geht auch, ist aber äußerst anstrengend), und versuchen Sie, damit zu atmen.

Vielleicht schaffen Sie es für kurze Zeit, wenn Sie in einer Ruhesituation sind, unter Belastung werden Sie es sicher nicht lange aushalten. Wenn Sie nicht mehr können, nehmen Sie den Strohhalm einfach wieder aus dem Mund und atmen tief durch. Mit Asthma geht das leider nicht. Patienten mit Asthma müssen mit diesem Handicap Tag für Tag,

Nacht für Nacht, in Ruhephasen genauso wie unter Belastung irgendwie zurechtkommen.

Haben Sie bei dem kleinen Experiment gemerkt, worin das eigentliche Problem besteht? Richtig, es ist normalerweise kein großes Thema, selbst durch einen einzigen Strohhalm einzuatmen, die Schwierigkeiten kommen erst im zweiten Teil, beim Ausatmen. Ich nenne das deshalb auch gerne die Ausatem-Falle.

Wenn wir einatmen, können wir notfalls einen hohen Sog aufbauen. Unser Zwerchfell tritt tiefer, der Brustkorb weitet sich, und unsere Lunge funktioniert wie ein Blasebalg, der einen hohen Unterdruck aufbauen und Luft in den Brustkorb hineinsaugen kann. Beim Ausatmen allerdings funktioniert das nicht in gleicher Weise. Wir atmen aus, indem wir einfach aufhören, einzuatmen.

Die Lunge schnurrt wie ein Gummiband zusammen, und die Luft fließt wieder durch die Bronchien ab. Wenn sich in diesem Moment aber ein Widerstand aufbaut, also der Luftabfluss behindert wird, dann bekommen wir ein Problem. Wir können nicht am Mund die Luft nach außen hin absaugen. Das Einzige, was wir tun können, ist, über unsere Brustmuskulatur zu pressen, den Brustkorb zu komprimieren und so zu versuchen, die Luft aus dem Brustkorb herauszudrücken. Allerdings drücken wir dabei auch auf die Bronchien selbst, sodass die Atemwege zusammengedrückt werden. Das ist besonders problematisch, wenn sie bereits vorher verengt waren. Dann geht die Luft nämlich nicht nur nicht heraus, es entsteht auch noch ein hoher Überdruck in den Lungenbläschen selbst, die dadurch überdehnt werden, mit der Zeit langsam ausleiern und – wenn das laufend passiert – schließlich wie ein paar alte Luftballons nur noch schlaff herumhängen. Diesen Zustand nennt man dann Lungenemphysem (siehe

COPD), und der ist leider irreversibel, also nicht mehr rück-
gängig zu machen.

Doch so weit muss es nicht gleich kommen. Überhaupt
bin ich kein Freund von Schwarzmalerei, denn es gibt viel
Wissenswertes und Nützliches, was den Umgang mit Asthma
verständlich und leichter machen kann.

Der Baum und die Atemnot

»Asthma ist eine chronische, lebensbegleitende und nicht
heilbare Erkrankung.« So beginnen viele Bücher über
Asthma bronchiale. Ich finde das so richtig angsteinflößend
und entmutigend. Also das genaue Gegenteil von dem, was
man braucht, wenn man es selbst mit diesem Thema zu tun
bekommt.

Ja, Asthma ist eine chronische Entzündung, die sich in
den kleinen Atemwegen tief in unserer Lunge abspielt. Aber
Asthma ist auch eine Erkrankung, die man ein Leben lang
sehr gut unter Kontrolle halten kann, mit der man bei hoher Lebensqualität uralt werden kann und bei der man sich
nur ein paar Kleinigkeiten verkneifen muss. Rauchen ist,
wie Sie längst wissen, ganz allgemein eine schlechte Idee,
für Asthmatiker gilt das noch ein bisschen mehr. Eine Katze
zu halten ist für Allergiker auch nicht so sinnvoll, und Land-
schaftsgärtner sollte man mit einer Pollenallergie vielleicht
auch nicht unbedingt werden. Auf viel mehr muss man auch
als Asthmatiker aber nicht verzichten, wenn die Erkrankung
gut behandelt wird.

Dabei geht es weniger um die Behandlung der akuten
Anfälle von Atemnot als die dauerhafte Behandlung der allergischen Entzündung. Entzündung bedeutet dabei nicht
unbedingt, dass Bakterien oder Viren eine Rolle spielen müs-

107

sen (obwohl sie das im Rahmen von Infekten immer wieder gerne mal tun). Nein, gerade bei der häufigsten Form, dem allergischen Asthma, spielen ganz andere Zellen eine entscheidende Rolle, nämlich ausgerechnet diejenigen, die eigentlich etwas mit der Abwehr in unserem Körper zu tun haben, aber sozusagen falsch reagieren. Doch dazu kommen wir noch. Zunächst einmal wollen wir uns ein bisschen mit dem Aufbau unserer Bronchien beschäftigen, um besser zu verstehen, was dort bei Asthmatikern auch ohne Strohhalm eigentlich abgeht.

Stellen Sie sich die Bronchien einfach als einen ganz fein verästelten, weit ausladenden Baum vor, der auf dem Kopf steht. Das Wurzelwerk bildet unsere Nase, die Rolle des Stamms übernimmt die Luftröhre, Äste und Zweige stellen die Bronchien dar, und die Blätter sind die Lungenbläschen, in denen der beschriebene Gasaustausch stattfindet, also die Aufnahme von Sauerstoff in das Blut und die Abgabe von Kohlendioxid aus dem Körper in die Luft. Wenn Sie so wollen, ist das der Gegenpart zur Photosynthese, schließlich steht unser Baum ja auf dem Kopf. Funktionieren kann das Ganze aber nur, wenn die Luft gut zu den Lungenbläschen gelangt. Genau hier liegt bei Asthma das Problem. Gerade die ganz kleinen Äste und Zweige unserer Bronchien können sich schnell verengen, die Luft geht nicht mehr richtig hindurch, und wir bekommen buchstäblich keine Luft mehr.

Dabei spielen zwei Mechanismen die entscheidende Rolle: Durch eine allergische Reaktion, zum Beispiel auf Gräserpollen, kann es innerhalb von wenigen Minuten zu einer intensiven Engstellung der Muskulatur in den Bronchien kommen. Diese verschwindet allerdings durch bronchienentspannende Medikamente meist auch schnell wieder. Gefährlicher und problematischer ist der zweite

Mechanismus, der sich häufig schleichend hinzugesellt und deshalb meist erst spät bemerkt wird: Langsam, aber sicher sickern Entzündungszellen in die Schleimhaut ein, was zum Aufquellen der Schleimhäute führt. Das ist ein Vorgang, der nicht so einfach und nur über einen längeren Zeitraum dauerhaft beeinflusst werden kann. Doch hier – so viel sei schon einmal verraten – liegt der Schlüssel zum langfristigen Sieg über Asthma.

Der Asthma–Motor schlechthin: Allergien

Asthma entsteht in den meisten Fällen durch allergische Reaktionen auf Stoffe aus der Umwelt des Menschen, also Stoffe, die der belebten Natur entstammen: Pollen, Hausstaubmilben, Schimmelpilze, Tierhaare und so weiter. Um noch einmal zu veranschaulichen, was passiert, wenn eine Allergie entsteht, begleiten wir einfach einen an sich harmlosen Birkenpollen auf seinem Weg in unsere Lunge.

Zunächst passiert er die großen Atemwege, dann geht es mit Vollgas in die Tiefe, bis die Bronchien allmählich enger und kleiner werden und sich die Fahrt verlangsamt. Plötzlich tauchen aus der Schleimhaut Abwehrzellen auf, die das Pollenkorn neugierig in Augenschein nehmen. Sie untersuchen es von allen Seiten, sehen, dass es aus einer Eiweißhülle besteht und schlagen vorsichtshalber Alarm, schließlich ist die Zellwand ganz ähnlich aufgebaut wie bei Bakterien. Vielleicht hat man es ja mit einer neuen Bakterienart zu tun? Womöglich handelt es sich um ein gut getarntes und sich tot stellendes, also besonders bösartiges Bakterium? Die Abwehrzellen wollen lieber kein Risiko eingehen und schlagen Alarm.

Der Körper tut nun alles, um das weitere Vordringen der

angeblichen Feinde zu verhindern. Die Bronchien werden abgeriegelt, indem man die Schleimhaut anschwellen lässt, Schleimdrüsen produzieren in riesigen Mengen Sekret, um die unerwünschten Gäste hinauszuschwemmen. In ihrem Übereifer merken die Zellen gar nicht, dass sie damit mehr Schaden anrichten als Nutzen stiften. Und leider führt das Ganze auch noch dazu, dass die übereifrigen Abwehrzellen befördert und belobigt werden. Die Folge davon ist: Anstatt ruhiger und vernünftiger auf Dinge zu reagieren, die dem Körper gar nicht schaden können und ihm einfach egal sein sollten, wird es immer schlimmer. Immer mehr Pollen werden zu Feinden erklärt und aufwendig bekämpft, das Leben für den allergisch gewordenen Organismus wird immer anstrengender und komplizierter.

Es können sich Beschwerden an Augen oder Nase (Pollinose), Haut (Neurodermitis) oder den Bronchien (allergisches Asthma) entwickeln. Nicht selten verlagert die Erkrankung ihren Schwerpunkt immer wieder: Erkranken Kinder zunächst an der Haut, können später pollinotische Beschwerden hinzukommen oder von einer Neurodermitis verdrängt werden, bevor das Krankheitsbild schließlich noch auf ein Asthma bronchiale wechselt. Und manchmal dann auch wieder zurück. All dies ist möglich.

Doch nicht jeder ist zum Allergiker geboren. Um Allergien bekommen zu können, braucht man Abwehrzellen, die besondere Eigenschaften aufweisen. Ich spreche in diesem Zusammenhang gerne von »schwäbischen Kripozellen«.

Schwäbische und bayrische Kripozellen

Was meine ich damit? Man verzeihe mir den klischeehaften Ansatz, aber so prägt es sich einfach am besten ein: Schwäbische Kripozellen sind ganz besonders umtriebig, wollen immer irgendetwas tun, sind sozusagen Tag und Nacht damit beschäftigt, nach Feinden zu suchen und aufzuräumen. Ich selbst habe leider oder vielleicht auch Gott sei Dank keine schwäbischen Kripozellen, sondern bayrische. Meine Kripozellen haben kein Problem damit, wenn sie nichts tun müssen. Abends setzen sie sich noch mal kurz zusammen, trinken ein Bier und gehen zufrieden mit ihrem Tagwerk ins Bett.

Die schwäbischen Kripozellen meiner Frau allerdings sind völlig frustriert und unausgelastet, wenn es den ganzen Tag nichts zu tun gab. Immer verzweifelter rumoren sie im Körper herum, bis sie eines Tages in irgendeinem Bronchus ein Pollenkorn aufspüren, das entfernt wie ein Feind aussieht, beispielsweise wie ein Bakterium: klein, rund, aus Eiweiß oder jedenfalls belebter Materie bestehend, vielleicht ein bisschen ruhiger als Bakterien, aber ansonsten doch ganz ähnlich. Wie oben beschrieben, wird es kurzerhand zu einem Feind erklärt, ein Steckbrief wird angefertigt, über die Social-Media-Kanäle des Körpers überallhin verteilt – und schon ist eine neue Allergie geboren.

Taucht nun in Zukunft ein zum Steckbrief passendes Pollenkörnchen in der Nase, in den Augenschleimhäuten oder eben auch in den Bronchien auf, stürzt sich sofort eine Armada von Polizeizellen auf das unschuldige, arme Pollenkörnchen und tut alles, um es zu zerstören. Weil die gesamte Immunabwehr mobilisiert wird, schwellen gleichzeitig die Schleimhäute an, um den Eindringlingen den weiteren Weg nach innen zu verwehren. Die Schleimdrüsen werden betätigt, damit die Feinde schnell aus dem Bronchialsystem herausgeschwemmt werden. Das bedeutet: Man hustet, niest, die Augen brennen, es juckt, und wie es jetzt weitergeht, wissen die Heuschnupfengeplagten unter Ihnen nur zu gut.

Viele Allergiker glauben, sie hätten ein krankes oder kaputtes Immunsystem und sollten es deshalb aufpäppeln und irgendwelche immunstimulierenden Medikamente dafür nutzen. Leider ist genau das falsch! Anstatt das ohnehin schon überreizte und überaktive Immunsystem weiter anzustacheln, wäre es viel sinnvoller, es zu beruhigen, zu besänftigen und die unsinnigen, überschießenden Reaktionen langsam unter Kontrolle zu bekommen.

Das Problem eines Allergikers ist nicht, dass sein Immunsystem schwach oder wenig leistungsfähig wäre, sein Problem ist vielmehr, dass sein Immunsystem besonders gut funktioniert, besonders emsig arbeitet und in besonderem Maße bemüht ist, den Körper zu schützen und vor allen möglichen Schäden zu bewahren. Würden wir noch – wie vor einigen zehntausend Jahren – in Höhlen leben, umgeben von Pest und Cholera, Würmern, Parasiten und sonstigem Getier, dann wäre ein potenzieller Allergiker fein raus. Sein Immunsystem wäre super eifrig, würde alles wegräumen, was da kreucht und fleucht und uns gefährlich werden könnte. Er hätte unter solchen Umständen einen außerordentlichen Überlebensvorteil.

Allerdings haben sich gerade in den letzten hundert Jahren die Lebensumstände erheblich verändert. Das ist vielen von uns heute gar nicht mehr bewusst: Von der ersten Minute an leben wir in einer mehr oder weniger sterilen Umwelt, wir waschen uns die Hände, wenn wir von der Toilette kommen, der Kinderzimmerboden wird täglich mit Hygiene-Reinigungsmitteln desinfiziert, Milchfläschchen mit Chlorbleiche ausgekocht und so weiter. Wir leben in einer Welt, jedenfalls in Europa oder Nordamerika, in der natürliche Feinde kaum noch eine Rolle spielen und jeder kleine Infekt gleich mit Antibiotika totgeprügelt wird. Unser Immunsystem wird nicht mehr richtig ausgelastet, es fehlt ihm an natürlichen Feinden. Das ist kein Problem für meine bayrischen Kripozellen, aber schwäbische Kripozellen treibt das in den Wahnsinn. Sie neigen durch die fehlende Auslastung dazu, völlig unschuldige Zeitgenossen wie Katzenhaare, Gräserpollen, Schimmelpilze oder Hausstaubmilben sozusagen als Ersatzbefriedigung anzugreifen und den dazugehörigen Körper ganz schön in Schwierigkeiten zu bringen. Heuschnupfen ist dann noch das kleinste Problem, viel unangenehmer können Neurodermitis und vor allem ein allergisches Asthma sein, das sich zu einer wirklichen Gefahr für den Organismus auswachsen kann.

Etwa ein Drittel der Menschen in Mitteleuropa besitzt schwäbische Kripozellen, der Rest die für heutige Verhältnisse besser geeigneten bayrischen. In anderen Ländern, beispielsweise in Mexiko, haben wir zwar enorme Probleme mit schlechten hygienischen Bedingungen, das Thema allergisches Asthma bei Kindern ist aber eher unbekannt. Das allergische Asthma ist ein Problem vor allem der hochindustrialisierten Länder dieser Welt, in denen statt natürlicher Feinde immer mehr Chemikalien auftauchen, die das Immunsystem weiter verwirren und kopflos reagieren lassen (siehe »Die unsichtbaren Gefahren in unserer Luft«).

Augen auf bei der Elternwahl

Die sicherste Vorbeugung gegen Allergien ist, sich seine Eltern gut auszusuchen. Nun sind die Möglichkeiten, sich die Eltern vor der Geburt genauer anzuschauen, zugegebenermaßen eher gering. Doch das ändert leider nichts daran: Ist ein Elternteil Atopiker, leidet Mutter oder Vater also unter Neurodermitis, Heuschnupfen oder gar einem allergischen Asthma, steigt das Risiko für Kinder, an einem allergischen Krankheitsbild zu erkranken, schon deutlich an. Sind beide Eltern Atopiker, gibt es nochmals einen erheblichen Schub in diese Richtung. Wir werden aber nicht mit einer bestimmten Allergie, beispielsweise auf Pollen, geboren. Geboren werden wir mit der Anlage, generell allergisch reagieren zu können.

Da diese Veranlagungen aber nun einmal vererbbar sind, bedeutet das Auftreten eines Allergiepatienten in der Familie, dass auch alle anderen davon ausgehen müssen, ebenfalls erkranken zu können. Das ist nicht zu ändern, und ich weiß ehrlich gesagt auch nicht, ob ich das in Zukunft durch einen Eingriff in das menschliche Genom gerne ändern würde.

Der erste ernsthafte Punkt bei der Vorbeugung gegenüber allergischem Asthma besteht also darin, herauszufinden, ob man zu der gefährdeten Menschengruppe gehört. Wenn Geschwister bekanntermaßen bereits Allergiker sind, kann man davon ausgehen, dass auch das nächste Kind Probleme bekommen könnte. Etwas schwieriger vorhersagbar ist es, wenn Generationen übersprungen werden oder weitläufigere Verwandte unter Allergien leiden. Über Jahre hinweg hat sich ein heftiger Streit daran entzündet, ob es sinnvoll ist, bei einer bestehenden Allergiegefährdung möglicher Nachkommen die Mutter anzuhalten, möglichst lange zu stillen. Wir wissen, dass der kindliche Darm bis etwa zum sechsten Lebensmonat besonders durchlässig für Moleküle ist, er ist noch nicht so starr und stellt noch keine so klare Grenzschicht dar wie später beim Erwachsenen. Kommt es in dieser Phase zu einem Kontakt mit fremder Milch, zum Beispiel Kuhmilch, oder später allen möglichen Bestandteilen von Babymahlzeiten, bedeutet das einen frühen und sehr intensiven Kontakt mit Fremdmolekülen. Es ist daher durchaus sinnvoll, möglichst lange zu stillen oder, wenn dies nicht geht, mit adaptierter Milch zu arbeiten. Adaptierte Kuhmilch ist so verändert, dass der Kontakt mit dem kindlichen Darm zu keinen allergischen Reaktionen führt. Auch darüber hinaus sollte der Einsatz mit Gewürzen und bunten Nahrungsmittelkombinationen eher zurückhaltend erfolgen. Die Ernährung des Babys sollte in den ersten sechs Monaten stattdessen eher einfach und langweilig gestaltet sein. Nicht der Mutter muss das Essen schmecken, das Baby ist darauf angewiesen, den Kontakt mit Fremdeiweiß im notwendigen Bereich zu belassen.

Übrigens hat das Stillen noch einen weiteren spannenden Effekt. Eine 2018 veröffentlichte englische Studie zeigte bei rund 4000 Kindern im Alter zwischen zwei und zehn Jahren, dass fünf typische Infektionskrankheiten, nämlich Bronchiolitis, Mittelohrentzündung, Lungenentzündung, Pseudokrupp oder Viruserkrankungen, in ihrer Entstehung beziehungsweise ihrem Verlauf deutlich positiv beeinflusst werden können, wenn die Mutter stillt. Vor allem in den ersten sechs Lebensmonaten lässt sich dieser Effekt zweifelsfrei nachweisen. Am stärksten war der Nachweis bei Kindern mit einer Bronchiolitis ausgeprägt. Stillen ist also auch unter dem Gesichtspunkt einer vorbeugenden Infektabwehr sinnvoll.

Zurück zur Allergie und raus aus den Windeln. Eine Untersuchung, die auch in jeder pneumologischen Praxis durchgeführt wird, ist der Allergietest. Oft kommen Patienten schon mit einem konkreten Verdacht in die Praxis, dass sie beispielsweise auf Bäume oder Gräser allergisch sein könnten oder auf die zu Hause gehaltenen Meerschweinchen, weil jedes Mal die Augen jucken und die Nase läuft, wenn das Tier im Zimmer ist. Wie aber lässt sich der Verdacht erhärten?

An sich ist es gar nicht so schwierig, den Verdacht auf eine Allergie abzuklären. Man muss den Körper nur mit dem auslösenden Stoff, dem sogenannten Allergen, zusammenbringen. Wenn jemand auf Bienen allergisch zu sein glaubt, könnte man ihn einfach von einer Biene stechen lassen. Reagiert er dann umgehend allergisch, beispielsweise mit einem allergischen Schock, wäre das Vorhandensein einer Bienengiftallergie bewiesen. Allerdings wäre der Patient über dieses Vorgehen sicher nicht begeistert. Der Nachweis einer Pollenallergie wiederum könnte sich bei einem ähnlich praxisnahen Versuch zumindest im Winter schwierig gestalten.

Man ist daher dazu übergegangen, sogenannte Testlösungen anzufertigen, in denen das infrage stehende Allergen in einer definierten, sehr geringen Menge zur Verfügung steht. Die kann man an den Schleimhäuten von Nase oder Bronchien vernebeln und dann beobachten, ob die Schleimhäute reagieren. Allerdings ist auch das sehr mühsam und aufwendig und wird daher nur bei besonderen Fragestellungen so durchgeführt. Einfacher ist es, eine Testlösung zu nehmen, einen Tropfen auf die Haut aufzubringen und dann zu schauen, ob die Haut reagiert. Das hat auch den Vorteil, dass man gleichzeitig mehrere Allergene nebeneinander testen kann, theoretisch so viele, wie Haut zur Verfügung steht. Allerdings ist die Haut im Vergleich zu den Schleimhäuten sehr dick und undurchlässig, weshalb man den Allergentesttropfen auf der Haut mit einer feinen Nadel durchsticht, um einen schnelleren Kontakt mit dem Blut und damit dem Immunsystem herzustellen. Der Trick mit dem Piksen beschleunigt die Prozedur und ermöglicht eine anschauliche Aussage bereits nach etwa zehn Minuten. So kann man relativ einfach klären, ob die nächtlichen Atembeschwerden durch eine Allergie verursacht sind oder andere Faktoren eine Rolle spielen.

Gelingt es erst einmal, ein Allergen zu identifizieren, hat man möglicherweise den Schlüssel zur dauerhaften Beeinflussung des Krankheitsbildes vor sich. Allerdings sind Allergien ein dynamisches Geschehen, Allergien gegen Dinge, mit denen wir nichts mehr zu tun haben, weil wir beispielsweise aus einer feuchten Wohnung mit Milben in eine moderne, trockene Wohnung umziehen, können verschwinden. Andererseits können Allergien neu entstehen, wenn ein Allergiker beispielsweise ein Tier bekommt, das schnell und intensiv Allergien hervorrufen kann. Solche Themen eignen sich sehr gut für eine Patientenschulung, wie sie von vielen Ärzten als Teil des Disease-Management-Programms (DMP) bei Asthma oder COPD angeboten wird. Es genügt einfach nicht, die schon bestehenden Probleme zu beleuchten, wichtig ist, Hintergründe und Zusammenhänge zwischen einer Atemwegserkrankung und beispielsweise allergischen Ursachen kennenzulernen, am besten, bevor es überhaupt zu Beschwerden kommt. Wenn Sie daher die Möglichkeit haben, vor Ort eine Patientenschulung besuchen zu können, sollten Sie als Betroffener oder Angehöriger diese unbedingt auch nutzen. Zum DMP gehören regelmäßige Kontrollen, konsequente Beeinflussung bestimmter Risikofaktoren und Schulungsmaßnahmen. Fragen Sie bei Ihrer Krankenkasse nach, wenn Sie unter Asthma oder COPD leiden.

Lieber ein Nashorn als eine Katze

Tierhaare führen sozusagen die Hitparade der häuslichen Allergien an. Innerhalb der Tierhaare lässt sich dann wieder eine eigene Rangfolge festmachen. Ganz oben stehen Mäuse und Ratten mit einem Sensibilisierungsindex von nahezu 100 Prozent. Das bedeutet ganz einfach, dass das Risiko, eine Allergie gegen Mäuse zu entwickeln, für einen Menschen mit schwäbischen Kripozellen eine todsichere Wette ist. Nimmt man einhundert Menschen, die Heuschnupfen haben oder an einer Hausstaubmilbenallergie leiden, egal, ob die Beschwerden an der Haut, der Nase oder den Bronchien auftreten, und gibt man ihnen eine Maus oder Ratte mit nach Hause, dann liegt die Wahrscheinlichkeit, dass innerhalb der nächsten fünf Jahre eine Sensibilisierung gegenüber Mäusen oder Ratten auftreten wird, bei 100 Prozent.

Das muss nicht zwangsläufig bedeuten, dass es zu einem allergischen Asthma führt, aber es führt sicher zu einer Sensibilisierung, das heißt, dass der Körper Mäuseallergene als Feind betrachtet. Wo und wie stark er darauf reagiert, steht auf einem anderen Blatt.

Ähnlich problematisch wie Mäuse oder Ratten sind vor allem Katzen und Pferde, aber auch viele andere Kleinnager wie Meerschweinchen, Goldhamster, Kaninchen oder Häschen. Sie alle besitzen einen Sensibilisierungsindex zwischen 70 Prozent bei den Kleinnagern und 90 Prozent bei Katzen. Dann kommen Vögel, Hunde und schließlich eine Riesenpalette von Tieren, die überhaupt keine Probleme machen: Nilpferde, Elefanten, Krokodile, Robben, Haie oder sonstige Tiere, die weder Fell noch Federn besitzen. Die können auch von Allergikern problemlos gehalten beziehungsweise im Zoo besucht werden.

Immer wieder bekomme ich in der Patientenschulung zu hören, das sei ja wohl keine Lösung, wer wolle schon Nilpferde oder Krokodile oder auch nur Schildkröten zu Hause haben, mit denen könne man ja nicht kuscheln und interagieren. Das stimmt aber nicht ganz: Auch mit einer Schildkröte kann man interagieren und eine lebenslange Freundschaft eingehen, ganz zu schweigen von Nilpferden oder Elefanten, die ja hochintelligent und zu jeglicher Kooperation in der Lage sind. Und Vogelspinnen können fast so flauschig sein wie ein Kuscheltier. Schon gut, ich verstehe das

Problem natürlich, aber man kann im Leben nun mal nicht alles haben. Vor allem, wenn es Federn oder ein Fell hat.

Das Allergen bei diesen Tieren ist übrigens nicht die Feder oder das Haar selbst, sondern es sind Duftstoffe, sogenannte Geschlechtspheromone. Dabei handelt es sich um Lock- oder Botenstoffe im Urin, die man übrigens gut riechen kann, wenn man Mäuse hält oder in einen Keller kommt, in dem sich Mäuse eingenistet haben. Vielleicht kennen Sie ihn: Das ist ein ganz typischer süßlicher Geruch, den nicht nur die trainierte Nase eines Umweltmediziners sofort erkennt. Diese Duftstoffe verbreiten sich wie ein Gas in der gesamten Wohnung. Es spielt dann kaum eine Rolle, wo das Tier nun wirklich gehalten wird, die ganze Wohnung ist betroffen, und wer darauf allergisch ist, wird schon beim geringsten Kontakt erhebliche Schwierigkeiten entwickeln.

Ähnlich ist das Problem bei der Katze. Hier handelt es sich zwar nicht um Duftstoffe, die das Problem darstellen, sondern um den Speichel, der ist aber ähnlich fein und in der Luft löslich wie der Mäuseurin. Katzenspeichel enthält nämlich eine Art Waschmittel, sogenannte Amylasen, die eine eiweißzersetzende und fellreinigende Wirkung entfalten. Nicht umsonst sind Katzen das Lieblingstier einer jeden schwäbischen Hausfrau, weil sie ihr Fell so schön sauber halten. Das Problem ist nur, dass dieses Waschmittel hochaggressiv ist und deshalb ein starkes Allergen darstellt. Es trocknet am Katzenhaar ab und wird dann überall, wo die Katze langläuft oder sich hinsetzt, an textile Stoffe oder Überzüge weitergegeben. Setzt man sich dann auf ein »katzenverseuchtes« Sofa, setzt man eine Wolke feinen Staubs frei, der das Allergen enthält. Die Wolke bleibt stundenlang im Raum stehen, und man kann das Katzenwaschmittel bis tief in die Lunge einatmen. Katzenallergiker kennen das Gefühl nur zu gut, wenn sie bewusst oder unbewusst mit

Katzenhaltern zusammenkommen oder gar eine Katzenwohnung betreten.

Bei Nagetieren hingegen sind es tatsächlich Haare oder Hautschuppen, die das Problem auslösen. Dies gilt auch für Hunde. Gerade bei Hunden ist es wirklich das Haar, sodass man nur dann mit dem Allergen in relevantem Umfang zusammenkommt, wenn man entweder ausgiebig mit dem Hund kuschelt oder aber als Baby über den Boden robbt und dabei Hundehaare in Massen einatmet. Wir sehen daher eher selten Hundehaarallergiker, mehr noch: Hunden wird in letzter Zeit eine geradezu vorbeugende Wirkung bei allergischem Asthma zugeschrieben, weil sich auf dreckigen Hundedecken und auch auf den Hunden selbst offensichtlich eine spezifische Flora und Fauna an allen möglichen Bakterien entwickelt, die ihrerseits wieder eine stabilisierende Wirkung haben sollen. Vielleicht kennen Sie die Theorie, dass Kinder, die auf einem Bauernhof geboren werden und eine ordentliche Dosis Dreck abbekommen, damit ihr Immunsystem rechtzeitig trainieren und im späteren Leben eher weniger zu Allergien neigen sollen. Auch bei Hunden scheint es einen ähnlichen Effekt zu geben. Das wäre ein weiterer Hinweis darauf, dass das Immunsystem bei vernünftiger, normaler Auslastung mit Alltagsdreck und banalen Infekten auch bei Allergikern normal arbeitet und nur in Situationen zu überschießenden Reaktionen neigt, in denen es einerseits hinsichtlich natürlicher Feinde unterfordert und andererseits hinsichtlich unbekannter, moderner Belastungsfaktoren überfordert ist.

Warum Landwirte keine Katzenallergie bekommen

Noch einmal zurück zur Katze. Die Katze macht uns in der allergologischen Sprechstunde definitiv die meisten Probleme, da sie einerseits ein sehr starkes und einfach einatembares Allergen besitzt und andererseits ein festes Familien-mitglied in vielen Haushalten darstellt. Viele Katzenfreunde können sich überhaupt nicht vorstellen, sich je von ihrer Katze zu trennen, koste es, was es wolle. In solchen Fällen kann es zumindest vorübergehend gelingen, das Katzen-speichelallergen zu reduzieren, wenn einige Vorsichtsmaß-nahmen eingehalten werden.

Die wichtigste Voraussetzung ist und bleibt, dass Kin-der- und Schlafzimmer grundsätzlich von Tieren frei zu hal-ten sind. Katzen oder auch Mäuse oder Meerschweinchen haben weder in einem Kinderzimmer noch in irgendeinem Bett etwas zu suchen. Im Gegensatz zu Kaninchen oder Meerschweinchen, so zeigt die Erfahrung, sind Katzen und Hunde häufiger Bettgenossen von Kindern und Erwachse-nen. Das ist nicht nur unhygienisch, sondern unter allergo-logischen Gesichtspunkten geradezu selbstmörderisch. Ich kann nur dringend dazu raten, einige Bereiche der Woh-nung komplett tierfrei zu halten und zu versuchen, Tiere überwiegend in Bereichen der Wohnung zu halten, die gut zu reinigen sind.

Auf jedem Bauernhof gibt es Katzen, und ich betreue auch viele Landwirte wegen Asthma oder COPD. Noch nie aber habe ich bei einem Landwirt eine Katzenallergie fest-gestellt. Warum? Ganz einfach: In der Landwirtschaft jagen die Katzen Mäuse, und zwar in der Scheune oder im Stall oder vielleicht auch mal im Keller, aber kein Landwirt käme je auf die Idee, seine Katzen ins Schlafzimmer oder in die gute Stube einzuladen. Die Katzen erledigen ihre Pflichten auf dem Hof, bekommen im Eingangsbereich oder vielleicht auch in der Küche auf einem Teller etwas Milch zu schlab-bern, und damit ist es auch gut. Ich denke, das ist ein gutes Vorbild dafür, wie gerade Allergiker mit Natur und Tieren umgehen sollten. Ein Katzenbaum, auf dem fünf Katzen sitzen, und das im zwanzigsten Stockwerk eines Mietsilos mitten in der Stadt, ist erstens keine artgerechte Haltung, und wir sollten uns zweitens nicht wundern, wenn dabei über kurz oder lang allergische Reaktionen die Folge sind.

Man könnte aber auch versuchen, Katzen zu duschen. Der Speichel ist ja eine Art Waschmittel und gut wasserlöslich, er kann von daher auch gut abgewaschen werden. Man braucht nur die Katze zu nehmen, ins Waschbecken oder in die Dusche zu stellen und kräftig abzuduschen. Nun habe ich mir sagen lassen, dass nicht alle Katzen so etwas besonders gerne mitmachen, doch auch dafür habe ich eine Lösung parat, eine zärtliche noch dazu: Man nehme ein dickes Frottierhandtuch, feuchte es mit handwarmem Wasser an und rubbele damit die Katze ab. Dagegen werden wohl wesentlich weniger Katzen etwas haben. Am besten macht das natürlich jemand, der selbst nicht Katzenallergiker ist. Das Handtuch anschließend direkt in die Waschmaschine, an der Katze wird das Allergen damit auf 5 bis 10 Prozent des Ausgangswertes reduziert, was auch für ein paar Tage anhält. Die Empfehlung lautet, den Vorgang einmal pro Woche zu wiederholen. Aber, wie gesagt, vollständig kann man damit das Allergen nicht entfernen, aber es verspricht doch eine ganz ordentliche Reduzierung des Problems.

Übrigens ist es mittlerweile auch gelungen, Katzen zu züchten, die allergenfrei sind. Es gibt eine Rasse, die aber sehr teuer ist (Allerca-Katze) und wohl auch schlecht zu erhalten ist. Eine andere Rasse ist nicht ganz so teuer, dafür aber haarlos und sieht aus wie Gollum aus »Herr der Ringe« (Sphynx-Katze).

Schon wieder das Rauchen. Ja, so ist es halt. Das Rauchen frisst sich wie Rost in die Lunge und krallt sich alles, was ihm in die Quere kommt. Verletzte Schleimhäute und außer Gefecht gesetzte Flimmerhärchen sind natürlich auch dann ein großes Problem, wenn es um allergisches Asthma geht.

Die Nationale VersorgungsLeitlinie (NVL) zum Thema Asthma enthält ein großes Kapitel zur Frage sinnvoller Maßnahmen zur Vorbeugung gegen Asthma oder, positiv ausgedrückt, wie man die Lunge gesund erhalten kann, obwohl man genetisch vorbelastet ist. Hier wird unterschieden zwischen Maßnahmen, die sinnvoll sind, wenn man noch gar nicht erkrankt ist, Maßnahmen, die spätestens dann sinnvoll sind, wenn erste Krankheitszeichen erkennbar werden, und Maßnahmen, von denen man wenigstens hoffen kann, dass sie bei bereits vorhandenem Asthma die weitere Entwicklung der Erkrankung positiv beeinflussen können.

Fangen wir an mit den Maßnahmen, die beispielsweise Eltern allergiegefährdeter Kinder ergreifen sollten. Die Leitlinie setzt das Rauchen in dieser Situation eindeutig auf die rote Liste. Sie können sich sicher denken, warum Allergiker weder selbst rauchen noch in einer Raucherumgebung aufwachsen sollten. Alles, was über die Luft an Pollen, Hausstaubmilben, Schimmelpilzen oder was auch immer in die Lunge hineinkommt und normalerweise durch das Förderband der Flimmerhärchen im Schleim gebunden wieder nach oben transportiert werden sollte, verbleibt an Ort und Stelle und hat alle Zeit der Welt, mit der Umgebung zu reagieren und eine Schleimhautreaktion entstehen zu lassen.

Ein zweites Problem ist, dass durch die Schadstoffe im Zigarettenrauch Verletzungen der Schleimhaut hervorgerufen, aber auch bereits vorhandene Verletzungen (beispielsweise durch eine Virusinfektion oder einen bakteriellen Infekt) am Abheilen gehindert werden. Stellen Sie sich vor, Sie hätten sich versehentlich in den Finger geschnitten: Werden Sie sich nun zwanzig Mal am Tag Dreck in die Wunde schmieren oder versuchen, die Wunde zu reinigen und dafür zu sorgen, dass sie schnell abheilt? Zugegeben eine rhetorische Frage. Wer raucht, macht aber genau das: Er schmiert »heißen Dreck« in seine Schleimhautwunden und verhindert damit eine rasche und zielgerechte Abheilung. An solchen Stellen können dann Allergene wie Pollen- oder Milbenbestandteile besonders leicht in die oberflächlichen Schleimhautschichten eindringen und mit Abwehrzellen aus dem Blut Kontakt aufnehmen. Beim Allergiker kann dies bedeuten, dass genau in diesem Moment eine Allergie geboren wird. Wenn er in der Pollenzeit einen Infekt hat und dann raucht, dann ist es nur noch ein kleiner Schritt von der Einatmung der Pollenkörner hin zur Ausbildung einer Pollenallergie mit entsprechenden Folgen. Allergiker beziehungsweise Menschen mit bereits bestehendem allergischem Asthma sollten unter keinen Umständen rauchen oder dem Rauchen anderer ausgesetzt sein.

Derselbe Effekt kann durch ganz unterschiedliche Luftschadstoffe (siehe »Die unsichtbaren Gefahren in unserer Luft«) ausgelöst werden, doch weil das Rauchen nun einmal der Dieselmotor unter den Schadstoffquellen ist, steht er hier stellvertretend für alle anderen.

Backe, backe Husten

Grundsätzlich ist es immer sinnvoll, sich rechtzeitig darüber Gedanken zu machen, was nach Abschluss der Schule oder des Studiums an möglichen beruflichen Eignungen vorhanden ist und in welche Richtung es beruflich gehen könnte.

Hier spielt natürlich eine Vielzahl von Faktoren eine Rolle, und nicht zuletzt sollte man immer auch bedenken, wie die gesundheitlichen Rahmenbedingungen sich bei der jeweiligen Berufswahl auswirken könnten. Ganz besonders gilt dies natürlich, wenn man sich als Asthmatiker oder Allergiker hierüber Gedanken machen muss.

Ist schon bekannt, dass eine Neigung zu Allergien besteht, sind manche Berufe von vornherein sehr problematisch und als ungeeignet anzusehen. Sehen wir uns exemplarisch einige Berufe an.

Der Bäcker. Wir alle freuen uns, wenn wir am Morgen frische Semmeln oder Brezen essen können, wenn es sein muss auch Brötchen, Schrippen oder Brezeln. Dazu ist es aber notwendig, dass jemand diese Backwaren hergestellt hat. Während der Umgang mit gebackenem Brot oder Semmeln für Nahrungsmittelallergiker in der Regel relativ unproblematisch ist, ist die Auseinandersetzung mit Mehlstaub, sogenannten Backhilfsmitteln, Hefen und so weiter ein echtes Problem. Früher war es der Mehlstaub, insbesondere bei Roggenmehl, der am meisten Probleme machte, heutzutage sind es häufig die Backhilfsmittel, wie beispielsweise Amylasen, die dem Mehl zugesetzt werden, um ein gleichmäßigeres Ausbacken zu erreichen. Leider sind diese Substanzen leicht einzuatmen und können starke allergische Reaktionen an den Schleimhäuten hervorrufen. In der gebackenen Semmel spielen sie hingegen nur noch eine geringe Rolle.

Auch der Beruf des Friseurs ist mit einer Vielzahl von allergisierenden Substanzen verbunden, sei es an der Haut oder an den Atemwegen. Alle Berufe, die mit Tieren zu tun haben, sind verständlicherweise eher ungünstig. Dies gilt beispielsweise für Tierpfleger, Tierärzte oder Mitarbeiter in einer Tierhandlung. Hier sollte immer vorab klar sein, dass eine allergische Disposition nicht besteht. Es ergibt keinen Sinn, für kurze Zeit eine problematische Ausbildung zu beginnen, um dann mit Asthmaproblemen wieder ausscheiden zu müssen. Oft muss dann die Lehre abgebrochen und mit einer anderen Ausbildung wieder von vorne begonnen werden.

Es gibt noch eine Reihe anderer Berufe, die Probleme machen können, beispielsweise Berufe als Maler, in der Druckindustrie oder Fotoindustrie. Es ist daher wichtig, wenn man schon weiß, dass man allergisch vorbelastet ist, rechtzeitig eine Berufsberatung bei der Arbeitsagentur nachzufragen, um realistische Möglichkeiten zu klären. Es gibt auf der anderen Seite ganz viele Berufe, die hervorragend für diesen Fall geeignet sind. Völlig unproblematisch sind in der Regel Büroberufe, vor allem im Behördendienst oder Verwaltungsbereich, im kaufmännischen Bereich, in der Datenverarbeitung, aber auch im sozialen oder medizinischen Bereich. An vielen Arbeitsplätzen muss heutzutage eine mehr oder weniger vollständige Allergenfreiheit herrschen, ein Umstand, der für Allergiker natürlich von hohem Nutzen ist.

Das Dumme am Trainingseffekt

Spielen Sie Tennis, dann wird die Muskulatur Ihrer Arme zunehmen. Unser Körper hat nämlich die an sich sinnvolle Eigenart, immer dorthin Verstärkung zu holen, wo sie gebraucht wird. Das gilt umgekehrt allerdings auch: Die Muskulatur wird wieder weniger, wenn Sie sich den Arm brechen und einen Gips tragen müssen oder lieber herumliegen als trainieren. Die Natur kennt da keine Ausreden: Use it or lose it.

Mit Allergien läuft das ganz ähnlich. Ist eine Allergie erst einmal geboren, dann wird sie dadurch stärker, dass immer wieder Kontakte zwischen dem Immunsystem und dem Allergen stattfinden. Wenn kein Kontakt mit dem auslösenden

Allergen mehr besteht, wird die Allergie auch entsprechend schwächer. Die Steckbriefe verblassen, doch das bedeutet nicht, dass sie vollkommen verschwinden. Kommt es Jahrzehnte später wieder zu einem Kontakt, kann das Ganze wieder aufleben. Bekommt das Immunsystem Kontakt mit einem starken Allergen, besteht also immer das Risiko, dass nach einer mehr oder minder langen Lernphase plötzlich wieder Symptome auftreten. Ein erneuter Allergietest kann dann zum Beispiel zeigen, dass zum bisherigen ein neues Problem hinzugetreten ist. Für Allergiker bedeutet das einfach, dass sie aufmerksam bleiben und die Reaktionen ihres Körpers bewusst wahrnehmen sollten. Auch eine Patientenschulung in einer pneumologischen Praxis zur Auffrischung des Wissens kann nicht schaden.

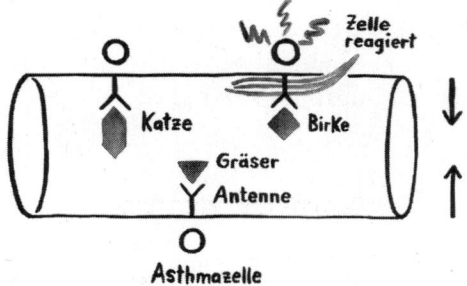

Allergische Reaktion der Schleimhaut

Nehmen wir einmal an, in Ihrer Schleimhaut sitzen heute hundert Abwehrzellen, die auf ein bestimmtes Allergen reagieren können. Trifft nun das passende Allergen auf die Schleimhaut, so reagieren diese Zellen, schütten Histamin (eine Art Brennnesselgift) aus, und dies führt zu einer raschen, sofort spürbaren Asthmareaktion. Die glatte Muskulatur, die die Bronchien umgibt, zieht sich zusammen, die

Schleimhaut verdickt sich und quillt auf, was nichts anderes bedeutet als Husten und akute Atemnot.

Was nicht ganz so spektakulär erlebt wird, keinesfalls aber von geringerer Bedeutung ist, ist der Umstand, dass dieser Akutreaktion noch eine verzögerte Reaktion folgt. Dabei passiert Folgendes: Durch die Akutreaktion werden Botenstoffe freigesetzt, die das Immunsystem informieren, dass an dieser Stelle der Lunge etwas Gefährliches passiert und deshalb Verstärkung an den Ort des Geschehens geschickt werden soll. Weitere Entzündungszellen werden mobilisiert und in Richtung Bronchialschleimhaut in Marsch gesetzt.

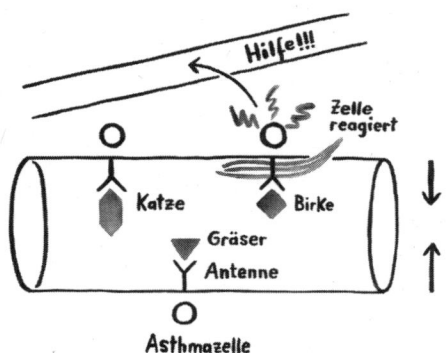

Allergische Spätreaktion

Dieser Vorgang führt dazu, dass vier oder fünf junge, gerade in der Akademie des Immunsystems ausgebildete Nachwuchszellen im Laufe der nächsten vierundzwanzig Stunden am Ort des Geschehens eintreffen. Sie melden sich zum Dienst, bekommen eine Aufgabe und stehen nun für weitere allergische Reaktionen vor Ort zur Verfügung. Aus ursprünglich 100 Zellen sind durch den Allergenkontakt 104 oder 105 Zellen geworden. Das Unangenehme dabei ist, dass nun beim nächsten Allergenkontakt nicht mehr 100, sondern eben 104 oder 105 Zellen um Hilfe schreien werden, das heißt, die Reaktion wird langsam, aber sicher stärker, und dieser Prozess läuft nicht etwa nur linear ab, er steigert sich exponentiell. So ähnlich wie beim Zinseszins. Je mehr Zellen zur Verfügung stehen, desto mehr werden hinzugerufen, und desto schlimmer ist die entzündliche Antwort.

Und es gibt noch ein zweites Problem: Die jungen, neu hinzugekommenen Zellen leben im Schnitt etwa zwölf Monate. Das bedeutet, dass die Zellen, die beispielsweise im Rahmen einer Birkenpollenallergie im Frühjahr neu hinzukommen, im nächsten Jahr, wenn die Birke wieder frisch blüht, noch immer vorhanden sind. Diese Veteranen bilden dann den Bodensatz der Erkrankung, sorgen also dafür, dass auch im nächsten Jahr wieder Beschwerden auftreten. Auf diese Art und Weise wird die Allergie häufig chronifiziert, das heißt chronisch gemacht. Sind viele Entzündungszellen vorhanden und werden diese Zellen immer wieder aufgefrischt, dann werden Sie das Thema »allergische Reaktion« schlicht und ergreifend nicht mehr los. Genau das wollen wir aber nicht!

Wir können dieser Beobachtung aber dennoch etwas Positives abgewinnen, denn auch das ist ein Teil der Wahrheit: Die Zellen leben nicht ewig. Ohne neue Reaktionen, ohne dass der Prozess immer wieder aufgefrischt wird, werden die vorhandenen Zellen langsam älter, sie werden immer weniger, und schließlich werden sie so stark reduziert sein, dass es nicht mehr ausreicht, um noch relevante Beschwerden in uns auszulösen.

Die Idee lautet also, die Allergie verhungern zu lassen. Bevor es darum gehen kann, Medikamente einzusetzen, sollten immer zunächst einmal alle Möglichkeiten ausgeschöpft werden, die wichtigsten Allergene zu vermeiden. Es hätte keinen Sinn, immer mehr und immer stärkere Medikamente einzusetzen, solange von Monat zu Monat mehr Entzündungszellen in die Schleimhaut gelockt werden und das Krankheitsbild dadurch beschleunigt und verschlimmert wird, etwa durch die Haltung eines Haustieres oder Allergene am Arbeitsplatz. Wie beim Rauchen ist auch hier wieder das, was wir lassen, mindestens genauso wichtig wie das, was wir tun.

Milben: zehn Millionen in jeder Matratze

Diesen Ansatz gilt es auch im Schlafzimmer zu beherzigen. Bei einer Hausstaubmilbenallergie sollte nicht auf Medikamente alleine gesetzt, sondern der Versuch unternommen werden, die Freisetzung von milbenhaltigem Staub aus Matratzen oder Kissen zu verhindern. Dazu muss man wissen, dass Milben nicht trinken können, sondern darauf angewiesen sind, über die Haut Feuchtigkeit aufzunehmen, weshalb sie nur in Regionen vorkommen, die eine ausreichende Luftfeuchtigkeit aufweisen. In Hochgebirgslagen (etwa ab 1600 Metern) ist dies nicht der Fall. Wo man Fleisch an der Luft trocknen kann, ohne dass es verfault, können auch Milben sich nicht halten. Falls Ihr Metzger vor Ort also hausgemachtes, luftgetrocknetes Bündnerfleisch anbieten sollte, befinden Sie sich auf der sicheren Seite. Allerdings gilt auch umgekehrt: Je tiefer man kommt, desto höher ist die Aufnahmefähigkeit der Luft für Wasser. Am wohlsten fühlen sich Milben daher am Meer, und besonders gut an einem kühlen Meer: Ja, die meisten Milben bei uns gibt es an Nord- oder Ostsee, also ausgerechnet dort, wo Tausende von Milbenallergikern alljährlich ihre Kuren und Urlaube verbringen. Und wenn man seine Zeit dann vielleicht auch noch in einem Haus mit Strohdach verbringt, aus dem nachts die Milben rieseln, dann darf man sich schon wundern, dass Milbenallergiker das Ganze einigermaßen überleben.

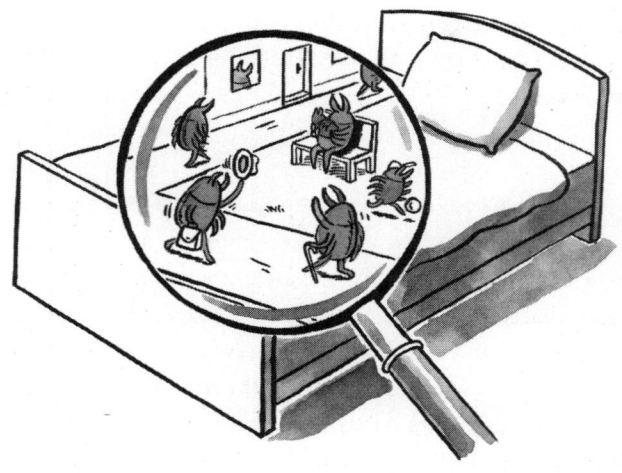

Milben tummeln sich im Bett

Nicht umsonst hat Davos seinen legendären Ruf nicht nur der Tuberkulose-Behandlung zu verdanken, sondern auch dem Umstand, dass Hamburger Hausstaubmilbenallergiker gelernt haben, dass ihnen der Aufenthalt in Graubünden schlagartig Erleichterung verschafft. Von ihnen würde wohl keiner Heilung an Nord- oder Ostsee suchen. Als junger Arzt habe ich immer wieder versucht, Atteste für eine Kur an der Nordsee bei Milben-Asthma-Kindern zu verweigern. Inzwischen habe ich dies längst aufgegeben, da es stunden-langer Diskussionen darüber bedarf, dass Opa, Oma, Tan-ten, Cousinen nur deswegen noch leben, weil sie regelmäßig an der Nordsee waren, und man dies den eigenen Kindern nicht vorenthalten möchte. Sinnvoll ist es nicht, sinnvoller wäre es, wie gesagt, ins Hochgebirge zu fahren oder an ein warmes Meer, Spanien oder Italien, das sind Länder, die im Sommer im Vergleich zu Deutschlands kaltem Norden kein Milbenproblem haben.

Fressen müssen die Milben auch etwas, am liebsten Schuppen, Haare, Eiweißreste. Der Teppichboden in einem Kinderzimmer, in dem zusätzlich zu Haaren und Schuppen auch noch Reste von Joghurt und Nutella eingearbeitet sind, ist das Schlaraffenland für Milben. Übertroffen wird dies nur von der Bettmatratze, die zu alledem noch mit Feuchtigkeit (etwa ein Liter Flüssigkeit durch Atmen und Schwitzen pro Person) und natürlich Körperwärme optimale Bedingungen für das Milbenwachstum aufweist. Die Folge: Durchschnittlich zehn Millionen Milben leben in einer normalen Matratze.

Aus alldem leitet sich ab, was man tun kann, um den Milbenbefall kleinzuhalten.

Maßnahmen bei Milbenallergie:
- Möglichst auf Staubfänger verzichten (Plüschtiere, Polstermöbel, Teppiche etc.),
- auf wischbare Böden und wenig Textilien im Wohnbereich achten,
- milbendichte Kissen-, Bett- und Matratzenüberzüge verwenden,
- keine Tiere in der Wohnung halten und
- auf Gebäudefeuchtigkeit und Schimmelbefall achten.

Pollen: was der Klimawandel mit Allergien zu tun hat

Ähnliche vorbeugende Maßnahmen sind auch bei Pollen denkbar, denn die meisten Pollen sind nur begrenzte Zeit in der Luft. Es würde genügen, in dieser Zeit den Pollen aus dem Weg zu gehen oder sie sonst irgendwie von unseren Bronchien fernzuhalten.

Früher einmal gab es Pollenkalender. Der Umgang damit war gar nicht schwierig und hat recht gut funktioniert. Man konnte für Hasel-, Birken- oder Gräserpollen nachsehen, wann sie blühen, wann die Hauptflugperiode ist und wann der Pollenflug zu Ende sein wird. Als eine Folge des Klimawandels gibt es heutzutage diese Kalender nur noch unter Vorbehalt. Wir haben wiederholt erlebt, dass Haselpollen bereits im Dezember unterwegs sind, dass Birkenpollen, die früher typischerweise zwischen Ostern und Pfingsten ihr Unwesen trieben, bereits im Februar oder im März auftauchen und manchmal auch gleich noch Gräser mit dazu. Auf der anderen Seite fliegen manche Pollen bis in den Herbst oder Winter hinein weiter, obwohl sie zu dieser Zeit eigentlich gar nichts mehr in der Luft zu suchen haben. Das hängt damit zusammen, dass wir immer weniger Frosttage haben: Die Blühperioden setzen früher ein und halten länger an, und die Erwärmung führt generell dazu, dass das Abebben von Pollen später einsetzt.

Pollen kommen früher, Pollen kommen intensiver, Pollen fliegen länger, die Flugperioden vieler Pollen überkreuzen sich, sodass Vorhersagen nahezu unmöglich beziehungsweise nur noch kurzfristig verlässlich sind. Dennoch sollte man sie nutzen. Verfügbar sind einige Apps, die in der Regel regional sehr detailliert, man sucht seine Prognose am besten über die Postleitzahl heraus, eine Vorhersage über wenigstens eine Woche einigermaßen gut ermöglichen. Das macht es für Allergiker recht einfach, auch kurzfristig auf unerwarteten Pollenflug zu reagieren.

Hinzu kommt allerdings noch ein weiteres neuartiges Problem. Immer häufiger haben wir es mit Pollen zu tun, die wir früher gar nicht kannten, weil sie in unseren Regionen keine Rolle spielten. Als ich mich als Lungenspezialist und Allergologe in Ulm niederließ, war beispielsweise der Ambrosia-Pollen völlig unbekannt. Bis Mitte des letzten Jahrhunderts spielte er in Mitteleuropa keine Rolle. Erst durch amerikanische Truppentransporte kam der Ambrosia-Pollen nach Deutschland. Von den amerikanischen Stützpunkten aus (in Neu-Ulm befand sich zum Beispiel ein großer) verbreitete er sich, und die Klimaentwicklung der letzten Jahrzehnte tat ihr Übriges und begünstigte das Heimischwerden. Heute gehört Ambrosia zu den aggressivsten und problematischsten Allergenen, denen wir landauf, landab begegnen und die wir auch deshalb routinemäßig bei Allergietests einschließen.

All diese Entwicklungen haben schließlich zur Folge, dass nicht nur die Zahl der Pollenallergiker steigt, es steigen auch die Beschwerden, die durch Pollen verursacht werden. Wie ist es dennoch möglich, den Pollen aus dem Weg zu gehen? Natürlich kann man dies nur begrenzt. Nur wenige von uns haben die Möglichkeit, sich wochen- oder monatelang im Keller einzusperren, damit sie Pollen nicht begegnen. Ohne Tageslicht würden wir auch relativ schnell eingehen. Doch es bleiben zum Glück noch ein paar Möglichkeiten, gezielt mit Pollen umzugehen. Nehmen wir das Beispiel Baumpollen. Die Pollen von Bäumen wie der Birke, der Erle oder der Hasel werden nicht kontinuierlich freigesetzt, sondern erreichen ihre höchsten Konzentrationen am späten Nachmittag, wenn die Blütenstände trocken sind und die Pollen nach unten fallen, dabei vom Wind aufgenommen, weitergetragen und damit einatembar werden. Baumpollenallergiker sollten also in erster Linie diese Tageszeit meiden.

Bei Gräsern ist dies anders. Der Gräserpollenflug setzt ein, wenn die Bodentemperatur mehr als 15 Grad Celsius beträgt und die Ähren in der Nacht feucht werden, also Tau fällt. Dadurch schwellen die Ähren an, und wenn dann die Sonne aufgeht und die Ähren trocknen, platzen sie auf, und die Pollenkörnchen schießen bis zu einen Meter hoch in die Luft. Weht gleichzeitig Wind, nimmt der Luftstrom die Pollen auf, trägt sie weiter, und sie können eingeatmet werden. Es ist also durchaus sinnvoll, die aktuelle Wettervorhersage genau zu verfolgen und ungünstige Konstellationen bei der Tagesplanung zu beachten. Sehr hilfreich können Websites (z.B. donnerwetter.de) oder Handy-Apps (z.B. Pollenradar) sein.

Nur hässliche Pflanzen machen Allergien

Übrigens sind für uns nur Pflanzen allergologisch bedeutsam, die windbestäubt sind. Und das heißt in der Regel: Pflanzen, die hässlich sind.

Schönheit liegt im Auge des Betrachters, wie ist das also gemeint? Nun, ganz einfach. Warum ist eine Blume schön? Sie ist es nicht, weil sie uns gefallen möchte. Das wäre ein sehr egozentrisches Bild der Natur aus Sicht des Menschen. Nein, schöne Pflanzen sind schön beziehungsweise haben schöne Blüten, um Insekten anzulocken. Bienen, Hummeln oder Falter, jedenfalls Tiere, die auf optische Reize reagieren, von Blüte zu Blüte fliegen, Nektar trinken und die Pollen dieser Pflanzen von Blüte zu Blüte befördern mit dem Ziel, damit auch den Akt der Befruchtung zu übernehmen.

Schöne Pflanzen sind daher auch nie allergologisch bedeutsam. Ich kenne keinen Patienten mit einer Rosenallergie, einer Tulpenallergie oder Allergie auf Chrysanthemen.

Manchmal gibt es Menschen, die sagen, dass sie den Geruch bestimmter Blüten nicht vertragen und davon Kopfschmerzen bekommen. Dies hat aber nichts mit dem Thema Allergie zu tun. Die Pollen von Pflanzen, die auf die Bestäubung durch Insekten angewiesen sind, sind genau darauf auch ausgerichtet. Sie sind groß, sie sind fettig, sie sind darauf ausgelegt, an einem Bienenbeinchen kleben zu bleiben, um von Blüte zu Blüte getragen werden zu können. Wenn die Blüte vergeht, fallen die Pollen zu Boden und bilden einen gelben Staubsee zum Unwillen mancher schwäbischen Hausfrau, aber einatmen kann man sie nicht. Man müsste schon Tag für Tag mit Gewalt Rosenpollen inhalieren, um auf Rosenpollen allergisch zu werden.

Ganz anders verhält es sich aber mit unscheinbaren Pflanzen (das klingt weniger abwertend als »hässlich«), die windbestäubt sind, beispielsweise Getreidearten, die ja nichts anderes sind als hochgezüchtete Gräser. Diese Pflanzen sind darauf angewiesen, dass der Wind ihre Pollen mitnimmt, teilweise über Kilometer hinweg. Birkenpollen fliegen beispielsweise in einem Radius von sechzig bis einhundert Kilometern und sind in so großer Zahl in der Luft vorhanden, dass die Wahrscheinlichkeit, irgendwo auf eine geeignete Birkendame zu treffen, hoch genug ist, um den Fortbestand der Art zu garantieren. Wenn Birken oder Gräser blühen, ist die Luft erfüllt von Milliarden flugfähiger Pollenkörnchen, die so klein sind, dass sie leider auch gut von uns eingeatmet werden können. Sie haben dann in etwa die Größe von Bakterien und, wie bereits beschrieben, auch die gleiche Außenstruktur durch ihren Eiweißmantel, sodass sie leicht von unserem Immunsystem mit diesen verwechselt werden können.

Diesen Pollen aus dem Weg zu gehen ist schwierig. So mancher Patient äußert im ersten Überschwang der Gefühle, wenn er mit einer Birkenpollenallergie konfrontiert wird: »Ja, Gott, ich habe im Garten eine Birke stehen, die lasse ich gleich morgen fällen!«

Ich sage dann immer: »Langsam, langsam, Sie müssen sich überlegen, aus welcher Richtung der Wind in Ihrer Gegend kommt, und dann müssen Sie sechzig bis einhundert Kilometer gegen die Windrichtung gehen oder fahren und auf dem Weg dorthin jede Birke umschlagen, die Ihnen begegnet. Nur dann hat das Sinn! Die eine Birke in Ihrem Garten wird leider das Problem nicht lösen.«

Das stimmt zwar nicht ganz, denn die Birke im eigenen Garten lässt die Belastung natürlich schon erheblich steigen, aber eliminieren lässt sich das Problem durch die Ermordung einer einzelnen Birke wirklich nicht.

Um Pollen aus dem Weg zu gehen, hilft wieder der Blick aufs Wetter. Wenn man beispielsweise draußen Sport machen möchte, dann am besten bei Regen! Oder kurz danach. Dann kann man sicher sein, dass der Regen die Pollen aus der Luft gewaschen hat und die Luft sauber und rein und annähernd pollenfrei ist.

Nun regnet es Gott sei Dank nicht immer. Wenn man aber weiß, dass Baumpollen eher am Nachmittag unterwegs sind und Gräserpollen eher am frühen Morgen, dann könnte man natürlich sein Joggingprogramm entsprechend anpassen, also beispielsweise bei Gräserpollenflug eher in den Abendstunden laufen.

Man sollte sich logischerweise auch überlegen, wo man läuft. Beispielsweise ist die Luft an großen Gewässern wie Seen oder auch Flüssen deutlich pollenärmer, als wenn die Laufstrecke durch ein blühendes Feld führt. Auch die Waldluft ist ein Stück weit gefiltert und enthält weniger Pollen als die Luft außenrum. Außer in einem reinen Birkenwäldchen am Nachmittag, versteht sich.

Besonders viele Pollen erwischt man, wenn man Fahrrad fährt. Radfahren bedeutet ja in der Praxis, dass man mit hohem Tempo und tief schnaufend durch die Gegend fährt, womöglich mit offenem Mund, und wenn links und rechts blühende Felder stehen, wird man sozusagen zu einem großen Staubsauger, der Luft und damit Pollen in die Lunge hineinschaufelt und für entsprechende Reaktionen sorgt. Deswegen ist in der Pollenzeit in unserer Praxis die Sprechstunde am Montagvormittag wenig beliebt, weil sich dann die Notfälle der Wochenendausflüge bei uns tummeln.

Übrigens ist auch das Auto ein entsprechender Staubsauger. Wer ohne Pollenfilter beziehungsweise ohne Klimaanlage (die auch Pollen in großem Umfang aus der Luft herausfiltert) durch die Gegend fährt und dann wegen der hohen Sommertemperaturen auch noch die Lüftungsdüsen auf sein Gesicht richtet, bläst sich Pollen voll in die Schleimhäute. Dann lieber die Lüftung runterschalten, die Fenster aufmachen (oder das Verdeck, sofern man eins besitzt). So lässt sich die kühlende Luft besser und ohne konzentrierten Pollenkontakt genießen.

Um die Luft zu Hause möglichst pollenarm zu halten, sollte man die Fenster den ganzen Tag geschlossen lassen und möglichst nur zu Zeiten öffnen, wenn draußen wenig Pollen zu erwarten sind, zum Beispiel nachts. Man kann auch Pollenfilter für die Fenster kaufen, die es genauso gibt wie Insektenschutzeinsätze, man kann sie in so ziemlich jedem Baumarkt kaufen. Sie sind deutlich feiner als Insektenschutzfenster und sehr effektiv.

All dies sind Möglichkeiten, die Pollenbelastung zu reduzieren. Natürlich sollte man auch nicht gerade den Rasen mähen, wenn man Pollenallergiker ist, sondern diese Tätigkeit an jemand abgeben, der nicht schnieft oder hustet, beispielsweise den Ehemann. Wenn Patientinnen klagen, dass dem Ehemann das alles egal sei, schreibe ich gerne ein Rezept aus, auf dem steht: »4 Wochen Rasenmähverbot«. Bis jetzt habe ich damit noch keinen Ärger bekommen, aber ich rechne schon damit, dass mir irgendwann einmal die Reifen am Auto durchgestochen werden, wenn ein erboster Ehemann mit meinem Rezept nicht einverstanden war.

Eine Möglichkeit für Patienten, die besonders ungern Medikamente nehmen, besteht darin, einen Mundschutz zu verwenden. Eine ganz normale Staubschutzmaske, wie sie in jedem Baumarkt erhältlich ist, ist durchaus geeignet, große Moleküle wie Pollen oder Hausstaubmilben von der Schleimhaut wegzuhalten. Ich muss immer lächeln, wenn ich sehe, dass Menschen in Tokio oder New York mit Masken herumlaufen, die gegen den Feinstaub sicher nicht helfen, weil der ja bekanntlich so klein und fein ist, dass er alle Filter des Körpers durchschlägt. Dem könnte man allenfalls mit richtigen Gasmasken begegnen. Aber gegen Pollen sind diese Masken durchaus wirksam. Es ist daher sehr wohl sinnvoll, auch auf dem Fahrrad einen solchen Mundschutz zu tragen.

In der Patientenschulung spreche ich dieses Thema gerne an und ernte hierfür mitunter lautes Lachen, nach dem Motto: »Ich kann doch nicht mit einem Mundschutz herumlaufen, da mache ich mich ja lächerlich.«

Ich erwidere dann meist trocken: »Okay, man fällt damit auf. Wenn ich mir aber überlege, wie viel Geld manche Hipster oder Fashion Victims dafür ausgeben, ein bisschen aufzufallen, dann ist das eine eher bescheidene Investition. Und man kann sich so eine Maske ja auch künstlerisch verschönern, rote Herzen draufmalen oder sonst etwas.« Also ich hätte kein Problem, mit einer Mundschutzmaske in der Stadt herumzulaufen, wenn ich Pollenallergiker wäre. Hauptsache, ich kann beschwerdefrei laufen.

Maßnahmen bei Pollenallergie:

- Nachts lüften, tagsüber Pollen meiden,
- das Freizeitverhalten auf den Pollenflug abstimmen,
- Urlaub in pollenarme Zeiten und Regionen legen,
- abends Haare waschen, Haut und Schleimhäute von Pollen reinigen,
- Hyposensibilisierung (siehe weiter unten) nutzen und
- eine antiallergische Behandlung möglichst schon vor dem Pollenflug beginnen.

Welcher Sport ist bei Asthma sinnvoll?

Viele berühmte Sportler haben Asthma und sind trotzdem sehr erfolgreich geworden, zum Beispiel Sandra Völker (Schwimmen), Lothar Matthäus (Fußball), Sebastian Coe (Leichtathletik) und viele mehr.

Doch es geht natürlich nicht nur um Spitzensport, die genannten Beispiele sollen lediglich als Anregung und Vorbild dienen. Sportliche Aktivität bildet ganz generell eine wichtige Säule in der Asthmatherapie. Mit dem entsprechenden Training erreicht man nicht nur einen Zugewinn an Leistungsfähigkeit durch die Stärkung der Muskulatur des Körpers. Vielmehr tritt eine Verbesserung der Atemmechanik ein, was wiederum die Belastbarkeit der Lunge verbessert.

Schon in der Kindheit haben viele Asthmatiker die Erfahrung gemacht, dass körperliche Anstrengung zu Atemnot führen kann. Häufig werden Kinder mit Asthma daher vom Schulsport befreit. Dabei wäre genau das Gegenteil sinnvoll, denn zunehmende Bewegungsarmut führt zu einer Abnahme der Leistungsfähigkeit. Zudem schränkt der Verzicht auf körperliche Belastung den Aktionsradius des

Betroffenen und damit seine Lebensqualität erheblich ein. Doch Vorsicht vor blindem Aktionismus!

Es ist keinesfalls egal, welche Art von körperlicher Belastung der Asthmatiker ausführt. Sportarten, bei denen man plötzliche große Anstrengungen erbringen muss, haben sich für Asthmatiker als nicht sinnvoll erwiesen. Sprints und Spurts können durch Auskühlen und Austrocknen der Schleimhaut sehr schnell zu einem Anstrengungsasthma führen. Das betrifft zum Beispiel schnelle Ballsportarten wie Basketball oder Handball, bei denen es oft hin und her geht.

Auch Sportarten an feuchter und kalter Luft sind wenig geeignet, da sie zu einer weiteren Reizung des Bronchialsystems führen können. Gemeint sind hiermit zum Beispiel Eishockey, Schlittschuhlaufen oder alpine Skiabfahrten.

Ideal geeignet hingegen sind Sportarten wie Inlineskaten, Nordic Walking, Rudern oder Schwimmen, also in erster Linie Ausdauersportarten. Auch Radfahren geht für Patienten mit schweren Atemwegserkrankungen problemlos, sogar wenn der Einsatz von Sauerstoff notwendig ist! Probleme gibt es allerdings, sobald es auch nur leicht bergauf geht. Steigungen sind für Menschen mit einer chronischen Atemwegserkrankung ein oft unlösbares Hindernis. Erst das E-Bike konnte für Atemwegspatienten die Tür zu einer neuen Welt aufstoßen. Jetzt genügt es, den Motor hinzuzuschalten, und schon ist man in der Lage, auch Steigungen problemlos zu überwinden. Das Rad trägt das Gewicht, auf dem Lenker kann man den Schultergürtel abstützen, kurzum, das Rad ist ein ideales Trainingsmittel für Atemwegspatienten. Im Winter, wenn es glatt wird, sollte man allerdings auf einen Heimtrainer umsteigen. Auch hier kann man mit Sauerstoff seine Muskeln super trainieren, ohne die Lunge zu überlasten, und genau darauf kommt es an.

Ähnlich ist die Situation beim Schwimmen. Hier übernimmt das Wasser die Aufgabe, den Körper zu tragen, und die Betätigung des Schultergürtels und der Arme trainiert die Atemhilfsmuskulatur (vor allem das Zwerchfell) in besonderer Weise. Die warme, feuchte (hoffentlich nicht zu chlorige) Luft tut ihr Übriges, Atemwegspatienten zu unterstützen. Wichtig ist, eine Sportart zu wählen, die einem Spaß macht und bei der man nicht getrieben und gejagt wird wie beim Fußball, Squash oder Tennis, zumindest ab einem gewissen Niveau. Wichtig ist also, dass man das Tempo jederzeit selbst bestimmen kann und dass man das tut, was einem wirklich Freude bereitet.

Was langfristig bei Allergien helfen kann

Neben dem Basiswissen und einigen einfachen Hilfsmitteln, mit denen wir uns als Allergiker ganz grundsätzlich das Leben leichter machen sollten und die wir bis hierhin bereits kennengelernt haben, gibt es noch weitere Möglichkeiten. Darunter finden sich schwerere Geschütze, aber auch sanfte Strategien zur Stärkung beziehungsweise Schulung unseres Immunsystems. Diese kommen infrage, sobald vom behandelnden Arzt mit einem Allergietest festgestellt wurde, mit welchen Allergenen wir es zu tun haben. Nicht jede Strategie passt zu jedem Patienten, hier sind Erfahrung und Expertise von Fachleuten gefragt, um eine individuell passende Strategie zu entwickeln.

Bevor wir uns noch ausführlich dem wichtigen und oft mit Halbwissen belasteten Thema Cortison widmen, machen wir zunächst mit einem anderen, wohldosierten Langzeitprojekt weiter.

Hyposensibilisierung – Homöopathie für Schulmediziner?

Die spezifische Immuntherapie, wie die Hyposensibilisierung auch genannt wird, wurde 1911 von den englischen Forschern Leonard Noon und John Freeman entdeckt. Ihnen war aufgefallen, dass Imker zwar häufig von Bienen gestochen werden, selten aber eine behandlungsbedürftige Bienengiftallergie oder gar ein Bienenasthma entwickeln. Als er der Frage nachging, warum das so ist, kam Noon die Idee, dass dieser Umstand möglicherweise gerade damit zusammenhängen könnte, dass Imker nun einmal oft gestochen werden und dadurch eine Art Immunität gegen Bienengift erlangen. Er testete diesen Ansatz dann systematisch und stellte fest, dass das Immunsystem vor allem dann, wenn man mit kleinen Mengen Bienengift beginnt und es dem Körper in größeren Abständen und in steigender Dosierung zuführt, am Ende kein Problem mehr damit hat, wenn der Proband von einer Biene gestochen wird. So ein Stich tut dann immer noch weh und kann auch zu einer lokalen Schwellung aufgrund der Giftwirkung führen, schwere allergische Reaktionen aber, die bei Bienengift durchaus auch lebensbedrohlich sein können, treten allerdings nicht mehr auf.

Der Forscher war ganz begeistert, einen sozusagen »homöopathischen« Weg zur Behandlung der Bienengiftallergie gefunden zu haben. Nun muss man ehrlicherweise sagen, dass das nicht wirklich Homöopathie ist, aber eine gewisse Überschneidung beim Ansatz beziehungsweise der Idee dahinter gibt es schon. Kleiner Anreiz, große Wirkung oder vielmehr deutlich abgeschwächte Wirkung.

Nach einiger Zeit ging man daran, die Methode auch bei anderen wichtigen Allergenen wie Pollen oder Hausstaubmilben zu testen, und machte dabei ähnliche Erfahrungen. Daraufhin begann man, sie auch therapeutisch zu nutzen. Zunächst einmal hat man dem Körper in wöchentlichen Abständen über mehrere Jahre (bis zu zehn Jahre) das Allergen zugeführt, später hat man dann gelernt, dass auch geringere Mengen und kürzere Zeiträume (heute üblicherweise drei Jahre) den gleichen Effekt erzielen und die Risiken der Behandlung deutlich reduzieren. Denn Risiken gibt es bei dieser Behandlung schon. Schließlich führt man dem Körper mit einer Spritze das Allergen, auf das er mit Asthma oder anderen Beschwerden reagiert, gezielt zu. Wenn man allerdings aufpasst und das Allergen direkt unter die Haut befördert ohne Kontakt zum Blutsystem, dann passiert auch nichts. Gelangen auch nur kleine Mengen des Allergens unmittelbar ins Blutsystem, dann kann es zu heftigen Abwehrreaktionen bis hin zu einem allergischen Schock kommen. Daher rührt auch die Vorschrift, dass man nach einer Hyposensibilisierungsspritze mindestens dreißig Minuten in der Arztpraxis verbleiben und sich umgehend melden soll, wenn es irgendwelche Probleme gibt. Lebensbedrohliche Fälle habe ich erfreulicherweise selbst noch nie erlebt, wohl aber Asthmaanfälle oder sogenannte systemische Beschwerden wie Kribbeln oder Hautrötungen.

Keinesfalls sollte nur auf Verdacht hin behandelt werden, weshalb es sich empfiehlt, dass ein Allergologe (wenn es um Asthma geht, möglichst ein pneumologischer Allergologe) die genaue Zusammensetzung der Allergene durch Haut- und Bluttests abklärt und dann eine zielgerichtete Hyposensibilisierung einleitet.

Heutzutage gibt es eine ganze Reihe von Hyposensibilisierungslösungen gegen eine Vielzahl von Allergenen. Trotz aller Entwicklungen in den letzten hundert Jahren ist die Hyposensibilisierung gegenüber Tierhaaren weiterhin problematisch, auch Nahrungsmittel und Schimmelpilze lassen sich nicht so ganz einfach behandeln. Für Patienten mit einer ausgeprägten Pollenproblematik oder auch einer Hausstaubmilbenallergie hingegen ist die Hyposensibilisierung das Mittel der Wahl, da es mit dieser Methode mit einer einigermaßen hohen Zuverlässigkeit gelingt, die Beschwerden ein ganzes Leben lang besser zu kontrollieren oder ganz loszuwerden.

In den letzten Jahren kam noch eine weitere Form der Hyposensibilisierung hinzu, nämlich die Möglichkeit, das Allergen auch mit Tabletten anstelle der Spritzen zuzuführen. Schwere Nebenwirkungen im Sinne von gefährlichen allergischen Reaktionen wurden hierbei bislang nicht beobachtet, weshalb dieses Verfahren zunehmend zum Einsatz kommt, insbesondere bei Kindern oder bei Menschen, die Probleme damit haben, in regelmäßigen Abständen zum Arzt zu gehen, um sich die Spritze geben zu lassen.

Zusätzliche Abhilfe könnte eine weitere Neuerung verschaffen: In der Forschung wird die Hyposensibilisierungslösung bereits als Nasenspray verabreicht. Doch egal, wie die Lösung verabreicht wird, Voraussetzung für eine erfolgreiche Behandlung ist die Disziplin des Patienten. Nur bei regelmäßiger Durchführung der Behandlung über einen Zeitraum von wenigstens drei Jahren hinweg ist ein Therapieerfolg wirklich gesichert.

Wichtig ist auch, dass die Hyposensibilisierung spätestens bei einem sogenannten Etagenwechsel zum Einsatz kommt, das heißt, wenn typische Heuschnupfenbeschwerden anfangen, sich weiter unten, also an den Bronchien, bemerkbar zu machen. Diese Therapieform sollte möglichst starten, bevor sich ein allergisches Asthma richtig festgefressen hat. Kommt es trotz einer Hyposensibilisierung zu Beschwerden, dann ist es umso wichtiger, das weitere Voranschreiten der allergischen Reaktionen zu verhindern. Je länger man dann wartet, desto schwieriger ist es, dauerhafte Erfolge zu erzielen. Ist eine Hyposensibilisierung erfolglos durchgeführt worden oder nicht möglich, muss man sich auf andere Behandlungsmöglichkeiten konzentrieren.

Antihistaminika – oder: warum ein schöner Sommer gut für Allergiker ist

Typische Medikamente für die Behandlung von Allergikern sind sogenannte Antihistaminika, die man in jeder Apotheke rezeptfrei bekommt. Diese Mittel sollen die Herstellung von Histamin bremsen. Das ist der Stoff, der die allergische Reaktion an Haut oder Schleimhäuten so richtig in Erscheinung treten lässt. Nicht umsonst sagen wir in der Praxis dazu auch Brennnesselgift.

Wenn Körperzellen auf Allergene reagieren, setzen sie Histamin frei, es kommt dann zu den bekannten Reaktionen wie Schwellungen oder Asthmaproblemen. Danach muss die Zelle Histamin erst wieder neu produzieren, was ein bis zwei Tage dauert, bis sie wieder mit voller Kraft reagieren kann. Das macht man sich zunutze, indem man Medikamente einsetzt, die die Produktion von Histamin verlangsamen und damit die Reaktionsfähigkeit des Körpers bremsen. Übrigens erklärt der relativ lange Produktionszyklus von Histamin auch, warum viele Allergiker mit einem schönen Sommer besser zurechtkommen als mit einem schlechten Sommer, der immer wieder durch Regenphasen unterbrochen wird.

Wie das denn, hieß es vorhin nicht, der Regen spült die Pollen aus der Luft? Das ist zwar richtig, doch auch andere nutzen die Pollenpause. Haben wir es mit einem schönen

Sommer zu tun, dann sind Tag für Tag Pollen in der Luft, auf die unsere Allergiezellen im Körper reagieren. Die Pollenbelastung bleibt also ständig hoch. Das bedeutet, obwohl neues Histamin erst noch gebildet wird, müssen die Zellen vielleicht nach ein paar Stunden schon wieder reagieren. Geht das eine Weile so, kommen sie mit der Produktion von Histamin gar nicht mehr richtig hinterher, weil sie schon wieder zur Arbeit gerufen werden, auch wenn die Zelle erst zur Hälfte oder noch weniger gefüllt ist. Anders läuft es, wenn sich Tage mit hohem Pollenflug häufiger mit Regentagen abwechseln, an denen keine Pollen unterwegs sind. Nun haben die Zellen jede Menge Zeit, sich wieder richtig mit Histamin volllaufen zu lassen und »richtig« zu reagieren, wenn der nächste Allergenkontakt erfolgt. Entsprechend heftig werden die Reaktionen von Pollenallergikern erlebt. Ist der Sommer schön, kommt die Histaminproduktion ins Stottern – stottert der Sommer, leiden Pollenallergiker stärker. Aus demselben Grund ist wichtig, Allergietabletten mit einer gewissen Regelmäßigkeit zu nehmen und nicht immer nur zu warten, bis man bereits heftige Beschwerden hat. Zu diesem Zeitpunkt helfen homöopathische Medikamente wie DNCG oder eben auch Antihistaminika nicht mehr oder jedenfalls nicht mehr so gut wie erwünscht.

Cortison, muss das denn unbedingt sein?

Obwohl die Behandlung mit entzündungshemmenden Substanzen außerordentlich erfolgreich und letztendlich unproblematisch ist, sind die emotionalen Widerstände groß, die viele Patienten einer solchen Behandlung entgegensetzen. In die Schusslinie ist dabei vor allem Cortison geraten. Hintergrund hierfür ist der Umstand, dass Cortison seit vielen Jahrzehnten im Einsatz ist und wir lernen mussten, dass dies zu durchaus schwerwiegenden Problemen führen kann. Problem ist hierbei allerdings weniger der Umstand, dass Cortison etwa giftig wäre. Cortison ist ein körpereigenes Hormon, also völlig natürlich, es kann allerdings auch synthetisch hergestellt und verabreicht werden. Wird Cortison nun in größerer Menge zugeführt und bleibt es über einen längeren Zeitraum tagtäglich für den Körper spürbar, kann das dazu führen, dass die körpereigene Produktion dieses wichtigen Hormons gestört wird. Hierdurch können dann in der Tat problematische Nebenwirkungen hervorgerufen werden.

Um dieses Thema zu versachlichen, muss man zunächst einmal klarstellen, dass der Körper in großen Mengen Cortison produziert. Cortison ist ein Hormon, das in unserer Nebenniere produziert wird, und zwar im Bereich zwischen 20 und 30 mg (Milligramm). Sollten Sie schwanger sein, sind die Mengen noch erheblich höher. Cortison wird vom Körper überall dorthin geschickt, wo Entzündung und Krieg gegen Bakterien und Co. nicht mehr notwendig sind. Zu seinen Aufgaben gehört es auch, aufzuräumen, die Wundheilung zu begleiten und dafür zu sorgen, dass das betroffene Organ so schnell wie möglich wieder in seine normale Tätigkeit zurückfinden kann. Ohne Cortison sind wir nicht lebensfähig.

Nun haben wir es zum Beispiel bei einer Bronchitis, egal ob aus allergologischem oder infektiösem Anlass, zunächst einmal mit der Aufgabe zu tun, mögliche Erreger zu identifizieren und die Abwehr zu organisieren. Ist dann aber dieser Prozess abgeschlossen, sind die Bakterien weg beziehungsweise liegen nur noch Leichen auf dem Kriegsschauplatz. Jetzt übernimmt Cortison die Aufgabe, aufzuräumen, kaputte Zellen zu entsorgen, entzündungsbedingte Löcher in der Schleimhaut zu stopfen und so weiter.

Cortison ist also etwas durchaus Sympathisches und Wichtiges, es ist ein friedenstiftendes, heilendes Hormon, das für das einwandfreie Funktionieren unseres Körpers von enormer Bedeutung ist. Die Einnahme von inhaliertem Cortison kann im Fall von Asthma der Schleimhaut helfen, schneller abzuheilen, und das ist natürlich eine wichtige Sache. Wir haben schließlich einen Wettlauf vor uns: Einerseits soll die Schleimhaut so schnell wie möglich abheilen, andererseits wird sie bei jedem Hustenstoß wieder neu geärgert und verletzt, sodass wir nur weiterkommen, wenn wir erreichen, dass der Husten immer schwächer und weniger verletzend ist. Das kann man mit einem Cortisonspray erfreulicherweise in den meisten Fällen schnell und einfach erreichen.

Warum gibt es dann aber Probleme, wenn wir Cortison zusätzlich von außen zuführen? Um das zu verstehen, muss man wissen, dass Cortison einem Steuerkreislauf unterliegt. Das heißt, in unserem Hirn gibt es Zellen, die sozusagen jeden Morgen beim Aufstehen nachschauen, wie viel Cortison denn gerade noch im Körper vorhanden ist, und dann bei der Nebennierenrinde anrufen und durchgeben, wie viel heute produziert werden soll. Werden nun Cortisontabletten genommen oder Spritzen verabreicht, erhöht sich der Gehalt von Cortison im Blut, die Kontrollzellen im Gehirn registrieren das und rufen die Nebennierenrinde an, um ihr mitzuteilen, dass noch genug Cortison vorhanden sei und man heute früher nach Hause gehen könne.

Passiert das mal für ein paar Tage oder Wochen, dann ist das kein Problem. Die Nebennierenrinde feiert erst Überstunden ab, dann geht sie auf halbe Kraft und wartet, wie sich die Dinge weiterentwickeln. Bei monatelanger oder gar jahrelanger Gabe von Cortisontabletten (beispielsweise bei einer Rheumaerkrankung oder bei Patienten mit transplantierten Organen) kann das Gehirn dann allerdings irgendwann entscheiden, insgesamt die Produktionskapazität abzubauen. Im Alltagsleben nennt man so etwas Stellenabbau oder Fabrikschließung. Und das ist dann in der Tat der Punkt, an dem es zu gravierenden Problemen kommen kann, da in der Nebennierenrinde dummerweise nicht nur Cortison, sondern auch noch eine ganze Reihe anderer Hormone produziert werden, auf die wir dringend angewiesen sind.

So kann es passieren, dass plötzlich der Zuckerstoffwechsel spinnt, in Knochen Calcium nicht mehr richtig eingebaut wird, sich die Fettverteilung im Körper ändert, die Augen Probleme bekommen und und und – also all das, was Sie an schlechten Nachrichten über Cortison so zu hören bekommen.

Gute Fee oder Teufel?

Cortison stoppt Entzündungen! Und genau das ist der Grund, warum Ärzte auch so gerne Cortison verschreiben. Nun könnte man als Nächstes fragen, warum unser Körper auf zusätzliches Cortison angewiesen sein sollte, wenn er es doch selbst produziert. Für die Antwort darauf schauen wir uns einfach mal die Abläufe in unserem Immunsystem an, wenn zum Beispiel der Schleimhaut Ihrer Bronchien eine Entzündung droht und unser Körper um Hilfe ruft.

Obwohl der Ruf nach weiteren Entzündungszellen an das Immunsystem ergeht, bleibt dieser Ruf folgenlos, wenn in der Schleimhaut das Signalhormon Cortison vorhanden ist. Kommen nämlich junge Entzündungszellen vorbei, um in der Schleimhaut aktiv zu werden, schickt das Cortison sie wieder weg, lässt sie sozusagen nicht einreisen und sorgt so dafür, dass die Zahl der Entzündungszellen in der Schleimhaut nicht zunimmt. Das ist schon die halbe Miete.

Entzündungszellen leben zwar eine relativ lange Zeit, ihr Dasein ist aber mit etwa zwölf Monaten durchaus begrenzt.

Gelingt es über diesen Zeitraum, zuverlässig zu verhindern, dass junge, neue Entzündungszellen in die Schleimhaut einsickern, obwohl Pollen eingeatmet werden, obwohl Infekte über die Schleimhaut hinweggehen, obwohl durch seelische oder körperliche Belastung die Bronchien gefordert werden, kommen wir Tag für Tag dem Ziel näher, die Entzündung unter Kontrolle zu halten. Auf diese Weise kann es gelingen, ein Asthma ausgehen zu lassen wie eine Kerze, deren Wachs unaufhaltsam verbrennt und schließlich irgendwann zu Ende geht. Die Kerze erlischt, und auch Asthma kann einfach ausgehen, wenn die Faktoren wirksam bekämpft werden, die es bislang haben groß und stark werden lassen.

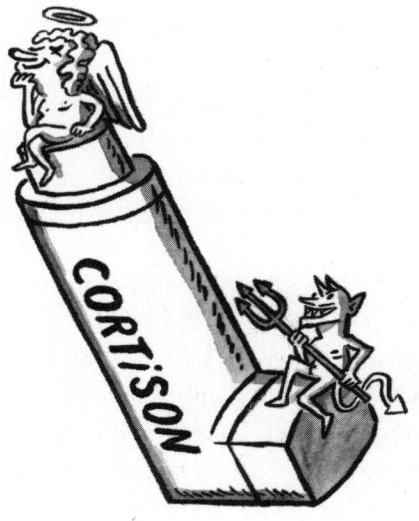

Cortison: Engel oder Teufel?

Darum und um nichts anderes geht es, wenn entzündungshemmende Therapien über einen Zeitraum von mehreren Monaten unabhängig von Beschwerden regelmäßig durchgeführt werden sollen. Die oft befürchteten Nebenwirkungen lassen sich in aller Regel durch das Inhalieren geeigneter Weiterentwicklungen des ursprünglichen Cortisons zuverlässig verhindern, sodass auch kleine Kinder oder Schwangere problemlos über lange Zeit hiermit behandelt werden können.

Wenn es um das Thema Medikamentenvermeidung geht, dann kann sich die Diskussion über Sinn und Nutzen aber mitunter ziemlich hochschaukeln. Ulm ist eine Stadt mit zwei Waldorfschulen und drei Waldorfkindergärten, und entsprechend hoch ist auch der Anteil von alternativmedizinisch eingestellten Patienten und Patientinnen beziehungsweise Eltern von Asthmakindern in unserer Praxis.

Vor kurzem hatte ich eine Mutter mit ihrer asthmatischen Tochter vor mir sitzen, die mit tränenden Augen und geschwollener Nase ein elendes Bild abgab und ganz offensichtlich schwer unter den Pollen litt. Die Mutter nahm Platz und schickte sofort voraus: »Eines sage ich Ihnen aber gleich, Herr Doktor, Cortison lasse ich an mein Kind nicht heran!«

»Gemach, gemach, gnädige Frau.«

»Sie sind ja schließlich Schulmediziner, wenn auch ein bekannter, deswegen hat mich mein homöopathischer Arzt auch zu Ihnen geschickt. Aber er hat gleich dazu gesagt, dass Sie sicher Cortison einsetzen werden. Das sei jetzt vielleicht auch notwendig, aber er wird dann anschließend die üblen Folgen des Cortisons wieder durch homöopathische Medikamente entgiften.«

Innerlich begann ich schon leicht zu kochen, aber ich blieb gelassen und meinte: »Gut, natürlich respektiere ich Ihren Wunsch. Es ist nicht einmal ein unlösbares Problem, bei Ihrer Tochter ohne Cortison auszukommen.«

Das verwunderte die Dame sehr. Misstrauisch beäugte

sie mich und meinte: »Ja, was wollen Sie denn sonst machen?«

»Ohne Cortison behandeln!«

»Und wie geht das?«

»Nun, ganz einfach. Wo haben Sie denn Ihr Auto stehen?«

»Im Parkhaus.«

»Gut, dann nehmen Sie jetzt Ihre Tochter, gehen ins Parkhaus und fahren nicht nach Hause, sondern auf die Autobahn München – Stuttgart bis kurz vor Stuttgart zum Flughafen, parken dann am besten auf P0, dort ist es für Langzeitparker am billigsten, und erkundigen sich nach dem nächsten Flug nach Tunesien, Marokko oder Mallorca, jedenfalls irgendwohin, wo es keine Pollen gibt. Dort bleiben Sie die nächsten Wochen, mieten sich in einem Hotel am Meer ein und warten ab. Sie können ja alle paar Wochen zu Hause anrufen und fragen, wie es mit dem Pollenflug steht. Wenn Pollen noch unterwegs sind, soll Ihnen Ihr Mann ein bisschen Geld überweisen, sind die Pollen weg, soll er Ihnen Tickets für den Rückflug besorgen, und alles ist gut.«

»Hahaha, das meinen Sie doch wohl nicht im Ernst?«

»Doch, wenn Sie in Marokko am Meer sind, haben Sie weder Pollen zu befürchten noch Hausstaubmilben. Die Schleimhaut Ihrer Tochter wird nicht weiter geärgert. Es kommen keine neuen Entzündungszellen dazu, wir brauchen also kein Cortison, weil es nichts zu behandeln gibt. Die Reaktionen, die Ihre Tochter jetzt zeigt, werden jeden Tag besser werden, und wir kommen ganz ohne Medikamente aus.«

»Ich kann doch jetzt nicht nach Marokko fliegen.«

»Gnädige Frau, da kann jetzt wiederum ich nichts dafür. Bleiben Sie mit Ihrer Tochter in Deutschland, dann werden wir uns damit beschäftigen müssen, dass jeden Tag Millionen von Pollen weiter über die Schleimhäute der Bronchien

Ihrer Tochter herfallen, Reaktionen erzeugen und offensichtlich auch nach Einschätzung Ihres Homöopathen die Gefahr besteht, dass es immer schlimmer wird.«

Okay, eine längere Reise war nicht drin, aber wenigstens begann so langsam der Groschen zu fallen. Einige Tage nach dem Termin fand eine Patientenschulung statt, wo wir das ganze Problem noch einmal ausführlich mit der Mutter besprechen konnten mit dem Erfolg, dass sie dann doch ein entzündungshemmendes, cortisonhaltiges Asthmaspray einsetzte. Die junge Patientin kam mir einige Wochen später bei der nächsten Kontrolle freudestrahlend entgegen, weil ihre Beschwerden innerhalb weniger Tage vollständig und dauerhaft verschwunden waren. Wir vereinbarten dann noch, im kommenden Winter eine Hyposensibilisierung zu beginnen, die mittlerweile bereits erste Früchte trägt.

Falls Ihnen beim Einsatz von Cortison die lange Dauer immer noch Sorgen bereiten sollte, kann ich Sie beruhigen: Nein, Sie werden nicht abhängig von diesen Medikamenten. Und nein, Sie werden wirklich keine gefährlichen Nebenwirkungen erleben, allenfalls vorübergehende Heiserkeit oder Reizerscheinungen im Mund, wenn nach der Inhalation keine ausreichende Mundpflege möglich war. Das einzige Ziel dabei ist es, Ihnen langfristig und zuverlässig und eben auch ohne relevante Nebenwirkungen einen Weg zur dauerhaften Sanierung der Schleimhaut und damit zur erfolgreichen Bekämpfung von Asthma zu eröffnen. Alles andere sind überwiegend Schauermärchen von gestern.

Wenige Tausendstel Milligramm genügen

Im Zusammenhang von Cortison und Asthma müssen wir über das Inhalieren sprechen. Ein großer Vorteil besteht nämlich darin, dass wir beim Inhalieren sehr viel weniger Cortison benötigen, als wenn wir Tabletten einnehmen. Das ist ganz einfach zu verstehen, wenn Sie eine ungefähre Vorstellung davon haben, wie viel die Schleimhaut Ihrer Bronchien wiegt.

Die meisten haben keine Vorstellung davon, wie eine Lunge überhaupt aussieht. Nur in meiner bayrischen Heimat ist es üblich, beispielsweise saures Lüngerl zu essen, typischerweise aus einer Kalbslunge oder Schweinelunge gemacht, die im Übrigen etwa die Größe einer menschlichen Lunge besitzen. So ein Lüngerl wiegt um die ein bis zwei Kilo. Das meiste davon aber ist Flüssigkeit und Gewebe. Würde man mit einer feinen Schere alle Bronchien aufschneiden und die Schleimhaut vorsichtig herauskratzen, kämen vielleicht 100 bis 150 Gramm zusammen. Mehr sicher nicht, wobei ich es auch nicht genau weiß, weil ich die Schleimhaut auch noch nie gewogen habe. Bleiben wir aber für unser Beispiel bei 100 Gramm.

Jetzt nehmen wir einen gestandenen Mann wie mich, ich wiege je nach Luftdruck zwischen 120 und 140 Kilo. Wenn ich die Schleimhaut meiner Lunge mit Cortisontabletten behandeln wollte, müsste ich von der großen Zehe bis zur Nasenspitze den ganzen Körper mit Cortison überfluten, damit die Schleimhaut genügend abbekommt. Leider sind wir – außer bei einigen Tumormedikamenten – bislang nicht in der Lage, Medikamente ganz gezielt nur dort hinzuschleusen, wo sie auch wirklich benötigt werden. Statt 100 Gramm Schleimhaut zu behandeln, müsste ich in meinem Fall deutlich über 100 Kilo, mehr als das Tausendfache, mit Chemie tränken, also einen gigantischen Overkill machen.

Ist es da nicht ein Glück, dass wir es im Fall von Asthma mit einem Organ zu tun haben, das unmittelbar von außen zugänglich ist? Atme ich einmal tief ein und nehme dabei genügend Substanz mit, dann kann ich die Schleimhaut von außen behandeln und brauche nur einen Bruchteil der Menge, die bei Tabletten notwendig wäre. Konkret bedeutet dies, dass wir im Fall von Cortison als Spray mit wenigen µg (Mikrogramm, also tausendstel Milligramm) behandeln können, wo ansonsten Medikamentenmengen im Grammbereich notwendig wären. Zur Erinnerung: Die körpereigene Produktion liegt bei etwa 20 bis 30 Milligramm pro Tag.

Würde ich nun eine Menge von beispielsweise 100 oder 200 µg Cortison wie ein Junkie in Kochsalzlösung auflösen und in meinen Körper spritzen, dann würde er sich vielleicht ein bisschen darüber wundern, was das jetzt soll, angesichts der geringen Menge, aber er würde sicherlich nicht dazu übergehen, selbst kein Cortison mehr zu produzieren. Selbst dann nicht, wenn ich diese Behandlung über einen längeren Zeitraum durchführen würde. Das ist aber ja nicht der Fall. Ich inhaliere das Medikament, es kommt ganz gezielt dort an, wo es gebraucht werden kann, und nur ein kleiner Bruchteil kommt in die Schleimhaut und wird verschluckt.

Cortisonhaltige Sprays sind der beste Schutz gegen ein vorhersehbares allergisches Geschehen. Damit kann die Schleimhaut dauerhaft von Entzündungszellen frei gehalten und der Motor des allergischen Geschehens am wirkungsvollsten gebremst werden. Ihr Einsatz ist deshalb auch am sinnvollsten, wenn Allergenkontakte demnächst bevorstehen, nicht erst, wenn sie bereits stattgefunden haben. Es gilt hier das Gleiche wie bei der Pille: Wirksam ist das Ganze nur, wenn es vorher genommen wird und nicht erst, wenn das Kind schon in den Brunnen gefallen ist.

Am besten wäre es, wenn Patienten mit einer Pollenallergie von ihrer Krankenkasse oder ihrem Arzt eine SMS bekämen, wenn die Meteorologen den ersten Pollenflug vorhersagen, und dann spätestens anfangen, ein cortisonhaltiges Präparat zu inhalieren oder als Nasenspray einzusetzen. Leider passiert das nur in den seltensten Fällen, und sitzt man dann mit einem handfesten allergischen Asthmaanfall beim Arzt, hat man leider wieder kostbare Zeit verloren.

Ich hoffe sehr, es ist deutlich geworden, was es mit Cortison – jedenfalls bei der Anwendung als Pulver oder Spray an den Schleimhäuten der Lunge oder der Nase – auf sich hat und dass diese Behandlung eine ideale Strategie darstellt, mit chronisch-entzündlichen Erkrankungen wie Asthma zurechtzukommen. Darüber hinaus kann sie auch bei Kindern und Schwangeren verantwortungsvoll durchgeführt werden.

Zaubern gegen Asthma

Apropos Kinder: Wie bekommt man ein Kind dazu, ein übel schmeckendes Medikament ein- oder zweimal am Tag zu inhalieren? Bei Kindern und Jugendlichen ist es ohnehin nicht ganz so einfach, überhaupt Interesse und langfristige Bereitschaft zu einer Inhalationstherapie zu wecken. Wer zieht sich schon gerne ein Medikament rein, dessen Anwendung auch noch von den Eltern argwöhnisch beäugt wird? Wie uncool ist das denn?

Ein sehr häufig eingesetztes Inhalationsmedikament wird als sogenannter Diskus gefertigt, der portionsweise die einzelnen Pulverdosen enthält. Das Teil sieht eigentlich ganz passabel aus, oft in knalligen Farben, von der Form her ähnelt es aber entfernt einem Cheeseburger, zumal man ihn beim Inhalieren auch genauso hält. Also habe ich den Diskus

157

einfach in »Inhalations-Big-Mac« umbenannt. Das kommt gut an. Meist kann es der kleine Patient gar nicht abwarten, dass man in die Apotheke geht und so ein Teil holt, damit er endlich damit inhalieren kann. Warum also soll man es sich schwer machen, wenn es auch einfach geht? Obendrein ist beim Pulver das Geschmacksproblem dadurch gelöst, dass es auf Milchzucker basiert und deshalb einen süßlichen Geschmack im Mund hinterlässt.

Bei Sprays ist es ein bisschen komplizierter. Hier geht es nicht nur darum, dass das Mittel überhaupt genommen wird, hier ist es auch wichtig, das Auslösen des Sprays und die Inhalation optimal miteinander zu koordinieren, damit die Substanz nicht überwiegend in den Mund geht und dort nicht nur keine Wirkung erzielt, sondern vielleicht sogar unangenehme Begleiterscheinungen auslöst. Im Fall von Cortisonspray kann das beispielsweise die Besiedelung mit Hefepilzen sein. Das ist zwar ungefährlich, brennt aber und fördert die Compliance nicht, wie die »Therapietreue« des Patienten genannt wird. Kinder und Jugendliche haben dann einfach keinen Bock mehr auf das Spray.

Falsch angewendet, gelangt das Medikament allerdings nicht tief genug in die ganz kleinen Atemwege hinein, wo es eigentlich hingehört. Erreichen kann man das durch Einsatz eines sogenannten Spacers. Dabei handelt es sich um einen zeppelinförmigen Plastikvorsatz, auf den einerseits das Spray aufgesteckt wird und mit dem andererseits über ein Rückschlagventil eingeatmet werden kann. Das Geniale bei diesem Teil ist, dass jetzt das Auslösen des Sprays und die Inhalation voneinander entkoppelt verlaufen können, sodass Kinder damit wesentlich weniger Probleme haben.

Bei Kindern ist es manchmal auch hilfreich, wenn man gegen Asthma ein bisschen zaubern kann. Damit nun das Inhalieren, das in der Regel zweimal täglich durchgeführt werden muss, auch wirklich funktioniert, verzaubere ich gerne das Spray. In meinem Ordinationszimmer hängt hinter mir als große Marionette ein Zauberer, von dem ich mir für solche Zwecke den Zauberstab leihe. Dazu habe ich mir auch einen Zauberspruch frei nach Harry Potter ausgedacht:

»Asthma deletur – pulmonis curando!«

Das funktioniert in der Regel auch ganz gut, jedenfalls ab dem Alter, in dem Harry Potter ein Begriff ist. Allerdings kann es auch einmal schiefgehen. Eines Tages rief mich ein hausärztlicher Kollege an und meinte, er müsse mir jetzt schon mal sagen, dass er nicht so mit sich umspringen lasse. Vor ihm sitze ein junger Mann, der von ihm verlange, dass er gefälligst das gerade nachverordnete Spray verzaubere. Nur durch den Zauber von Dr. Barczok könne das Spray wirklich funktionieren. Er habe aber keinen Zauberstab und frage sich auch, was das Ganze überhaupt solle. Ich habe ihn kollegial beruhigt, den jungen Mann gleich für den nächsten Tag in meine Sprechstunde einbestellt und überlegt, wie ich das Problem in Zukunft lösen könnte. Die Lösung liegt natürlich auf der Hand. Seither verzaubere ich immer den Spacer und nicht das Spray. Den Spacer muss man vielleicht alle paar Jahre auswechseln, das Spray aber kann in Zukunft problemlos der Hausarzt verordnen, da ja die Zauberkraft im Spacer erhalten bleibt. Also aufgepasst beim Zaubern!

Bei Erwachsenen funktioniert das im Grunde ganz genauso. Nur sind die Erwartungen etwas höher und die Vorstellungen etwas banaler. Aber auch hier gehört dazu, dass man nicht einfach hinter sich greift, ein Spray aus der Schublade holt und lediglich sagt: »Jetzt probieren wir mal was anderes aus.« Wird stattdessen eine neue Behandlungsstrategie verkündet, intensive Atemübungen mit dem Spacer ergänzt, mehrfach unter rhythmischer Auf-und-ab-

Bewegung des Oberkörpers das Spray bis in die letzte Alveole geleitet und damit banale Chemie mit einem mystischen Inhalationsritual überlagert – dann wirkt das einfach ganz anders!

Von der »Schlaglochmedizin« zur Erfolgsstrategie

Doch selbst mit Zauberei lässt sich die Tatsache nicht umgehen, dass eine erfolgreiche Therapie gegen Asthma nicht in Kategorien von Tagen oder Wochen geplant werden darf, sondern im wahrsten Sinne des Wortes einen langen Atem benötigt. Trotz akut auftretender Probleme ist Asthma eine chronische Erkrankung. Genau darin liegt aber das Problem. Die moderne Asthmatherapie ist so effizient und wirksam, dass die meisten Patienten schon nach wenigen Tagen oder Wochen das Gefühl haben, das Schlimmste sei vorbei, man sei diesmal noch mit einem blauen Auge davongekommen und könne die Medikamente jetzt guten Gewissens wieder absetzen – vor allem die, denen man noch immer zutiefst misstraut, also vor allem das Cortison.

Dummerweise ist genau das der falsche Schritt. Denn die Zellen, um die es bei der Behandlung geht, leben nicht ein oder zwei Tage, Wochen oder Monate, sondern eben besagte zwölf Monate. Und wenn sie nicht gestorben sind, dann warten sie tief versteckt in der Schleimhaut auf ihre nächste Chance, wie ein Bär im Winterschlaf auf den nächsten Frühling wartet. Und irgendeine Chance wird schon kommen: mit dem nächsten Infekt, dem nächsten Allergieschub, dem nächsten Kälteeinbruch. Dann werden Sie als Asthmatiker wieder nachts im Bett sitzen, nach Luft ringen, Tabletten schlucken, Sprays nehmen und schwören, diesmal alles ganz anders zu machen, die Medikamente regelmäßig und konsequent zu nehmen und überhaupt ein neues Leben zu beginnen.

Super! Das Problem ist nur, dass es Ihnen ein paar Tage später wieder gut geht und prompt alle guten Vorsätze erneut über Bord gehen, und so läuft es immer wieder und wieder. Wir nennen das dann »Schlaglochmedizin«, denn Sie eiern von Schlagloch zu Schlagloch, und dabei gibt es immer mehr Probleme, weil sich der Feind in den Pausen erholt, wenn wir ihm nicht dauerhaft Paroli bieten. Ein nachhaltiges und strategisches Denken bei der Behandlung von Asthma ist genauso gefordert wie Disziplin und Durchhaltevermögen. Eine Therapie »nach Bedarf« oder »to go« gibt es hier nicht.

Der Knackpunkt ist also immer wieder der Moment, an dem man vom Asthma nichts mehr spürt. Oder sollte ich besser sagen: scheinbar nichts mehr spürt? Kann man Asthma überhaupt spüren? Na klar! Das wird Ihnen jeder, der schon einmal richtig Probleme mit Asthma hatte, bestätigen. Leider ist es nicht ganz so einfach. Wäre es so einfach, dann hätten wir viel weniger Probleme damit, Medikamente gegen Asthma regelmäßig und vor allem auch lange genug zu nehmen. Denn Asthma spürt man in Ruhe erst, wenn 50 Prozent oder mehr der Bronchien verengt sind! Das führt ganz viele Asthmatiker leider immer wieder auf den Holzweg: Selbst wenn sie sich belasten, nehmen sie Asthma häufig gar nicht zur Kenntnis, erklären Atemnot mit Trainingsmangel oder Winterspeck. Tatsache ist, dass die meisten Asthmatiker die Medikamente nur in Phasen regelmäßig und zuverlässig nehmen, in denen es ihnen schlecht geht, und dass sie auch dann meist nur die Medikamente nehmen, die schnell und intensiv die Bronchien erweitern. Medikamente, die als nicht ganz so spektakulär wirksam erlebt werden, dafür aber die Chance eröffnen würden, dauerhaft den Kampf gegen die Erkrankung gewinnen zu können, werden dagegen eher vernachlässigt. Doch statt

Hauruck wäre ein gemäßigter Langstreckenlauf die viel bessere Entscheidung. Sonst landet man am Ende nur im nächsten Schlagloch.

Asthmacontrolling: Wie stabil sind meine Bronchien?

Wie kann ich nun bei fehlenden Beschwerden feststellen, wie es mit der asthmatischen Entzündung in meinen Bronchien steht? Die Lungenfunktion beim Arzt zu testen ist sicherlich die zuverlässigste Möglichkeit, eine Aussage über den Zustand der Bronchien zu bekommen. Der Arzt hat die Möglichkeit, nicht nur die Lungenfunktion zu messen, sondern auch Tests durchzuführen, wie stabil die Bronchien sind. Mehr Informationen dazu finden Sie im Kapitel »Die Lunge auf dem Prüfstand«. Welche Möglichkeiten gibt es aber für den Patienten selbst, eine Aussage über sein Asthma zu treffen, etwas dazu zu sagen, wie gut kontrolliert das Asthma im Moment ist? Im Wesentlichen gibt es hierfür drei Möglichkeiten, seit kurzem auch noch eine vierte.

Die am häufigsten praktizierte Möglichkeit ist es, zu sehen, ob es pfeift, wenn man im Bett liegt oder sich belastet, ob man husten muss und ob man im schlimmsten Fall keine Luft bekommt. Der Nachteil dieser Methode ist, dass die Ergebnisse von Tag zu Tag sehr schwanken, je nachdem, wie aktiv die Asthmazellen im Moment sind. Leider hat dies nur wenig damit zu tun, wie gut das Asthma nun wirklich im Griff ist.

Die zweite Möglichkeit, eine Aussage zur Qualität der Asthmakontrolle zu bekommen, ist die Bestimmung der sogenannten Peak-Flow-Werte, abgekürzt PEF-Werte. Hierzu muss wenigstens zweimal täglich vor und nach dem Inhalieren von Asthmamedikamenten in ein kleines Messgerät geblasen werden. Ein solches Gerät kann von jedem Arzt verordnet und in einer Apotheke geholt werden. Der dabei erhobene Wert sagt etwas über die Qualität der Asthmakontrolle aus. In dem Gerät stecken nämlich eine kleine Spiralfeder und ein Marker, der durch festes Hineinblasen in das Gerät nach oben befördert wird, und zwar umso mehr, je stärker man hineinbläst. Die Besucher bayrischer Volksfeste kennen dieses Prinzip vom »Hau den Lukas!« beziehungsweise von der Alkoholkontrolle durch die Polizei. Dieser einfache Test lässt durchaus eine sehr gute Aussage zur Asthmakontrolle zu, da es natürlich von der Weite der Bronchien abhängt, wie schnell man die Luft ausstoßen und damit den Marker nach oben treiben kann. Die Nachteile dieser Methode sind, dass man mehrfach am Tag messen muss und dass die Geräte nicht geeicht werden können. Sie lassen aber einen gut reproduzierbaren Schluss zu der Frage zu, ob es mit den Werten gerade nach oben oder nach unten geht und ob man Konsequenzen für die Asthmabehandlung ziehen muss oder nicht.

Eingebürgert hat es sich, dies als Ampel grafisch wiederzugeben. Liegen die gemessenen Werte zwischen 80 und 100 Prozent des in guten Zeiten maximal erreichbaren Wertes, liegt man im grünen Bereich, bei Werten zwischen 50 und 80 Prozent zeigt die Ampel Gelb, und unter 50 Prozent sind Sie im roten Bereich angekommen. Roter Bereich bedeutet: Alarm! Entweder müssen Medikamente für den Notfall aktiviert werden, falls ein solcher Notfallplan existiert, oder aber Sie sollten umgehend zum Arzt.

Der gelbe Bereich signalisiert bereits, dass etwas nicht stimmt, die Basistherapie sollte gegebenenfalls intensiviert werden, beispielsweise die Einnahme von inhalativen Cortisonpräparaten erhöht werden. Bei Grün kann man sich ein Stück weit beruhigt zurücklehnen, aber dies bedeutet nicht, dass man einfach alle Medikamente weglassen darf! Man ist jetzt sozusagen in der Reparaturphase der Bronchien, die laufende Basistherapie kann beibehalten werden, Tag für Tag arbeitet man sich jetzt an das Ziel einer langfristigen Asthmabeherrschung heran. Jeder Tag in der grünen Phase ist ein Tag, der uns weiter wegbringt von der Erkrankung. Da wir aber wissen, dass Asthmazellen gut zwölf Monate in der Schleimhaut sitzen können, bevor sie verschwinden, müssen wir auch entsprechend lange eine grüne Phase sicherstellen, möglichst durchgehend. Erst dann können wir uns sicher sein, dass der Krieg gegen Asthma gewonnen ist.

Dem roten Bereich sollte man am besten konsequent aus dem Weg gehen. Sackt der Peak-Flow-Wert in diesem Bereich ab, ist Gefahr im Verzug. Jetzt gilt es, entsprechend dem mit dem Arzt vereinbarten Notfallplan zu handeln, und wenn dies nicht ausreicht, den Notarzt zu holen.

Eine dritte Möglichkeit, die Asthmakontrolle zu optimieren, ist, den sogenannten Asthmakontrollplan durchzuführen. Der besteht aus fünf Fragen, die in großen Studien hinsichtlich ihrer Aussagefähigkeit validiert wurden und eine klare Aussage dazu zulassen, wie gut kontrolliert das Asthma im Moment ist. In diesen Fragen wird beispielsweise geklärt, wie oft in den letzten vier Wochen Notfallmedikamente zum Einsatz kommen mussten, wie stark das Asthma den Alltag beeinflusst oder in der Nacht Beschwerden ausgelöst hat. Beantwortet man diese Fragen genau und zuverlässig, hat man eine gute Einschätzung vor sich, wie sich das Asthma in den letzten vier Wochen entwickelt hat. Meistens kommen Patienten mit Werten unter 20 (der Maximalwert liegt bei 25) in die Sprechstunde, verbessern sich dann auf Werte zwischen 20 und 25 und können hoffen, einen ausreichenden Sicherheitsabstand zwischen Asthma und einer stabilen Gesundung zu erreichen. Entscheidend ist mal wieder die lange Strecke.

Da diese Fragen nur alle vier Wochen konzentriert und intensiv beantwortet werden müssen, kann dies eher als der PEF-Wert als Basiskontrolle verwendet werden. Sie können sich auf der Webseite der Atemwegsliga (atemwegsliga.de) über den Link im Service-Bereich zum Asthmakontrolltest ACT die Fragen runterladen oder den Test gleich online ausfüllen. Es gibt dort übrigens auch extra eine Version für Kinder.

Die vierte Kontrollmöglichkeit, die ich Ihnen vorstellen möchte, ist noch recht neu, aber sehr spannend. Hier wird nicht überprüft, welche Folgen die Aktivität von Entzündungskontrollen im Hinblick auf die Lungenfunktion hat. Hier wird vielmehr unmittelbar die Aktivität von Abwehrzellen in der Tiefe der Atemwege gemessen. Aktive Zellen produzieren Stickoxid (NO), das in der Atemluft direkt mit Sensoren gemessen werden kann. Ein hoher Wert spricht für eine ausgeprägte entzündliche Aktivität, ein niedriger hingegen für wenig Aktivität.

Erstmals in der Geschichte der Asthmabehandlung haben wir hiermit eine Möglichkeit zur ganz unmittelbaren Kontrolle der Entzündung in den Atemwegen zur Verfügung, mit der man jetzt sozusagen die Behandlung titrieren, also exakt an der aktuellen Entzündungsreaktion ausrichten kann. Diese Möglichkeit der Kontrolle ist noch so neu, dass sie bislang in den Leistungskatalog der Krankenkassen noch keinen Eingang gefunden hat. In manchen Praxen wird die Untersuchung aber als kostenpflichtige Leistung angeboten. Es wird demnächst sogar die Möglichkeit geben, den NO-Wert mit einem kleinen Gerät zu Hause messen zu können.

Mit der Messung des NO-Wertes können wir die Asthmatherapie zwar laufend an die Aktivität der Erkrankung anpassen, sie also kurzfristig verstärken, wenn Probleme auftreten, oder aber reduzieren, wenn im Moment nur geringe Probleme bestehen. Doch so sinnvoll das sein kann, so sehr müssen wir auch aufpassen, dass wir nicht wieder in die Schlaglochfalle tappen.

Wir sollten die Behandlung keinesfalls beenden, bevor klar ist, dass in der Tat die Zahl der Zellen so gering geworden ist, dass ein Wiederaufflammen der Erkrankung nicht mehr unmittelbar bevorsteht. Dies gilt insbesondere für die strategische Langzeittherapie, also beispielsweise die Einnahme inhalativer Cortisonsprays. Das Geheimnis liegt einfach darin, einen individuell maßgeschneiderten Behandlungsweg zu finden, der in seinen Erfolgen klar und zuverlässig definiert werden kann. Dann ist es möglich, ein richtiges Asthmacontrolling einzuführen und den Krieg gegen Asthma langfristig zu planen, Ziele zu setzen, Erfolge zu messen und schließlich den entscheidenden Sieg zu erringen. Denn nur ein gemeinsam von Arzt und Patient getragenes, langfristiges und positiv umgesetztes Behandlungskonzept bringt Sie weiter!

Das Beste aus beiden Welten: Sinnvolles und Sinnloses aus der Komplementärmedizin

Es ist übrigens ein Gerücht, dass sich ein solcher Weg nicht mit komplementärmedizinischen Behandlungsmöglichkeiten wie Homöopathie, Akupunktur oder Ähnlichem vereinbaren ließe. Das Gegenteil ist der Fall – man muss nur genau hinsehen! Häufig gelingt es, durch eine vernünftige Mischung von schulmedizinischen und komplementärmedizinischen Ansätzen das Beste aus beiden Welten zusammenzubringen und einen dauerhaften Therapieerfolg zu ermöglichen. Meine Frau, die ja Atemtherapeutin ist, spricht nicht gerne von Alternativmedizin, sondern lieber von Komplementärmedizin, womit gemeint ist, dass »natürliche« Behandlungsmethoden und Therapien nicht Schulmedizin ersetzen sollen, sondern ergänzen. Das sehe ich genauso: Wir sollten versuchen, das Beste aus beiden Welten in der Behandlung zu nutzen und zusammenzuarbeiten, und uns nicht gegenseitig Kompetenz und Behandlungserfolge absprechen. Teil dieser Wahrheit ist aber eben auch, dass es in aller Regel ohne schulmedizinische Ansätze nicht gelingt, langfristig erfolgreich zu sein.

Auf der anderen Seite wird der Schulmedizin häufig der Vorwurf gemacht, sie bemühe sich zu wenig um die Beseitigung der Erkrankung selbst und konzentriere sich stattdessen auf die Folgeerscheinungen, also auf Symptome statt Ursachen. Das ist so allgemein formuliert vollkommen falsch. Die entzündungshemmende medikamentöse Behandlung bietet bei Asthma eine sehr gute Chance, die Erkrankung dauerhaft erfolgreich anzugehen. Punkt.

Genauso richtig ist allerdings: Wenn beispielsweise Heilpraktiker Erfolge erzielen, dann doch oft, weil sie auf den Patienten eingehen, sich Zeit nehmen und die Kraft des Patienten selbst und seines Behandlers positiv bündeln. Das ist ein Ansatz, der in vielen eng getakteten Arztpraxen und vor allem in Krankenhäusern leider viel zu selten zum Tragen kommt. Nun haben wir als Mediziner ja auch noch richtig wirksame, tolle Medikamente. Würden wir es schaffen, die Wirksamkeit dieser Medikamente noch mit einem »positiven Feeling« zu versehen, dann würden wir die Wirkung der medikamentösen Therapie sicher noch erheblich steigern können.

Die Realität sieht dagegen leider manchmal anders aus. Da sitzen Patienten auf der Couch, vor sich die Nummer des Notarztes, und warten nach der Einnahme eines Cortisonsprays darauf, dass sie innerhalb der nächsten Minuten eine der Nebenwirkungen auf dem Beipackzettel anspringt. Welche grandiose Vergeudung von positiver Energie, die wir im Heilungsprozess nun wirklich brauchen könnten! Zusätzlich zu Studienergebnissen und Doppelblind-Versuchen würde wieder etwas mehr Empathie, Vertrauen und »Zauber« in der Arzt-Patienten-Beziehung bestimmt nicht schaden.

Die Nationale VersorgungsLeitlinie enthält auch ein Kapitel über Therapien, die bei Asthma nicht sinnvoll sind beziehungsweise für die es keine Studien gibt, die beweisen, dass diese Maßnahmen erfolgversprechend eingesetzt werden können. Unter anderem werden hier aufgeführt:

- Akupunktur,
- traditionelle chinesische Medizin,
- spezielle Ernährungsmaßnahmen,
- Homöopathie,
- Speläotherapie (Höhlentherapie),
- Ionisierer (Raumluftreiniger),
- Phytotherapie (Pflanzenheilkunde) und
- Hypnose.

Zunächst einmal muss betont werden, dass die Liste komplementäre Therapien aufzählt und keine Alternativtherapien. Diese begriffliche Unterscheidung ist wichtig. Aus meiner Sicht gibt es keine Alternativtherapien bei der Behandlung von Asthma und COPD im Sinne eines vollumfänglichen Ersatzes. Wir haben bei der Behandlung dieser beiden Erkrankungen hervorragende schulmedizinische Therapien zur Verfügung, die nur sehr begrenzt Nebenwirkungen zeigen oder vollständig frei davon sind und sehr effektiv helfen, die Lunge funktionsfähig zu halten beziehungsweise wieder funktionsfähig zu machen.

Es spricht aber nichts dagegen, sich darüber hinaus weiterer Behandlungsmöglichkeiten zu bedienen. Die Atemtherapie beispielsweise ist in besonderer Weise in der Lage, in Bereichen, in denen Medikamente kaum oder keine Wirksamkeit entfalten können, zusätzlich positive Effekte zu erzielen. Das Ziel muss aber immer bleiben, nicht Schulmedizin durch Alternativmedizin zu ersetzen, sondern weitere Behandlungsmöglichkeiten zusätzlich zu einer schulmedizinischen Basistherapie zu testen und gegebenenfalls einzusetzen. Wenn ich mir unter diesem Gesichtspunkt den obigen Katalog ansehe, muss ich zu einigen der Therapieformen noch ein paar eigene Anmerkungen machen. Zur Hypnose habe ich keine eigenen Erfahrungen und kenne auch keine Studien, die es geraten sein lassen, die Hypnose als wirksame Behandlung zu nutzen. Bei allen übrigen Therapieformen verfüge ich über Erfahrungen in der Praxis, teilweise ganz unterschiedliche.

Akupunktur und traditionelle chinesische Medizin

Akupunktur ist in manchen Bereichen der Medizin inzwischen durchaus anerkannt und wird auch von gesetzlichen Krankenkassen übernommen, allerdings bislang praktisch ausschließlich im Bereich der Schmerztherapie. Es spricht nichts dagegen, Akupunktur auch bei Asthma oder COPD zu nutzen, allerdings sind chronische Atemwegserkrankungen nicht gerade eine Domäne der Akupunktur. Sie wird auch in der traditionellen chinesischen Medizin bei diesem Krankheitsbild eher zurückhaltend genutzt, interessanterweise aber bevorzugt bei akuten Beschwerden. Aus meiner Sicht ist gerade beim allergischen Asthma eine fachmännisch durchgeführte Akupunktur immer eine Option, die schulmedizinischen Ansätze gut zu ergänzen. Als komplementäre Therapie spricht nichts dagegen.

In der Aufzählung der Leitlinie ist die traditionelle chinesische Medizin (TCM) gesondert aufgeführt, weil darunter neben der Akupunktur die unterschiedlichsten Therapieformen verstanden werden, mit denen ich mich im Einzelnen nicht beschäftigen möchte. Ich möchte als Beispiel eine kleine Anekdote erzählen, die zeigt, dass auch scheinbar natürliche Mittel durchaus problematisch sein können.

Ich hatte vor einigen Jahren einen vermögenden Privatpatienten mit schwerer COPD, der mittlerweile leider verstorben ist. Dieser Patient kam immer wieder in akuten Verschlimmerungsphasen zu mir, eines Tages blieb er aber für längere Zeit weg. Ich machte mir schon Sorgen, bis ich ihn zufälligerweise auf einer Messe in Ulm traf, auf der es um Alternativmedizin ging. Dort zeigte er sich begeistert von Murmeltierfett. Erstaunt fragte ich ihn, was das soll. Er sprudelte geradezu heraus, dass er ein neues Medikament entdeckt habe, das so gut helfe, dass er meine Medikamente nicht mehr brauche.

Als Bauunternehmer habe er nämlich eine Reihe von Mitarbeitern aus Kasachstan eingestellt, die ihm erzählten, dass man in ihrer Heimat im Herbst Murmeltiere schieße und mit deren Fett alle möglichen Erkrankungen behandle, beispielsweise auch Asthma. Ich konnte das zunächst nicht wirklich ernst nehmen, habe mich dann aber erkundigt. In der Tat ist es so, dass alle Winterschläfer in ihrem Fett große Mengen Cortison einlagern, um den Winterschlaf und die damit verbundene Minimierung aller Lebensvorgänge gut zu überstehen. Schießt man die Tiere in dieser Zeit und verflüssigt man vorsichtig ihren Winterspeck, so kann man Cortison und andere Substanzen in diesem Bereich finden. Der Patient nahm jetzt jeden Tag zwei Esslöffel von diesem Fett und hatte den Eindruck, das helfe enorm. In der Tat war die Lungenfunktion etwas besser, das wäre aber auch mit einem Cortisonspray oder notfalls auch Cortisontabletten möglich gewesen, für einen Bruchteil der Kosten, ohne Tiere abschießen zu müssen und vor allem: mit einem klaren Wirkungs-Nebenwirkungs-Verhältnis. Mit »bio« hat das jedenfalls nichts zu tun!

Spezielle Ernährungsmaßnahmen

Was Ernährungsmaßnahmen anbetrifft, bin ich der Meinung, dass sie nur sehr begrenzt sinnvoll sind. Die allgemeine Verhaltensmaßregel, beispielsweise keinen Zucker oder kein Schweinefleisch zu essen, um damit Asthma durchgreifend zu behandeln, halte ich nicht für erfolgversprechend und habe auch keine entsprechenden Erfahrungen sammeln können. Natürlich ist es wichtig, dass man bei echten Nahrungsmittelallergien das Allergen meidet, bei Nuss- oder Fischallergien zum Beispiel ist der Verzicht auf entsprechende Nahrungsmittel absolut notwendig. Darüber hinaus ist aus der Perspektive der Asthmabehandlung kein zusätzlicher Nutzen zu erwarten.

Homöopathie

An der Homöopathie scheiden sich die Geister, was die Schulmedizin anbetrifft. Auch ich bin der Meinung, dass die Behandlung eines Asthma- oder auch COPD-Patienten mit Homöopathika alleine nicht verantwortbar ist. Allerdings habe ich immer wieder Fälle erlebt, in denen Teilprobleme wie das Husten, die Verschleimung oder auch nächtliches Aufwachen mit Atembeschwerden durch Homöopathika durchaus positiv beeinflusst werden konnten. Wir können klar sagen, dass eine homöopathische Therapie keine Nebenwirkungen hat außer der, dass dadurch unter Umständen eine notwendige Basistherapie verhindert wird. Ist dies

171

nicht der Fall, wird Homöopathie also rein komplementärmedizinisch gesehen und eingesetzt, spricht aus meiner Sicht nichts dagegen, einen entsprechenden Behandlungsversuch zu machen.

Speläo- oder Höhlentherapie

Zu Recht aufgenommen ist dagegen die Speläotherapie (Höhlentherapie). Es gibt in Deutschland einige Höhlen, meist stillgelegte Bergwerke, in denen Patienten mit Atemwegsallergien oder Asthma besonders saubere und allergenfreie Luft atmen können, um davon dauerhaft zu profitieren. Leider muss man unterstellen, dass das so einfach nicht funktioniert.

Ich sage meinen Patienten in der Schulung gerne, dass ich deswegen nichts davon halte, weil ein Ulmer, der in den nächstgelegenen Asthmastollen in der Nähe von Aalen fährt, zunächst einmal eine halbe oder Dreiviertelstunde auf der Autobahn unterwegs ist und dabei fröhlich den ganzen Dreck einatmet, den ein paar Laster vor ihm in die Luft blasen. Dann geht es für ein paar Stunden in den Stollen bei hervorragend klimatisierter, angenehm feuchter und warmer Luft, die keinerlei Schadstoffe enthält, was ich auch gerne glaube. Anschließend setzt man sich wieder ins Auto und fährt zurück nach Ulm. Würde man dann einen dicken Strich unter den ganzen Vorgang machen, dann würde man schnell feststellen, dass die zusätzliche Dreckaufnahme auf den Autobahnen einerseits und das drei- oder vierstündige Einatmen sauberer Luft andererseits keinen wirklich sinnvollen positiven Effekt ermöglichen. Möglicherweise überwiegt sogar der Dreck, jedenfalls, wenn man in einen Stau gerät.

Wenn überhaupt, sind solche Therapien nur sinnvoll, wenn man längere Zeit in einer entsprechenden Umgebung verbringt. Ich rate dann gerne scherzhaft dazu, sich als Höhlenwärter anstellen zu lassen, ein halbes Jahr am Stück unter der Erde zu verbringen, sich ab und zu eine Pizza bringen zu lassen und im Feldbett zu nächtigen, sodass man wirklich Tag und Nacht in der reinen, optimalen Umgebungsluft verbringen kann. Dann würde man sicher einen heilenden Langzeiteffekt feststellen können. In der herkömmlichen Weise allerdings kann man sich davon nichts erwarten, sofern man nicht in unmittelbarer Nähe einer solchen Höhle lebt.

Raumluftreiniger
Ähnliches gilt auch für Raumluftreiniger. Immer wieder erlebe ich, dass Raucher im Hinblick auf mitleidende Ehepartner oder Kinder meinen, sie könnten das Übel dadurch beseitigen, dass sie erst rauchen und dann die Raumluft reinigen. Dies funktioniert fast nie in ausreichendem Umfang. Der beste »Luftreiniger« ist noch immer, die Luft erst gar nicht zu verdrecken und ab und zu kräftig durchzulüften.

Problematisch wird es, wenn mit sogenannten Ionisierern oder Ionisatoren gearbeitet wird. Man kann sich das Prinzip eines Ionisierers so vorstellen, dass die Luft mit den darin befindlichen Partikeln zunächst über eine Elektrode negativ aufgeladen wird und dann auf eine positiv geladene Anode trifft. Dabei werden dann alle vorab negativ aufgeladenen Partikel von der entgegengesetzt geladenen Elektrode angelockt und festgesetzt. Dafür ist eine hohe Spannung notwendig, um bei schnellem Luftfluss ausreichend effektiv eingreifen zu können. Das wiederum bedeutet aber, dass nicht nur Partikel wie Allergene aus der Luft herausgeholt werden, sondern aus zwei Sauerstoffmolekülen auch Ozon produziert wird. Das ist dann natürlich nicht so toll.

Das Herausholen allergisierender Stoffe aus der Luft hat mit zusätzlichem Ozon in meinen Augen einen hohen Preis. Sinnvoller wäre es – Sie wissen es bereits –, gar nicht erst zu rauchen.

Phytotherapie oder Pflanzenheilkunde

Auch Phytotherapeutika, also pflanzliche Medikamente, werden in dieser Tabelle sehr skeptisch gesehen. Das kann ich insbesondere für die Inhalationstherapie nachvollziehen.

Unvergesslich bleiben wird mir eine junge Patientin, die an einer diffusen Pollenallergie litt, unter anderem waren auch sogenannte Korbblütler wie Kräuterpollen beteiligt. Als sie während des Pollenflugs wieder verstärkt Beschwerden entwickelte, folgte sie dem Ratschlag von Angehörigen, statt dem »üblen« Cortisonspray doch lieber pflanzliche Mittel zu inhalieren, in diesem Fall Kamille. Dummerweise gehört auch die Kamille zu den Korbblütlern. Die schon asthmatisch veränderten, aufgequollenen Schleimhäute wurden also zusätzlich mit heißem Dampf und Kamille traktiert, was dazu führte, dass es nun auch hier zu einer dermaßen heftigen allergischen Reaktion kam, dass es der Patientin beinahe das Leben gekostet hätte.

Die Botschaft ist eindeutig: Pflanzliche Medikamente sollten zumindest von allergischen Asthmatikern grundsätzlich nicht inhaliert werden und möglichst auch ansonsten im Medikamentenschrank bleiben. Ausdrücklich ausnehmen davon möchte ich echte homöopathische Medikamente, also Medikamente, die hoch verdünnt, sprich: potenziert, eingesetzt werden. Hier ist mit keinerlei allergischer Reaktion zu rechnen, sodass solche Medikamente, wie oben erwähnt, im Problemfall Verwendung finden können.

Relaxation, autogenes Training und Co.

Ärgerlich ist, dass auch eindeutig sinnvolle Therapieformen wie die progressive Muskelentspannung (Relaxation) nach Jacobson, autogenes Training, Biofeedback-Training oder auch transzendentale Meditation (TM) in den Katalog der wenig sinnvollen Maßnahmen aufgenommen wurden. Hier hat sich das Gremium ganz offensichtlich nicht ausreichend damit beschäftigt, welchen enormen Einfluss die richtige Atmung auf das Krankheitsgeschehen gerade bei Asthma hat und dass hier ganz ohne Zweifel erhebliche positive Wirkungen gesehen werden können. Vielleicht lässt sich das in einer der nächsten Auflagen der Leitlinien noch ändern.

Nicht die Psyche macht Asthma, sondern Asthma verändert die Psyche

Immer wieder höre ich vor allem von Angehörigen: »Das ist doch alles nur die Psyche, wenn Menschen unter Asthma leiden!« Dabei lässt sich gerade am Beispiel des allergischen Asthmas sehr schön zeigen, wie definierte Auslöser (beispielsweise Gräserpollen) zu einer definierten Reaktion an der Schleimhaut und damit dann zum Asthmaanfall führen. Das Ursache-Wirkung-Prinzip ist mit »harten«, physischen Fakten nachweisbar. Auf der anderen Seite besteht der Mensch natürlich aus Körper, Geist und Seele, was bedeutet, dass auch Ängste oder Befürchtungen die Auslösung von Beschwerden enorm begünstigen können.

Klassisch bewiesen wurde der Zusammenhang zwischen subjektivem Erleben und objektivierbaren Beschwerden mit einem Film-Experiment. Patienten mit Heuschnupfen wurden mitten im Winter in einem Film mit blühenden Sommerwiesen konfrontiert. Prompt reagierte ein Teil der An-

175

wesenden mit typischen Allergiebeschwerden an Augen, Nase und Bronchien. Sie verhielten sich dann so, als hätten sie gerade Pollen eingeatmet. Doch was beweist das? Es beweist, dass es zwischen erlebten Beschwerden und erlebten Auslösern eine Wechselbeziehung gibt, die auch funktioniert, wenn es sich hierbei nicht um echte Pollen, sondern um eine visuelle Situation handelt, die die Anwesenheit von Pollen signalisiert. Richtig ist auch, dass Situationen, die uns Angst machen oder Hilflosigkeit signalisieren, Beschwerden enorm verschlimmern können. Beispiele dafür erleben wir tagtäglich in der Praxis.

Vor einiger Zeit war eine junge Frau mit bekanntem allergischem Asthma bei mir, die das sehr plastisch schilderte. Sie war am Tag vorher beim Joggen, als sie nach einigen Kilometern merkte, dass sie leichte Atembeschwerden entwickelte. Sie griff wie immer in ihre Trainingshose, um ihr Bedarfsspray herauszuholen – diesmal allerdings umsonst. Das Spray war unterwegs irgendwie aus der Tasche gefallen. Anstatt ruhig zu überlegen und gemächlich zum Auto zurückzulaufen, geriet sie immer mehr in Panik, fing auch an, typische Symptome einer Hyperventilation zu entwickeln, also immer schneller und unruhiger zu atmen. Bei einer bestehenden bronchialen Überempfindlichkeit wird Atemnot durch das Auskühlen der Schleimhaut dummerweise weiter verschärft, und so bekam sie schließlich einen Asthmaanfall, der so massiv war, dass sie notärztliche Hilfe in Anspruch nehmen musste.

Handelt es sich hierbei nun um hysterisches Asthma? War allein die Psyche daran schuld, dass sie einen Asthmaanfall bekommen hat? Ja und nein. Bei einer gesunden, normal empfindlichen Schleimhaut wäre vermutlich gar nichts passiert. Die bestehende Überempfindlichkeit der Schleimhaut zusammen mit der Hyperventilation, die vermehrt kalte Luft in die tiefen Atemwege brachte, und der zunehmenden Angst, der Situation ausgeliefert zu sein, hat das Problem drastisch verschlimmert. Die richtige Antwort darauf ist nicht, die Patientin zum Psychiater zu schicken, die richtige Antwort ist zum einen, die Behandlung, vor allem was die entzündungshemmende Komponente anbetrifft, zu verbessern und die Schleimhäute stabiler zu machen. Generell muss zum anderen – auch wenn in diesem Fall ein Missgeschick der Grund für das Fehlen war – an die Disziplin der Patientin appelliert werden, immer ein Bedarfsspray dabeizuhaben, vor allem bei erwartbaren Belastungen wie beim Sport.

Wenn dann der Einwand kommt: »Ja, dann bin ich ja völlig abhängig von so einem Spray!«, dann ist meine Antwort: »Nein, andersherum ist es richtig: Das Spray gibt Ihnen die Möglichkeit, völlig unabhängig von Ihrer Atemwegserkrankung zu sein. Nicht mehr die Erkrankung hat Sie im Griff, sondern Sie selbst können steuern, was passiert, indem Sie bei Bedarf einen Hub Ihres Bedarfssprays nehmen.«

Von der Macht der Wörter und Bilder
Gemeinsam mit meiner Frau habe ich vor kurzem an einem Webinar zum Thema Psyche und Asthma teilgenommen. Hier haben wir auch über solche Zusammenhänge gesprochen, wie sie sich bei der joggenden Asthmatikerin gezeigt haben, und die Probleme, aber auch Möglichkeiten erörtert, die sich daraus ergeben.

Ein Co-Referent, übrigens Polizei-Psychologe, hat uns beispielsweise darauf aufmerksam gemacht, dass auch die Emotionalität von Begriffen und Wörtern beachtet werden sollte. Beispielsweise verwenden wir schon immer den Ausdruck »Notfallspray« für Sprays, die schnell bronchienerweiternde Substanzen enthalten und deshalb in einer Situation von akuten Atemnotbeschwerden eingesetzt werden können und sollen. Allerdings signalisiert der Begriff, dass ein Notfall vorliegt, also etwas, was mich gefährdet und dadurch Angst und Sorgen auslösen kann. Wäre es da nicht besser, eine andere Begrifflichkeit zu wählen, beispielsweise einen neutralen Begriff wie »Bedarfsspray« oder gar einen positiven Begriff wie »Befreiungsspray« oder »Engelsspray«, jedenfalls etwas, was ausdrücklich mit positiven Gedanken und Emotionen besetzt ist?

Denkbar wäre auch, sich seine Hülle für das Spray selbst zu gestalten und es so zum dauerhaften Talisman zu machen. So einen Schutzengel hat man dann dabei, damit man immer und in jeder Situation selbst und optimal helfen kann und nicht auf andere angewiesen ist. Ohne großen Aufwand eröffnet sich hier ein viel zu oft brachliegender Spielraum in der Behandlung. Ich versuche seither, solche Elemente in meiner Sprechstunde zu nutzen und auch bei schwierigen, angstbesetzten Themen wie einer inhalativen Cortisontherapie, Antibiotika und Ähnlichem ein positives Gefühl im Patienten aufzubauen und zu nutzen. Bevor Patienten Angst bekommen, vor etwas ganz Fürchterlichem und Schlimmem zu stehen, vielleicht grüne Flecken zu bekommen oder ihren Körper massiv zu schädigen, wird sich ihr gesamtes Ich ganz anders verhalten und entwickeln. Sie können realistischer mit der Situation umgehen und sich beispielsweise sagen: »Gut, ich nutze jetzt dieses Medikament, das mir zeitlich befristet über die nächsten Tage hinweghilft und dafür sorgt, dass ich seelisch und körperlich wieder belastbarer werde und meinem Körper den Spielraum verschaffe, den ich brauche, um mich wieder zu erholen.« Ich bin jedenfalls überzeugt, dass positives Herangehen an eine Therapie, die

Sicht auf Chancen und nicht nur auf Risiken auch in der Medizin enorme Kräfte freisetzen und uns gemeinsam mit fachmännisch geplanten und gut vermittelten Therapien viele Optionen in der Behandlung eröffnen können, über die wir ansonsten nicht verfügen könnten.

COPD – wenn die Bronchien rosten

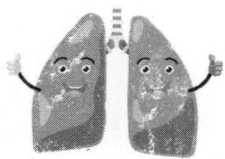

Die COPD (chronic obstructive pulmonary disease = chronisch atemwegsverengende Lungenerkrankung) ist in den letzten Jahrzehnten zu einer echten Volkskrankheit geworden, und zwar weltweit. Überraschenderweise ist der Begriff in Deutschland immer noch nahezu unbekannt. Während sich so gut wie jeder etwas unter Asthma vorstellen kann, löst der Begriff COPD meist nur Achselzucken und ratlose Blicke aus. Dabei ist die Zahl der Betroffenen deutlich größer als die Zahl derer, die unter Asthma leiden, bei uns trifft es bereits jeden zehnten Einwohner. In der Hitparade der Erkrankungen mit Todesfolge weltweit rangiert die COPD weit oben auf der Liste.

Die Abkürzung steht nicht nur für ein einzelnes Krankheitsbild, sondern ist vielmehr als Sammelbegriff zu verstehen, hinter dem sich in erster Linie chronische Bronchitis und Lungenemphyseme verbergen. Hauptursache für die »große Unbekannte«, die ich Ihnen in diesem Kapitel vorstellen möchte, ist die Auseinandersetzung der Lunge mit Dreck in der Luft. Die wichtigste Quelle dafür ist wiederum das inhalative Rauchen, weshalb der Volksmund COPD gerne auch »Raucherlunge« und den damit verbundenen Husten samt Auswurf »Raucherhusten« nennt.

Das Rauchen war nun bereits mehrfach Thema, weshalb ich hier nur noch auf die vorherigen Stellen im Buch verweise (zum Beispiel Seite 36) und nicht noch einmal alles wiederhole. Vielleicht reichen ja auch schon die Stichworte »gelähmte Flimmerhärchen« und »Dieselmotor im Wohnzimmer«, um Ihre Erinnerung aufzufrischen. Gerade die besonders empfindlichen kleinsten Atemwege werden am meisten betroffen, und vor allem dort, wo zwei Bronchien sich aufteilen und dadurch Luftwirbel entstehen, lagert sich besonders viel Dreck ab und überdeckt die Schleimhaut mit dicken Krusten. Das führt schließlich dazu, dass es zu einer chronischen Entzündung der Bronchien kommt, die sich verengen, vernarben und den Luftstrom immer schlechter und chaotischer nach unten kommen lassen. Weil die Müllabfuhr streikt, kann der Körper nur noch durch Husten und Verschleimung versuchen, ein bisschen Dreck nach oben zu bringen. Manche Zellen, die aufwärtsgeschoben werden, sind aufgedunsen und vergröbert. Werden sie mit dem Bronchoskop eines Lungenspezialisten erfasst, lautet die Diagnose vielleicht schon »atypische Zellen, verdächtig auf einen beginnenden Tumor«.

Nicht jeder Raucher erkrankt automatisch an COPD, nur etwa 30 bis 50 Prozent von ihnen bekommen Probleme. Doch falls Sie selbst Raucher sind und nun erleichtert aufatmen sollten: Niemand kann sich sicher sein, ob er zu dieser Gruppe gehören wird oder nicht. Vielleicht sind Sie es bereits und wissen es nur noch nicht. Nach etwa zwanzig Packet Years (ein Jahr lang jeden Tag zwanzig Zigaretten = ein Packet Year) ist die weibliche Lunge in der Regel so geschädigt, dass Medikamente eingesetzt werden müssen. Die männliche Lunge hält im Schnitt zehn Packet Years länger, was aber auch kein großer Trost sein kann.

Wird COPD vererbt?

Nein, COPD wird nicht wirklich vererbt, jedenfalls nicht so wie etwa die Augenfarbe. Was im Einzelfall unterschiedlich weitergegeben wird, ist beispielsweise die Qualität der Müllabfuhr unserer Lunge, also möglicherweise eine gewisse Anfälligkeit. Aber so eindeutig lässt sich das eben nicht vorhersagen. Es gibt Menschen, die können rauchen und bekommen keine COPD, und es gibt Menschen, die bekommen, wenn sie rauchen, über kurz oder lang eine COPD. Außerdem gibt es noch Menschen, die bekommen, auch ohne zu rauchen, eine COPD. Bei diesen gibt es tatsächlich eine genetische Komponente.

Ein spezieller Fall ist das Fehlen eines bestimmten Proteins, des Alpha-1-Antitrypsins (AAT). Der AAT-Mangel ist eine seltene Erkrankung. In Deutschland sind schätzungsweise zwischen 8000 und 10.000 Menschen betroffen. Aktuell wird bei uns jedoch nur bei etwa 25 Prozent der Betroffenen die Krankheit korrekt diagnostiziert. Es gibt also sehr viele Patienten, bei denen die Erkrankung gar nicht oder erst sehr spät erkannt wird. Das Protein wird dafür benötigt, zu verhindern, dass die überaus empfindlichen Lungenbläschen nicht durch Abwehrprozesse und Eiterbildung angefressen und zerstört werden. Es gibt verschiedene Ausprägungsformen des AAT-Defizits, doch all diesen Formen ist gemeinsam, dass inhalatives Rauchen sehr viel schlechter toleriert wird, als dies sonst der Fall ist. Folge kann dann wiederum das Entstehen einer COPD beziehungsweise eines Lungenemphysems sein.

Vererbt wird hier nicht eine schlechte Lunge, sondern eine schlechte Müllabfuhr, mit der man als Patient keine andere Wahl hat, als besonders sorgsam damit umzugehen. Andererseits ist der Lungenspezialist gehalten, immer dann nach dieser Erkrankung zu fahnden, wenn er Lungenschäden bei Patienten sieht, die eben nicht rauchen oder besonderen Luftschadstoffen ausgesetzt sind und trotzdem erkranken.

Die Lunge altert vor — in Riesenschritten

Rauchen kann dazu führen, dass die Lunge gleichsam voraltert. Einem dauernden Ansturm von Schadstoffen aller Schattierungen ausgesetzt zu sein ist wie chronischer Stress für alle Zellen in der Lunge. Und dieser Stress führt dazu, dass chronische Entzündungen entstehen, Wunden vernarben, Schleimhäute rissig und starr werden. Kurzum, sowohl die Bronchien als auch das Lungengewebe selbst altern vorzeitig unter dem Dauerbeschuss. Das hat wiederum zur Folge, dass einerseits Luft schlechter durch die verengten Bronchien hindurchkommt, andererseits Schleim und Abfälle nicht mehr so gut nach oben transportiert und aus dem Körper herausgeschafft werden können. Die kleinen Atemwege gehen nun in besonderer Weise kaputt. Zwar ist es der Lunge noch immer möglich, unter Aufbietung aller Kräfte Luft einzusaugen, das Ausatmen aber wird immer schwieriger, in den Lungenbläschen steigt der Druck, dauernder Husten erhöht die Belastung ebenso wie die Verschleimung. Immer mehr Lungenbläschen werden zerstört und stehen für den Gasaustausch nicht mehr zur Verfügung. Misst man die Lungenfunktion, sieht man, dass die Lungenleistung sehr viel schneller abnimmt, als dies vom Alterungsprozess zu erwarten wäre.

Die Abbildung zeigt, dass auch eine normale Lunge eines Nichtrauchers mit zunehmendem Lebensalter an Leistungsfähigkeit verliert. Die Lunge eines Rauchers allerdings zeigt einen viel schnelleren Verfall, sie altert vor. So kommt es, dass viele Raucher über eine Lungenleistung verfügen, die eigentlich erst Jahrzehnte später für sie zu erwarten gewesen wäre.

In der pneumologischen Sprechstunde mache ich mir das zunutze und berechne Rauchern gerne ihr »Lungenalter«. Wenn ich dann zu einer gut aussehenden fünfzigjährigen Patientin sagen muss: »Gnädige Frau, in Ihrem sportlichen, gepflegten Körper steckt eine fünfundsiebzig Jahre alte Luftfilteranlage, die Ihren Körper mit Energie versorgen soll«, ernte ich oft erst ungläubige Blicke und dann mitunter ein ahnungsvolles Erschrecken.

»Wollen Sie mir damit sagen, dass ich die Lunge einer fünfundsiebzigjährigen Frau habe?«

»Ja, genau das muss ich leider sagen, und wir sollten jetzt alles daransetzen, dass die Schere zwischen Ihrem biologischen Alter und Ihrem Lungenalter nicht weiter aufgeht. Vielleicht können wir sie sogar wieder etwas schließen.«

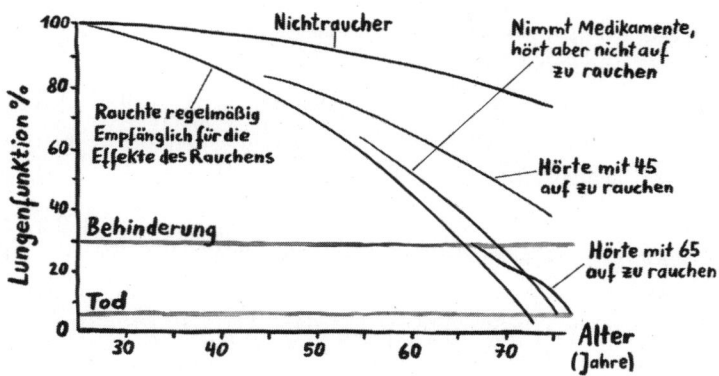

Raucherlungen altern schneller

Dazu muss man jedoch sagen, dass dies in den allermeisten Fällen nur schwer gelingt. Allenfalls in bescheidenem Umfang lässt sich der Lauf der Dinge nochmals zurückdrehen. Wenn eine solche Patientin sich verabschiedet, nachdem wir einen Behandlungsplan erstellt haben, und sich in der Tür noch einmal umdreht und fragt: »Wie alt, sagten Sie, ist meine Lunge?«, dann weiß ich, dass es gelungen ist, ein nachhaltiges Nachdenken einzuleiten. Vielleicht wurde sogar schon der berühmte Schalter im Kopf umgelegt, mit dem die Patientin es schaffen könnte, vom Rauchen loszukommen.

Übrigens ist es auch für mich ein schönes Erlebnis, wenn ich Patienten tatsächlich berichten darf, dass sich die Schere nicht mehr weiter öffnet, vielleicht sogar ein Stück weit schließt. Manchmal passiert es, dass Patienten mich freudestrahlend umarmen, wenn ich ihnen sagen kann: »Ja, Sie haben Ihre Medikamente genommen, Sie haben das Rauchen aufgehört, Ihre Lunge war beim letzten Mal zwanzig Jahre älter als Sie, und inzwischen sind es nur noch fünfzehn Jahre.« Wer kann schon seinen Patienten fünf Jahre jünger machen, auch wenn es »nur« die Lunge ist?

Ein Flugticket zurück in die Gegenwart kann Ihnen und Ihrer Lunge aber kein seriöser Arzt versprechen, so schön dieses Reiseziel auch wäre.

Das Problem mit dem Rückflugticket

Entwickelt sich eine zunehmende COPD über Jahre und Jahrzehnte, dann hinterlässt sie ein Bild der Zerstörung: Immer stärker verengt sich der Durchmesser der Bronchien, und immer häufiger gehen Lungenbläschen kaputt, reißen ein und bilden schließlich ausgeleierte, formlose Säcke, in denen der Gastransport nicht mehr wirklich funktioniert. Das Teuflische daran ist, dass dieser Vorgang nur sehr langsam vor sich geht und deshalb über lange Zeit verdrängt werden kann. Und so schwelt die Erkrankung leise vor sich hin, bis sie dann oft im Rahmen eines schweren Atemwegsinfektes oder einer Lungenentzündung plötzlich zuschlägt.

Als Faustregel gilt, dass Patienten mit einer COPD erst dann zum Arzt gehen, wenn mehr als die Hälfte der Lunge bereits irreversibel vernarbt und geschädigt ist. Selbst wenn es dann gelingt, den Patienten dazu zu bringen, das Rauchen einzustellen und Medikamente zu nehmen, ist es meist nicht mehr wirklich möglich, die Erkrankung auszuheilen und die Lunge zur alten Leistungsfähigkeit zurückzuführen. Denn die Lunge vergisst keine Zigarette.

Es ist daher wichtig, dass man, wenn man schon raucht, wenigstens regelmäßig die Lunge kontrollieren lässt. Am liebsten würde ich jedem eine Rose schenken, der seinen Partner endlich mal zum Lungenarzt bringt, obwohl er oder sie es gar nicht für notwendig hält. Typischerweise sitzen dann beide vor mir, und wenn ich frage, was mir die Ehre verschafft, kommt zurück: »Das weiß ich selber eigentlich auch nicht so genau, eigentlich habe ich gar keine großen Probleme, aber meine Frau/mein Mann war der Meinung, ich sollte mal die Lunge untersuchen lassen.«

Frage ich dann nach, wird schnell klar, dass schon wirklich große Probleme bestehen: Er kann nicht mehr bergauf laufen, sie muss an jedem Treppenabsatz stehen bleiben und verschnaufen (wenn der Aufzug mal wieder kaputt ist). Das ist typisch: Anzeichen gibt es eigentlich viele, aber man nimmt das Ganze nicht wirklich ernst. Zunehmende Atemnot unter Belastung wird oft auf ein angestiegenes Körpergewicht und/oder zunehmendes Alter geschoben, der Gang zum Arzt wird gemieden, weil man tief im Inneren ahnt, dann das Rauchen verboten zu bekommen.

Wenn der Verdacht auf eine COPD besteht, ist es wichtig, dass Sie mit Ihrem Hausarzt darüber sprechen und eine Abklärung durch einen Pneumologen in die Wege geleitet wird. Wahrscheinlich steht schon Ihrem Hausarzt ein Lungenfunktionstest zur Verfügung, mit der man den Verdacht zumindest weiter festigen oder entkräften kann. Auf alle Fälle ist der Pneumologe dazu in der Lage, eine Diagnose zu stellen und den Schweregrad abzuklären, wovon dann wiederum die Therapie abhängt. Nur wenn eine COPD rechtzeitig erkannt wird, kann man langfristig erfolgreich eingreifen. Dann sind mit dem Rückflugticket ein paar Etappen drin, und jede verschafft mehr Luft.

Cortison, Adrenalin, Vagolytika – was hilft?

Was den Einsatz von Medikamenten betrifft, so gelten bei COPD ganz ähnliche Grundsätze, wie wir sie bereits beim Asthma kennengelernt haben. Bei allen Erkrankungen der Atemwege sollte versucht werden, Medikamente nicht in Form von Tabletten einzusetzen, sondern als inhalierbare Substanzen, um sie ohne Umwege und ohne Verzögerung direkt dorthin zu bringen, wo sie wirken sollen. Der noch wichtigere Vorteil ist, dass nur ein Bruchteil der Wirkstoffmenge notwendig ist, die ansonsten benötigt würde, um den erwünschten Effekt zu erzielen.

Mit welchen Stoffen wird das bei COPD versucht? Außer den entzündungshemmenden Medikamenten in Form von inhalierbarem Cortison spielen bei der Behandlung von COPD wie bei Asthma auch vor allem bronchienerweiternde Medikamente eine wichtige Rolle. Diese Medikamente stammen alle von einer Ur-Substanz ab: dem Adrenalin.

Adrenalin ist ein Wirkstoff, der in unserem Körper produziert und dann freigesetzt wird, wenn wir uns aufregen oder Gefahr droht. Adrenalin hat die Aufgabe, uns von einer Sekunde auf die andere in einen besonders aufmerksamen Wachzustand zu versetzen, beispielsweise weil uns früher zu Neandertaler-Zeiten gerade ein Bär oder Wolf gegenüberstand oder heute plötzlich jemand mit einem Messer auf uns zukommt. Was dann passiert, werden wir beim Thema Schlafapnoe (ab Seite 211) genauer kennenlernen. Es geht darum, was Adrenalin in uns auslöst. Unser Schreckhormon erhöht schlagartig Herzfrequenz und Blutdruck, dadurch werden Körper und Muskulatur stärker durchblutet, man kann im Zweifelsfall schneller laufen oder zurückschlagen. Die Pupillen werden verengt, damit unser räumliches Sehen besser wird und wir die Entfernung zum Gegner besser einschätzen können. Im Handumdrehen sind wir dank des Adrenalins bereit für Kampf oder Flucht.

Eine weitere Wirkung, die wir uns medikamentös an der Lunge zunutze machen können, passt genau in dieses Bild. Wenn es darauf ankommt, gegebenenfalls so schnell wie möglich die Beine in die Hand zu nehmen, ist es fast schon logisch, dass unsere Bronchien maximal erweitert werden und die Atmung vertieft wird, um die Sauerstoffversorgung so gut wie möglich zu gewährleisten. Und so verwundert es auch kaum, dass Adrenalin das stärkste bronchienerweiternde Medikament ist, über das wir verfügen. Allerdings ist es in Deutschland für diese Indikation als Spray heute nicht mehr auf dem Markt, in anderen Ländern der Welt, beispielsweise in den USA, ist es nach wie vor verfügbar.

Warum wurde es bei uns nicht mehr zugelassen? So komisch es klingt: Es war zu wirksam! Es gab in den sechziger

Jahren eine Vielzahl von Todesfällen in Zusammenhang mit dem Einsatz dieses Medikaments zu beklagen, dann nämlich, wenn die Menschen bei akuten Atembeschwerden Adrenalin in großen Mengen inhaliert haben und dadurch das Herz-Kreislauf-System überlastet wurde. Heute wissen wir, dass wir mit sehr viel kleineren Mengen Adrenalin genauso viel erreichen können beziehungsweise mit Abkömmlingen des Adrenalins, bei denen man Wert darauf gelegt hat, die bronchienerweiternde Wirkung zu erhalten und gleichzeitig die anderen Wirkungen »wegzuzüchten«, insbesondere die Erhöhung von Herzfrequenz und Blutdruck. Noch immer wird intensiv an der Pharmakologie des Adrenalins geforscht und gearbeitet, und die Früchte dieser Arbeit werden in Form immer weiter verbesserter Medikamente sichtbar. Wir verfügen inzwischen über eine ganze Reihe von bronchienerweiternden Substanzen mit ganz unterschiedlichem Profil. Ein Teil wirkt schnell und intensiv, andere Substanzen wirken über einen längeren Zeitraum von sechs bis acht Stunden, die neusten Medikamente sind sogar vierundzwanzig Stunden wirksam und müssen daher nur einmal täglich genommen werden. Unabhängig von der Wirkdauer ist allen aber nach wie vor gemein, dass sie die Bronchien erweitern und den Luftfluss maximal fördern. Moderne inhalative Varianten kann man daher heute mit großer Sicherheit und geringen Problemen bei anhaltend guter Wirksamkeit einsetzen.

Allerdings gibt es bei COPD-Patienten, die rauchen, noch ein spezielles Problem zu beachten. Ich erkläre das meinen Patienten immer so: Durch bronchienerweiternde Medikamente machen wir den Weg frei für frische Luft und Sauerstoff. Doch wir können keinen Filter mitliefern. Wird anschließend statt frischer, sauberer Luft feinstaubhaltiger Qualm mit all dem Unrat, der bei der Verbrennung von Tabak entsteht, durch den erweiterten Kanal geblasen, dann könnte durch die vorherige Einnahme von Medikamenten der Schaden noch weiter erhöht werden. War es bis dahin wenigstens so, dass die verengten Bronchien der dreckigen Luft den Weg in die Tiefe erschwert haben, so fällt dieser letzte Schutzmechanismus durch die medikamentöse Therapie nun auch noch aus. Hinzu kommt, dass die Wirkung inhalativer Cortisonsprays durch das Rauchen nachhaltig sabotiert wird. Sie wissen längst, worauf ich hinauswill: Es ist wenig sinnvoll, bronchienerweiternde Medikamente zu nehmen und parallel weiter zu rauchen.

Um das Thema abzurunden, fehlt uns noch eine Gruppe von bronchienerweiternden Medikamenten: die sogenannten Vagolytika. Dabei handelt es sich um Medikamente, die ebenfalls bronchienerweiternd wirken, vorzugsweise bei der COPD eingesetzt und aus einem pflanzlichen Wirkstoff gewonnen werden. Belladonna war bereits im Mittelalter ein gebräuchliches Medikament und Kosmetikum, seinen Namen erhielt es, weil sich bei Einnahme des Medikamentes die Pupillen erweitern – was wohl gemeinhin dazu führt, dass ein menschliches Gesicht als besonders schön und harmonisch angenommen wird. Gewonnen wurde es übrigens aus *Atropa belladonna*, der Tollkirsche.

Doch nicht nur die Augen reagieren bei diesem Medikament, sondern auch die Bronchien, weshalb wir es gerne gemeinsam mit den adrenalinartigen Substanzen einsetzen. Wie Cortison und Adrenalin hat auch diese Substanz bei sachgerechtem Einsatz kaum Nebenwirkungen und wurde in den letzten Jahren ebenfalls weiterentwickelt und verbessert. Das einzige Problem ist, dass es bei fortgeschrittenen Prostataerkrankungen zu einer Verschlechterung der Situation kommen kann, die Therapie dann also mit dem Urologen abgestimmt werden muss. Frauen haben hier mangels Prostata also einen klaren Vorteil.

Sauerstoff-Langzeittherapie

Sauerstoff ist unser Lebenselixier. Alle Lebensvorgänge benötigen Sauerstoff. Zellen, die zu wenig Sauerstoff bekommen, sterben in kürzester Zeit ab, am stärksten gilt dies für unsere Gehirnzellen, die einen Sauerstoffmangel nur kurz überleben können. Unter normalen Bedingungen stellt unsere Lunge immer genügend Sauerstoff für den Körper zur Verfügung, lediglich in Situationen, in denen der Sauerstoffgehalt extrem absinkt, kann es auch für eine gesunde Lunge Probleme geben. Zum Beispiel im Hochgebirge.

Mit zunehmender Höhe sinkt der Sauerstoffgehalt kontinuierlich ab, so tief, dass unsere Lunge auf den höchsten Bergen dieser Erde nicht mehr genügend Sauerstoff bereitstellen kann. Bergsteiger müssen hier oben häufig zusätzlich Sauerstoffflaschen nutzen, es sei denn, sie haben sich durch aufwendiges Extremhöhentraining daran gewöhnt, mit besonders wenig Sauerstoff auszukommen.

Für COPD-Patienten fühlt sich die normale Luft zunehmend an wie Höhenluft für Bergsteiger, weil Erkrankungen der Bronchien wie auch des Lungengewebes dazu führen können, dass der Körper zu wenig Sauerstoff erhält. Meist lässt sich eine solche Situation dadurch beherrschen, dass die Lungenleistung beispielsweise durch Inhalationen von schleimhautabschwellenden Sprays verbessert wird, dass eine Lungenentzündung erfolgreich antibiotisch behandelt wird oder der Sauerstoffgehalt der Atemluft vorübergehend oder auch dauerhaft angehoben wird. Bei Letzterem sprechen wir dann von einer Sauerstofftherapie beziehungsweise Sauerstoff-Langzeittherapie (LOT).

In aller Regel ist es nicht notwendig, reinen Sauerstoff über eine Maske zu geben, sodass die Atemluft zu 100 Prozent aus reinem Sauerstoff besteht. Reiner Sauerstoff ist auch nicht ganz unproblematisch, da das Gewebe durch reinen Sauerstoff geschädigt werden kann. Beispielsweise ist bekannt, dass beim Einsatz sogenannter Sauerstoffzelte, in denen also der ganze Körper einem erhöhten Sauerstoffgehalt ausgesetzt wird, die Augen reagieren und Hornhauttrübungen auftreten können.

Eine vorübergehende Therapie mit hochdosiertem Sauerstoff ist nur dann erforderlich, wenn die Lungenleistung extrem abgestürzt ist oder wenn es darum geht, toxische Gase wie Kohlenmonoxid aus ihrer besonders engen Bindung an den roten Blutfarbstoff (Hämoglobin) zu verdrängen. Bei Asthma, COPD, Lungenfibrose* oder ähnlichen eher chronischen Erkrankungen geben wir Sauerstoff hingegen nur in relativ geringem Umfang zur normalen Atemluft hinzu. In der Regel zwischen einem und vier Litern pro Minute bei einem Atemzugsvolumen von über zwanzig Litern pro Minute. Damit erhöht sich der Sauerstoffgehalt der Luft von 21 auf etwa 30 bis 40 Prozent. Das genügt in den meisten Fällen, um den Sauerstoffgehalt im arteriellen Blut ausreichend nach oben zu bringen und die Organe wieder gut mit Sauerstoff zu versorgen.

Geht es in einer Notfallsituation darum, schnell Sauerstoff einzusetzen, macht man dies mit Sauerstoffflaschen, in der Regel Stahlflaschen, in denen der Sauerstoff unter Druck aufbewahrt und dann dosiert freigesetzt werden kann. Für einen längeren Einsatz sind diese allerdings nicht geeignet, da man solche Flaschen immer wieder nach einigen Stunden ersetzen muss. Bei der Sauerstoff-Langzeittherapie kommen heutzutage daher andere Geräte zum Einsatz, zum einen Sauerstoffkonzentratoren und zum anderen Flüssigsauerstoffgeräte.

---

* Eine Lungenfibrose ist die Folge einer Vernarbung von Lungenbläschen und dem umgebenden Lungengewebe aufgrund von Entzündungen verschiedenster Art. Bei einer Lungenfibrose verliert die Lunge an Leistungsfähigkeit.

Vereinfacht dargestellt funktioniert ein Sauerstoffkonzentrator mit einer semipermeablen, also halbdurchlässigen Membran. Es wird normale Raumluft angesaugt, und über ein sogenanntes Molekularsieb werden alle anderen Gase wie Kohlendioxid oder Stickstoff herausgefiltert. Was übrig bleibt, ist hoch konzentrierter, fast reiner Sauerstoff. Dieser wird dann angereichert und steht dem Patienten zur Verfügung. Der Vorteil solcher Geräte ist, dass man nicht dauernd Sauerstoff nachfüllen muss, der Nachteil ist, dass die Geräte laufend ein mehr oder weniger lautes Kompressorengeräusch produzieren, das häufig als störend erlebt wird.

Die andere Möglichkeit ist der Einsatz von Sauerstoff in flüssiger Form. Diese Möglichkeit setzt sich heute zunehmend durch, weil der Umgang mit Sauerstoff damit sehr viel einfacher und vor allen Dingen mobiler möglich ist. Flüssigsauerstoff wird in großen Behältnissen geliefert und in festen Zeitabständen jeweils durch ein Tankauto aufgefüllt. Eingesetzt wird dann in der Regel auch ein sogenannter Satellit, ein kleines Zusatzgerät, das am Hauptvorratsgefäß aufgefüllt werden kann und etwa die Größe einer Thermosflasche hat. Ein Satellit hält Sauerstoff für gut sechs Stunden bereit und lässt Patienten dann schon einigermaßen mobil agieren, zum Arzt gehen oder Einkäufe erledigen.

Gerade unter Belastung sinken die Sauerstoffwerte einer kranken Lunge sehr viel stärker als in Ruhephasen, also sollte das Defizit dann auch unbedingt durch zusätzlichen Sauerstoff ausgeglichen werden. Allerdings gehört mitunter etwas Überwindung dazu, mit einem umgehängten Sauerstofffläschchen und einer Sonde in der Nase herumzulaufen. Viele Patienten fühlen sich damit beobachtet und kritisch beäugt. Ich frage daher jeden, dem ich ein Sauerstoffflüssiggerät verordnen möchte, ganz unumwunden, ob er bereit sei, mit Flasche und Nasensonde draußen herumzulaufen.

Meistens bekomme ich eher zögerliche oder verneinende Antworten, mich freut aber, dass ein zunehmender Teil auch älterer Patienten überhaupt kein Problem hat, selbstbewusst in der Öffentlichkeit damit umzugehen.

Ein anderes Problem, das immer wieder zu Diskussionen in der Sprechstunde führt, ist die Frage, wie lange man den Sauerstoff denn nehmen müsse. Viele Menschen sind der Meinung, es genüge mal eine Viertelstunde hier und eine halbes Stündchen dort, und dann gehe es dem Körper gleich viel besser. Die Antwort darauf ist klipp und klar: Sauerstoff in »Häppchen« ist völlig sinnlos. Ich sage den Patienten immer gerne: »Schauen Sie, wenn Sie einen Fisch aus der Donau fangen und dann jeden Tag mal ein Viertelstündchen hier und ein halbes Stündchen dort ins Wasser halten, dann werden Sie sich wohl nicht wundern, dass der Fisch das nicht lange mitmacht. Genauso geht es Ihrem Körper. Entweder Sie brauchen Sauerstoff, oder Sie brauchen keinen. Wenn Sie Sauerstoff brauchen, dann brauchen Sie ihn rund um die Uhr. Mindestens aber über einen Zeitraum von zwölf bis sechzehn Stunden, damit Ihr Körper auch wirklich davon profitiert.«

Dies zeigt auch eine ganze Reihe großer Studien, in denen sehr sorgfältig nach Effekten einer Sauerstofftherapie gesucht wurde. Relevante positive Effekte waren nur sichtbar, wenn Sauerstoff wenigstens zwölf bis sechzehn Stunden am Tag zugeführt wurde. Das ist auch nicht verwunderlich, da unser Körper keine Sauerstoffspeicher besitzt. Im Gegensatz zu Walen, die längere Zeit tief unter Wasser verbringen können, sind wir nicht in der Lage, Sauerstoff in unserem Körper zu speichern. Wird die Sauerstoffzufuhr unterbrochen, sind wir innerhalb weniger Minuten mausetot. Auch wenn wir beispielsweise ein Sauerstoffgerät nutzen und dabei gute Werte in der Versorgung des Körpers erreichen, ist dies alles sofort wieder weg, wenn wir das Gerät ein oder zwei Minuten ausschalten.

Um zu verdeutlichen, dass eine längerfristige Sauerstofftherapie für die Zellen von herausragender Bedeutung ist, andererseits aber Pausen beispielsweise nachts, oder wenn man tagsüber aktiv sein will, durchaus akzeptabel sind, möchte ich noch auf ein Detail eingehen. Unsere Körperzellen können Verbrennungsprozesse in zwei Stufen durchführen. In Stufe eins kann Energie aus Kohlenhydraten gewonnen werden, ohne dass unbedingt Sauerstoff notwendig ist. Man nennt das die anaerobe Verbrennung, das heißt, die Verbrennung findet ohne Sauerstoff statt. Es bleiben bei diesem Prozess allerdings halbfertig verbrannte Energiemoleküle zurück, die meist in Form von Fetten zwischengespeichert und bei ausreichend Sauerstoff dann endgültig verbrannt werden. Passiert das in der zweiten Stufe dann nach einiger Zeit in ausreichendem Umfang, ist die Portion Kohlenhydrat, Eiweiß oder Fett ausreichend vollständig verbrannt, und es bleiben nur noch Wasser und Kohlendioxid zurück. Wird aber nur die erste Stufe der Verbrennung durchgeführt, sammeln sich Zwischenprodukte in Form von Fettbläschen innerhalb der Zelle wie in einem Zwischenlager an. Das Schlimme ist nun, dass die Zelle bei laufend unzureichender Sauerstoffzufuhr an der zunehmenden Zahl dieser Fettbläschen erstickt: Sie verfettet. Wir müssen also darauf achten, dass immer wieder genügend Sauerstoff vorhanden ist, um die Zwischenlager leerzuräumen und damit zu verhindern, dass wir an zu vielen überfüllten Zwischenlagern ernsthaft Schaden nehmen. Genau dieser Umstand macht den Reiz einer Langzeit-Sauerstofftherapie aus. Wir können dem Körper über zeitlich befristete Problemphasen helfen, und wir können dafür sorgen, dass er in Ruhephasen dank des Sauerstoffs zwischengelagerte anaerobe Stoffwechselprodukte ausreichend abbaut. Das hält die Zellen sauber und optimal leistungsfähig.

Dazu ist es aber wie gesagt nötig, Sauerstoff wenigstens zwölf bis sechzehn Stunden täglich zu nehmen und sich dabei an die Sauerstoffmengen zu halten, die mit dem Arzt vereinbart wurden. Eigenhändige Kurzbehandlungen helfen so gut wie nichts. Dafür sind die Aussichten einer konsequent durchgeführten Langzeittherapie umso besser: Mit einem Sauerstoffgerät können viele auch hochgradig erkrankte Atemwegspatienten tolle Leistungen erbringen, radfahren, wandern, bergsteigen, eben alles, was sie aufgrund ihrer Atemprobleme in fortgeschrittenen Stadien der Erkrankung nicht mehr auf die Reihe gebracht haben. Für viele Menschen ist das ein unschätzbares Stück Lebensqualität, für das es sich auch lohnt, viel auf sich zu nehmen.

Gute Lebensqualität trotz COPD

Vor kurzem saß mir ein langjähriger Patient mit einer fortgeschrittenen COPD gegenüber, den ich kennengelernt hatte, als seine Lungenleistung bereits auf unter 60 Prozent heruntergegangen war. Zwischen 1996 und 2017 hielt sich seine Lungenfunktion immer in einem Bereich zwischen 40 und 60 Prozent, in den letzten Jahren allerdings zeigte sich bei dem ehemaligen Apotheker eine langsam zunehmende Verschlechterung.

Beim letzten Kontakt fragte ich ihn, ob er denn noch körperlich aktiv sei und wie er mit der Erkrankung zurechtkomme. Er lachte mich an und meinte: »Ich bin ganz zufrieden mit meiner Leistungsfähigkeit. Ich bin gerade erst von meinem letzten Ausflug zurückgekommen.«

»Wohin ging es denn?«, fragte ich, »an den Bodensee?«

»Nein, schon ein bisschen weiter. Ich bin mit dem Fahrrad und einem Kumpel von Usedom aus über Petersburg nach Finnland gefahren, dann quer durch Finnland nach Schweden und am Schluss wieder zurück mit der Fähre nach Usedom. Und dann nach Hause. Insgesamt 3600 Kilometer.«

»Wie bitte? 3600 Kilometer, obwohl Sie nur 60 Prozent Lungenleistung haben?«

»Ja, das ist für mich kein Problem. Lediglich bei Steigungen habe ich Schwierigkeiten. Wenn es bergauf geht, muss ich im ersten oder zweiten Gang fahren. Aber dann komme ich jeden Berg hinauf.«

Mit zweiundsiebzig Jahren und quasi einer halben Lunge ist das eine beachtliche Leistung, wie ich sie nicht jeden Tag zu sehen bekomme. Der Patient legte sogar noch eins drauf: Im Vorjahr sei er quer durch Neuseeland gefahren und habe sich die Drehorte von »Herr der Ringe« angeguckt.

Der Fall dieses Patienten ist ein gutes Beispiel dafür, dass man mit der richtigen Einstellung auch mit einer schwerwiegenden Lungenerkrankung sehr gut leben kann. Gerade Radfahren ist für Patienten mit COPD gut möglich, jedenfalls dann, wenn sie ausreichend trainiert sind. Es ist immer wieder beeindruckend, mit wie wenig Lungenleistung man auskommt, wenn man von seinen Muskeln her gut aufgestellt ist.

Leider gilt das auch umgekehrt. Oft kommen Patienten in die Sprechstunde und klagen: »Vor einem Jahr konnte ich noch in den zweiten oder dritten Stock hinauflaufen, jetzt schaffe ich kaum noch den ersten.« Ein Blick auf die Lungenfunktion zeigt dann oft, dass sich da eigentlich gar nicht viel getan hat, jedenfalls die Verschlechterung in der Lungenfunktion nicht augenfällig ist. Wie kann das sein? Ganz einfach: Wenn man Probleme beim Treppensteigen entwickelt, neigt man dazu, Treppen aus dem Weg zu gehen und den Aufzug zu benutzen. Das führt aber dazu, dass die Muskulatur abbaut. Und wenn man dann versucht, mit halb so viel Muskelpower wie einige Monate zuvor die gleiche Treppe hinaufzusteigen, wird man feststellen, dass man sich sehr viel schwerer tut. Nur hat das nichts mit der Lunge oder den Bronchien zu tun.

Was kann man daraus lernen? Das Wichtigste bei einer chronischen Atemwegserkrankung ist es, körperlich fit zu bleiben. Wir können kaputtgegangene Lungenbläschen nicht ersetzen und so gesehen auch kaputte Lungenleistung nicht wieder aufpäppeln oder nach oben pushen. Was wir aber können, ist, mit der vorhandenen Lungenleistung gut umzugehen, sie effektiv einzusetzen und getragen von einer guten Muskulatur auch weiterhin leistungsfähig zu bleiben. Ein besonderes Problem bleibt bei Patienten mit chronischen Atemwegserkrankungen zwar die Bewältigung von Steigungen, sei es nun als Treppe oder als Berg. Hier gilt es, sich gezielt darauf einzurichten, bei Steigungen mit dem Fahrrad beispielsweise auf den ersten Gang zurückzuschalten und sich einfach genügend Zeit zu nehmen. Wer mag, kann auch auf ein E-Bike umsteigen und bei Anstiegen zusätzliche Kraft aus dem Akku dazuschalten. Auch was das Treppensteigen betrifft, gibt es atemtherapeutisch vermittelte Techniken, beispielsweise, wenn man eine Einkaufstasche mit sich trägt.

Ab Seite 231 finden Sie Hinweise zu Test- und Kontrollmöglichkeiten, die insbesondere auch bei COPD von Bedeutung sind. Mit der richtigen Therapie und ein paar Tipps für den Alltag lässt es sich häufig auch mit COPD erträglich leben. Man muss ja nicht gleich um die halbe Welt radeln – aber wenn man rechtzeitig und dauerhaft unterstützend eingreift und regelmäßig kontrolliert, dann ist immer Luft nach oben.

Lungenkrebs – wenn Zellen bösartig werden

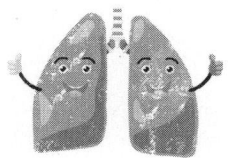

Immer wieder erlebe ich es, dass Menschen es ablehnen, zum Arzt zu gehen und sich untersuchen zu lassen. Viele haben eine diffuse Angst davor, es könne etwas Schlimmes, insbesondere ein Tumor, festgestellt werden, dem sie dann ausgeliefert seien. Lieber wollen sie es gar nicht erst wissen.

Ein Stück weit kann ich diese Einstellung sogar verstehen, vor allem unter dem Gesichtspunkt, dass bei einigen Tumorarten der Lunge, etwa beim sogenannten kleinzelligen Bronchialkarzinom, die Erkrankung auch bei einer frühen Diagnose nicht mehr vollständig beseitigt werden kann. Trotzdem ist es grundsätzlich bei allen Tumoren wichtig, schnell und zielgerichtet eine Diagnose zu stellen. Zum einen gibt es eine Reihe von Tumoren, die sehr wohl aussichtsreich bekämpft werden können. Zum anderen gibt es einen raschen Fortschritt in der Medizin, der es ermöglicht, in jedem Stadium einer Tumorerkrankung nicht nur das Tumorwachstum zu verhindern und wertvolle Lebenszeit zu gewinnen, sondern auch die Lebensqualität sehr viel besser als in früheren Jahren positiv zu beeinflussen. Der entscheidende Unterschied besteht also darin, dass nicht einfach nur mehr, sondern auch lebenswerte Zeit möglich ist. In dieser Situation, so hart der erste Schlag auch sein mag, ist es immer falsch, den Kopf in den Sand zu stecken, denn das wäre dann leider wirklich verlorene Zeit. Und in Anbetracht der Tatsache, dass Lungenkrebs in Deutschland die dritthäufigste Tumorerkrankung darstellt, kann ich Sie nur ermuntern, sich beim ersten Verdacht, besser noch: regelmäßig, von einem Arzt Ihres Vertrauens untersuchen zu lassen.

Wie entstehen Krebszellen?

Alles fängt an mit der fehlerhaften Erneuerung von Körpergewebe, etwas genauer: mit fehlerhaftem Zellwachstum. Wir wissen heute, dass entsprechende Fehler in der Erneuerung von Zellen immer wieder auftreten und auch bei »Gesunden« laufend vorkommen. Was genau der Grund dafür ist, dass dieser Prozess dann manchmal aber eben doch schiefgeht und aus einer gesteuerten Zellerneuerung ein bösartiger Tumor entsteht, ist im Einzelnen noch nicht wirklich klar. Die medizinische Forschung beschäftigt sich auf allen denkbaren Feldern und mit groß angelegten Projekten damit, diese Faktoren ausfindig zu machen und Wege zu finden, um Krebs in allen seinen Erscheinungsformen gezielt und gesteuert anzugehen. Doch bleiben wir zunächst beim Entstehungsprozess.

Es gibt verschiedene Wege, wie ein Tumor entstehen kann. Am besten verstehen lässt sich derjenige, der auch am häufigsten eine Rolle spielt. Tumorzellen zeichnen sich dadurch aus, dass sie sich ungesteuert fortpflanzen und vermehren. Die allermeisten Zellen im Körper besitzen die Möglichkeit, sich zu teilen und zu vermehren, sie halten sich dabei aber an einen festen Plan, der für jedes Gewebe, für jedes Organ genau vorsieht, welche Zellen an welcher Stelle zu sein haben und was sie dort bewirken sollen. Bei Tumoren ist das Problem, dass diese Ordnung verloren geht. Der Bauplan in den Genen wird fehlerhaft kopiert beziehungsweise verändert mit der Folge, dass sich die betroffenen Zellen ohne Rücksicht auf andere Zellen beziehungsweise den Plan, der ihre Funktion regeln sollte, vermehren. Sie wuchern gewissermaßen ohne Sinn und Verstand.

Dies geschieht manchmal als Folge einer lang anhaltenden Entzündung. Ein mögliches Beispiel haben wir bereits bei der Asbesterkrankung kennengelernt. Der Einsatz von Asbest ist bei uns längst verboten, aber es ist immer noch einer der bedeutendsten Gebäudeschadstoffe, und das nicht ohne Grund. Wenn man Asbestfasern einatmet, dann bleiben diese in den Lungenbläschen stecken. Die Fasern haben kleine Häkchen wie Harpunen, mit denen sie sich im Gewebe verkeilen und die dafür sorgen, dass sie nicht mehr abgehustet werden können. Asbestfasern, die im Lungenmantel, also in den äußeren Lungenbläschen, festhängen, kratzen bei jedem Atemzug, vor allem aber bei jedem Hustenreiz, Lachen oder Weinen ruckartig am Rippenfell. Das wäre zunächst nicht so schlimm, wenn es nicht dazu führen würde, dass dieses Kratzen am feinen Rippenfellhäutchen zu einer dauerhaften Entzündungsreaktion führen würde. Zellen im Rippenfell gehen kaputt und müssen durch neue Zellen ersetzt werden, das heißt, an dieser Stelle entsteht ein permanenter Unruheherd. Das für sich wäre immer noch kein großes Problem. Zum Problem wird es erst, wenn diese Reparaturvorgänge, die Millionen Mal funktioniert haben, plötzlich schiefgehen. Schiefgehen insofern, als dass eine der Zellen nicht mehr damit aufhört, sich zu teilen. Der Reparaturvorgang entgleist, die Zelle hört nicht auf, sich zu verdoppeln, und so entsteht ein Tumorgewebe.

Meist hat ein solcher Tumor durchaus noch Ähnlichkeit mit dem Gewebe, aus dem er ursprünglich stammte, er verliert aber schnell die Spezialisierung, die vorher von Bedeutung war, und arbeitet nur noch darauf hin, sich zu teilen, zu teilen und zu teilen, sprich: ohne Unterlass und ohne Rücksicht auf benachbartes Gewebe und Organe zu wachsen.

Ein anderes Beispiel ist eine chronische Entzündung der Bronchien, etwa durch Umweltschadstoffe oder das Rauchen. Ähnlich wie beim Asbest läuft auch hier die Entwicklung irgendwann völlig aus dem Ruder. Wenn die Schleimhaut sich laufend entzündet, immer wieder Reparaturvorgänge gestartet werden und neue Zellen gebildet werden müssen, kann auch dieser Prozess entgleisen. Tumoren in der Lunge bilden sich häufig an Stellen, an denen die Schadstoffbelastung besonders groß ist. Betroffen sind hierbei insbesondere die Stellen, an denen sich Bronchien aufteilen. Wie im COPD-Kapitel bereits beschrieben, entstehen dort Verwirbelungen, die dazu führen, dass an der Teilungsstelle besonders viele Schadstoffe angelandet werden. Genau dort laufen in der Folge dann auch vermehrt Entzündungsvorgänge ab. Kein Wunder, dass Tumoren bevorzugt an solchen Stellen entstehen und damit dann auch einer bronchologischen Diagnostik gut zugänglich sind. Der Lungenspezialist kann dann mit einem Bronchoskop vorsichtig das Bronchialsystem durchmustern und wenn er auf eine verdächtige Stelle trifft, eine Gewebeprobe entnehmen (Biopsie). Ist diese hinsichtlich eines Tumorwachstums positiv, muss so schnell wie möglich gehandelt werden.

Kommt es zu einem solchen fehlerhaften, endlosen Zellwachstum, entsteht eine Geschwulst (ein Tumor), im besten Fall eine gutartige, die zunächst einmal »nur« dadurch gefährlich ist, dass sie gesundes Gewebe verdrängt und in seiner Funktion behindert. In schlimmeren, bösartigen Fällen zerstört sie aber gesundes Gewebe, behindert die Organfunktion immer stärker und kann schließlich den gesamten Organismus in Bedrängnis bringen. Dies kann sehr schnell und sehr intensiv voranschreiten, wenn Tumorzellen durch Lymph- oder Blutgefäße im ganzen Körper verteilt (gestreut) werden und sich überall, wo sie hinkommen und anlanden, neue Tumoren bilden. Man nennt diese Wanderung dann eine Metastasierung. An diesem Punkt kann auch die heutige Medizin nur noch begrenzt helfen. Der Tumor kann in diesem Stadium normalerweise nicht mehr chirurgisch beseitigt, sondern nur durch Medikamente oder gezielte Bestrahlung der Metastasen bekämpft werden. Bevor sich Metastasen gebildet haben, stehen die Chancen wesentlich besser. Was wiederum deutlich macht, wie entscheidend der Faktor Zeit sein kann.

Vererbung oder Umwelt? Vorbeugung ist entscheidend

Oft lassen sich Patienten einen Termin beim Pneumologen geben, wenn ein naher Angehöriger an einem Bronchialkarzinom gestorben ist. Dahinter steht die Sorge, die Erkrankung könne eine vererbbare Komponente haben. Verständlich, aber nicht wirklich belegt. Eine übermächtige Tumorgenetik scheint es beim Bronchialkarzinom nicht zu geben, jedenfalls nicht so wie bei manchen Formen von Darm- oder Brustkrebs.

Trotzdem gibt es sicher unterschiedliche Veranlagungen, beispielsweise was die Fähigkeit der Lunge zur Selbstreinigung und zum Umgang mit Schadstoffen anbetrifft. Wir wissen, dass manche Menschen einfach mehr Probleme als andere dabei haben, Schadstoffe zu eliminieren, Problemstoffe abzubauen und Reparaturvorgänge richtig zu steuern. Der Stammbaum ist gerade im Hinblick auf Lungenkrebs weniger aussagekräftig als ein gründlicher Check beim Pneumologen.

Sinnvoll und richtig ist es in jedem Fall, dass vor allem Menschen, die mit einem erhöhten Risiko leben, einen Tumor an der Lunge entwickeln zu können, sich regelmäßig einem Screening unterziehen. In erster Linie geht es dabei um Patienten, die rauchen. Je länger man raucht und je mehr Zigaretten tagtäglich zusammenkommen, desto höher ist das Risiko, an einem Lungentumor zu erkranken. Es ist daher absolut sinnvoll und notwendig, das Rauchen als den überragend wichtigen Schadfaktor auszuschalten. Gelingt dies nicht, gehört man zu der Gruppe, bei der regelmäßige Kontrollen der Lungenfunktion, aber auch anderer Hinweise auf einen möglichen Tumor zum regelmäßigen Check-up gehören sollten. Haben Sie früher geraucht und inzwischen das Rauchen eingestellt, kann man Sie nur beglückwünschen – dennoch gehören Sie zu der Gruppe, die für regelmäßige Gesundheitsuntersuchungen zur Früherkennung ganz oben auf der Liste steht. Sie wissen ja: Die Lunge hat ein gutes Gedächtnis, sie vergisst keine Zigarette.

Etwas problematisch bei den Check-ups ist übrigens die Einbeziehung von Röntgenuntersuchungen in ein entsprechendes Untersuchungsraster. Einen Tumor in der Lunge kann man letztendlich nur durch eine Röntgenuntersuchung klar erkennen, andererseits sind wiederholte Röntgenuntersuchungen aufgrund der damit verbundenen Strahlenbelastung nicht unproblematisch. Und leider ist in dem Moment, in dem ein Tumor im Röntgenbild sicher festgestellt werden kann, die Erkrankung bereits seit längerem am Laufen. Bei besonders aggressiven Tumoren ist die Chance, den Krebs jetzt noch vollständig und dauerhaft entfernen zu können, beim jetzigen Stand der Dinge nur gering.

Es ist heute bereits möglich, Medikamente mit gezielten,

spezifisch auf den jeweiligen Tumor angesetzten Abwehr-molekülen einzusetzen, die Geschwulst anzugreifen und dabei links und rechts gesundes Gewebe in Ruhe zu lassen. In dem zu Beginn des Buches erwähnten Film über die Reise in den menschlichen Körper gab es bereits erste, damals natürlich utopische Ideen zu diesem Thema. Man könnte sozusagen ein U-Boot entwickeln, das ganz gezielt in den Tumor navigiert, sich dort verankert und Medikamente in das Gewebe schleust, um die Tumorzellen anzugreifen und zu vernichten. Im Moment stehen uns für die Behandlung von Tumoren der Lunge entsprechende Medikamente zwar noch nicht zur Verfügung, es ist aber definitiv nur eine Frage der Zeit, wann dies in den nächsten Jahren gelingen wird. Ich bin mir sicher, dass es dann möglich sein wird, Tumo-ren früher festzustellen, indem man sie beispielsweise mit radioaktiven Substanzen markiert und so eindeutig erken-nen kann, ob weitere Metastasen im Körper vorhanden sind oder nicht. Anschließend könnte dann der Tumor mit entsprechendem Sicherheitsabstand zu gesundem Gewebe nachhaltig entfernt werden.

Die Gegenwart sieht leider noch anders aus. Zum jet-zigen Zeitpunkt sind die Möglichkeiten der Früherken-nung noch eher bescheiden. Somit bleibt bis auf Weiteres der Schwerpunkt darauf gerichtet, Ursachen, die zur Ent-stehung eines Tumors führen können, so sicher wie mög-lich zu erkennen und abzustellen. Beim Rauchen ist dies die Entscheidung desjenigen, der raucht, beim Mitrauchen oder der Auseinandersetzung mit Luftschadstoffen im Straßenverkehr oder am Arbeitsplatz ist es die Aufgabe des Staates und von uns allen, die Belastungen gering zu hal-ten und damit die Entstehung von Tumoren in der Lunge so gut wie irgend möglich zu vermeiden beziehungsweise unter Kontrolle zu bringen. Ich kann nur immer wieder an

Sie appellieren und Sie ermuntern: Setzen Sie alles daran, Luftschadstoffen aus dem Weg zu gehen, und meiden Sie das Rauchen rigoros.

Vom Krebs geheilt?!

Immer wieder treten in Talkshows oder Medizinsendungen Prominente auf, die glücklich berichten, sie seien an Krebs erkrankt, mittlerweile aber operiert oder wie auch immer behandelt und nunmehr geheilt. Ich wünsche jedem dieser Patienten von ganzem Herzen, dass es auch wirklich so ist, und es gibt auch eine ganze Reihe von Tumoren, nach deren Behandlung wir davon ausgehen dürfen, dass die Erkrankung mit ganz hoher Wahrscheinlichkeit tatsächlich dauerhaft gebannt ist.

Manche Arten des Lungenkrebses gehören aber leider nicht dazu. Hier ist auch nach Operation oder Chemotherapie die Wahrscheinlichkeit gering, dass der Tumor auf Dauer vollständig vernichtet ist. Gleichwohl kann auch in solchen Fällen der Tumor für Monate oder Jahre zurückgedrängt und wertvolle Lebenszeit gewonnen werden. In diesem Bereich wird, wie erwähnt, weltweit intensiv geforscht, sodass die Behandlungsergebnisse immer besser werden. Gleichwohl ist es gerade auch für die Angehörigen wichtig, die Situation realistisch zu bewerten, was eben auch bedeuten kann, dass der Tumor nicht dauerhaft geheilt werden und es jederzeit zu Rückschlägen kommen kann. Das macht einen engen Austausch mit Hausarzt und Pneumologen umso wichtiger. Nur so wird sichergestellt, dass man auch plötzlichen Komplikationen rasch und entschieden begegnen kann.

Telemedizin à la Dr. Scott – die Zukunft der Pneumologie

Machen wir uns nichts vor, die Welt um uns herum unterliegt einem schnellen Wandel, die Digitalisierung unseres täglichen Lebens ist nicht aufzuhalten und wird auch die Pneumologie revolutionieren. Schon heute ist es möglich, ohne besonderen zusätzlichen Aufwand medizinisch relevante Daten zu Herzfrequenz, Blutdruck, Sauerstoffsättigung, Gewichtsentwicklung und Bewegung in allen Variationen zu erfassen und auf Abruf zu speichern. Diese Daten durch »intelligente« Algorithmen aufzuarbeiten und mit gezielten Fragestellungen auszuwerten ist nur noch eine Frage des Wollens, nicht des Könnens. Auch für eine handygestützte Erfassung der Lungenfunktion, der Inhalationshäufigkeit von Medikamenten, der Belastung mit Umweltschadstoffen und so weiter sind die technischen Lösungen bereits verfügbar. Und auch diverse Analysemöglichkeiten über handygestützte Sensoren werden bereits erprobt, da geht es von differenzierten Entzündungsparametern bis hin zu Tumorzellen.

Die technischen Möglichkeiten, die wichtigsten Lungenerkrankungen durch smarte Indikatoren im Verlauf zu steuern, bestehen. Auch die Software hierzu existiert, man muss es eigentlich nur noch machen. Junge Menschen haben heute schon keine Probleme mehr damit, ihr Leben auch in diesem Bereich offenzulegen, wir Älteren neigen dazu, die datenrechtliche Seite mit Sorge zu sehen. Doch wir werden uns daran gewöhnen, die Vorteile abzuwägen und von Fall zu Fall vielleicht auch unterschiedlich zu bewerten.

Es kann kein Zweifel mehr daran bestehen, dass die Telemedizin in der Pneumologie zu einer entscheidenden Stütze in der Langzeitbetreuung chronischer Erkrankungen werden wird, die Frage ist eigentlich nur, ob wir sie aktiv gestalten oder von anderen gestaltete Vorgaben an uns herangetragen werden. Denn die werden früher oder später kommen, ob wir wollen oder nicht.

Schlafapnoe — wenn nachts der Atem hängen bleibt

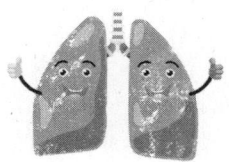

»65, 66, 67, und dann endlich: chrrrrrrrrrrrrrrrr. So tut mein Mann alle paar Minuten, manchmal muss ich bis 100 zählen, bis er wieder Luft holt.«

So klingt der typische Bericht leidgeprüfter Bettpartnerinnen beim Schlafmediziner. Einige wenige Hausärzte, fast alle Pneumologen, aber auch viele HNO-Ärzte und Neurologen verfügen über die Zusatzbezeichnung Schlafmediziner und sind dann in der Regel auch in der Lage, zumindest eine sogenannte Polygraphie, also die Untersuchung mehrerer Parameter mit einem Aufzeichnungsgerät, durchzuführen. Mittlerweile gibt es in vielen Städten auch ambulant arbeitende Schlaflabore, die dann im nächsten Schritt in der Lage sind, eine vermutete Schlafapnoe weiter abzuklären und letztendlich eine Behandlung einzuleiten. Aber der Reihe nach.

Pneumologen sind oft auch Schlafmediziner, weil die Lunge schließlich auch nachts für die Atmung zuständig ist. Die Morgenvisite im Schlaflabor ist sogar ein besonders schöner Teil meiner Tätigkeit, denn es gibt nur wenige Momente, die bezaubernder sind, als nach erholsamem Schlaf aufzuwachen. Ein großer Teil dieses Zaubers ist im Grunde banal: Luft. Einfach mit Luft kann man die gefährlichen Atempausen beseitigen, Ehepaare im Bett wieder vereinen und schlappen, antriebslosen Menschen neue Energie einflößen. Die Patienten stehen dann als ganz andere Menschen wieder auf, wenn sie nicht die ganze Nacht gegen das Ersticken gekämpft haben.

Schnarcht Ihr Partner ruhig und gleichmäßig? Dann können Sie zwar vielleicht nicht schlafen, müssen sich aber zumindest keine Sorgen machen, ob das Ganze gefährlich sein könnte. Belastend ist das dann vor allem für den, der kein Auge zukriegt.

Gefährlich für den Schnarcher wird es, wenn es zu Atempausen kommt. Ein erster Hinweis ist oft darin zu erkennen, dass das Schnarchen in unterschiedlicher Lautstärke erfolgt. Das ist dann eine Art Vorbote, dass der Schlaf durch Atempausen unterbrochen werden könnte. Ein weiteres Anzeichen von Schlafapnoen ist, dass der Betroffene am Morgen aufwacht und genauso kaputt und zerschlagen ist wie am Abend davor. Am liebsten würde er gleich wieder ins Bett gehen, aber meistens muss er es mit intensiven Duschmanövern und literweise Kaffee versuchen, bis er sich einigermaßen fit fühlt. Doch das hilft natürlich nur kurzfristig. Auch das ungewollte Einnicken bei allen möglichen Gelegenheiten ist daher ein mögliches Symptom. Dem Sekundenschlaf ist noch ein eigenes Kapitel gewidmet.

Beginnen wir mit der Frage: Wer oder was führt zu den gefährlichen Aussetzern? Nun, ein großer Teil des Problems liegt uns quasi auf der Zunge. Unsere Zunge ist nämlich nicht mehr so, wie sie mal war. Im Laufe der Evolution ist sie immer größer und flexibler geworden, schließlich haben wir sie nicht nur zur Nahrungsaufnahme eingesetzt, sondern auch ganz neue Anwendungen entwickelt, an denen sie beteiligt ist, zum Beispiel die Sprache. Gleichzeitig wurde der

212

Unterkiefer eher schmächtiger, und so liegt die Zunge heute wie ein großer Fleischklops in einem Burger zwischen den beiden Kiefern.

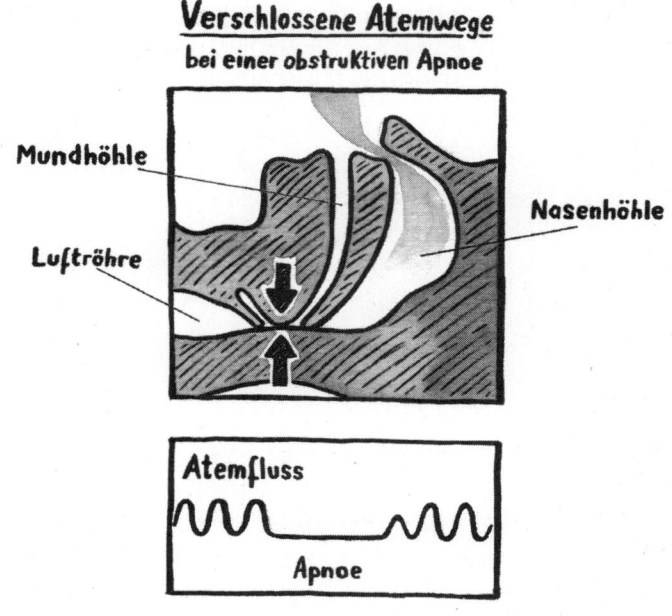

Das passiert bei Schlafapnoe

Solange wir gehen, stehen oder sitzen, ist das kein Problem. Im Liegen aber, vor allem wenn man auf dem Rücken liegt und im Tiefschlaf dann auch noch die Muskulatur erschlafft und der Mund sich öffnet, rutscht die Zunge langsam nach hinten. Erleichtert wird das Ganze noch dadurch, dass die Zunge nur am Zungenbein angewachsen ist, direkt über dem Kehlkopf und damit dem tiefsten Punkt im Schlund. Es gibt nicht wenige Menschen, die auch in Seitenlage schnarchen beziehungsweise Atempausen entwickeln, meist ist die Symptomatik in dieser Position aber nicht ganz so ausgeprägt. Wenn Sie jedoch auf dem Rücken liegen, kann Ihre Zunge gar nicht anders ausweichen, und das kann dann zu einem ernsthaften Versorgungsengpass führen.

Ihre Zunge dreht sich während des Schlafs allmählich über diesen Drehpunkt nach hinten unten und berührt die Rachenhinterwand. Dann fangen Sie zunächst an, mehr oder weniger laut zu schnarchen. Klappt die Zunge allerdings ganz in den Schlund, kann es zu einem Atemstillstand kommen. Je mehr Sie saugen, desto stärker sitzt die Zunge fest. Luke zu, Schotten dicht, und so nimmt das Verhängnis seinen Lauf.

Blau im Schlaf

Sie saugen und saugen, und nichts tut sich. Langsam werden Sie blau, und ich bewundere meine Mitarbeiterinnen im Schlaflabor, die dabei seelenruhig zusehen können, wohl wissend, dass nichts Schlimmes passieren wird. Ich verstehe aber auch, wenn manche Ehepartner schlaflos danebenliegen und mitzählen und dann mitunter auch mal die Nerven verlieren und den Partner mit mehr oder weniger zärtlichen Knuffen zu einem Lagewechsel veranlassen. Bei manchen Patienten dauern die Pausen bis zu neunzig Sekunden und länger, und es kommt vor, dass die Atmung zweihundert oder dreihundertmal pro Nacht hängen bleibt. Damit ist dann wirklich nicht zu spaßen.

Apropos Ehepartner. Für die kommt paradoxerweise noch mal eine schwierige Zeit, und zwar ausgerechnet dann, wenn der Partner oder die Partnerin erfolgreich behandelt wird. Wenn man sich nämlich einmal an Schnarchen und Atempausen gewöhnt hat, dann ist es absolut unangenehm, wenn plötzlich das Schnarchen weg ist. In den ersten Nächten kann es dann passieren, dass man deswegen aufwacht, weil man eben nichts mehr hört und bang nach dem Körper des anderen tastet, ob er denn noch lebt. Erst wenn dieser Zustand über einen längeren Zeitraum anhält, also geräuschlose Stille im gemeinsamen Schlafzimmer Einzug gehalten hat und auch bleibt, wird das wieder zum neuen Standard – und beide können jetzt beruhigt schlafen. Man kennt dieses Phänomen ja auch von Menschen, die neben einer Eisenbahntrasse oder einem Flughafen wohnen und prompt aufwachen, wenn der 3.00-Uhr-Nachtexpress einmal ausfällt.

Zurück zu den Folgen einer Schlafapnoe. Ein ganz wichtiger Punkt ist also, dass die Sauerstoffversorgung leidet. Je länger die Atempausen andauern, desto ausgeprägter ist das Defizit der Versorgung mit Sauerstoff, das natürlich für alle Zellen im Körper ein Problem darstellt. Schließlich ist unser Körper nicht darauf eingerichtet, einen langen Sauerstoffmangel problemlos zu überstehen: Bereits sechzig oder neunzig Sekunden ohne Atmung können sauerstoffempfindliche Organe wie Hirn und Herz schädigen.

Falls Sie nun Angst haben, dass Sie im Extremfall schnarchend an der eigenen Zunge ersticken könnten, dann kann ich Sie ein Stück weit beruhigen. Nein, das können Sie in der Regel nicht – solange wir vom Schlafen reden! Wir haben ein Alarmzentrum im Kleinhirn, das alle Lebensvorgänge sehr aufmerksam beobachtet und eingreift, wenn es zu wirklich gefährlichen Situationen kommt. Drohen Sie also im Schlaf zu ersticken, dann werden Sie geweckt, um Ihren Körper wieder mit Sauerstoff zu versorgen. Sind Sie allerdings bewusstlos, beispielsweise aufgrund eines Unfalls oder während einer Operation, und liegen Sie auf dem Rücken, dann sollte man sich lieber nicht auf das Notfallzentrum im Hirn verlassen. Dann kann es nämlich tatsächlich dazu kommen, dass Sie an der eigenen Zunge ersticken. Nicht umsonst hat jeder Autofahrer beim Erste-Hilfe-Kurs vor Erwerb des Führerscheins gelernt, dass bewusstlose Unfallopfer in die stabile Seitenlage gebracht werden müssen und man am besten auch durch einen kurzen Griff in den Mund klärt, ob Erbrochenes oder eine Zahnprothese den Atemweg blockiert.

Wie schafft es nun unser körpereigenes Notfallzentrum bei einem Atemstillstand, das Festsaugen der Zunge zu beenden? Die Evolution hat hierfür einen sehr effektiven Weg gefunden. Unser Notfallzentrum veranlasst, dass die Nebennierenrinde Adrenalin ausschüttet. Adrenalin ist unser Schreck- und Stresshormon, und das wirkt unglaublich schnell und effektiv: Stünde Ihnen plötzlich ein Einbrecher gegenüber, würde Adrenalin Ihren Körper in Sekundenbruchteilen in absolute Kampfbereitschaft versetzen. Ersetzen Sie den Anblick eines Einbrechers mit dem Erstickungssignal im Kleinhirn, und Sie haben die gleiche Reaktion: Der Blutdruck schießt hoch, das Herz schlägt schneller, die Bronchien erweitern sich, die Muskeln werden angespannt – und damit auch die Zunge umgehend wieder an Ort und Stelle beordert. Mit einem lauten, intensiven, röchelnden Schnarchgeräusch, oft begleitet von intensiven Bewegungen der Arme und Beine, holt der Apnoiker tief Luft. Wie ein U-Boot, das notfallmäßig aus der Tiefe des Meeres nach oben schießt und aus dem Wasser herausschnellt, holt der Patient Luft und sinkt ermattet ins Kissen zurück. Der Adrenalinschuss bedeutet für den Patienten mit Schlafapnoe die Rettung.

Die meisten Patienten bekommen davon normalerweise aber nichts direkt mit, nur selten erzählt ein Patient, dass er sich selbst daran erinnern kann, wie er plötzlich schweißgebadet im Bett saß. Manchmal wird das Geschehen auch in Träume eingearbeitet, was entsprechende Alpträume zur Folge hat, in denen man zu ersticken glaubt. Der Bettnachbar allerdings träumt weniger, sondern erlebt dies alles mitunter stundenlang mit, immer und immer wieder, bis er entnervt das Schlafzimmer verlässt und versucht, auf der Couch im Wohnzimmer weiterzuschlafen.

Diesen »automatischen« Rettungsvorgang mittels Adrenalin gibt es allerdings nicht umsonst. Er sorgt auch für Probleme, und zwar nicht nur für den Bettnachbarn, denn er ist zum einen verbunden mit einem Hochschießen von Herzfrequenz und Blutdruck, zum anderen kann gerade der Blutdruck dann auch dauerhaft erhöht bleiben. Gerade Patienten mit hohem Blutdruck sollten daher immer klären lassen, ob eine Schlafapnoe eine verstärkende oder gar auslösende Rolle spielen könnte. Besonders gefährlich ist an dieser Situation das Zusammenkommen von besonders schlechter Sauerstoffversorgung des Körpers einerseits und plötzlich auftretender Volllast für Herz und Kreislauf andererseits. Der Körper schreit: »Volle Energie, sofort!«, aber die Brennstoffreserven sind im Keller. Sind dann vielleicht bei einem älteren Menschen noch dazu die Blutgefäße nicht mehr ganz so elastisch und weit, kann es wirklich gefährlich werden. Das Auftreten von Schlaganfällen oder Herzinfarkten kann Folge einer unbehandelten Schlafapnoe sein, es sollte daher spätestens, wenn entsprechende Ereignisse bereits eingetreten sind, eine Schlafdiagnostik erfolgen, um Schlimmeres für die Zukunft zu verhindern.

So ungefährlich Schlafapnoe im Einzelfall ist, so schwerwiegend können die Langzeitfolgen sein, wenn sie unbehandelt bleibt. Um einen Arztbesuch kommen Sie dann nicht herum (keine Angst, wir möchten nur helfen!), es gibt aber auch ein paar Dinge, die grundsätzlich nicht schaden, wenn man sie beachtet. Neben dem Verzicht auf Nikotin, Alkohol, Schlafmittel, Aufputschmittel und sonstige Drogen, versteht sich.

Regeln für einen gesunden Schlaf:
- Regelmäßige Zeiten für Aufstehen und Zubettgehen,
- keine koffeinhaltigen Getränke in den letzten sechs Stunden vor dem Zubettgehen,
- kein Alkohol vor dem Schlafen (ein Bier oder zwei Gläser Wein sind erlaubt),
- ausreichend Bewegung am Tag, um müde zu werden,
- angenehmes Klima im Schlafzimmer und
- keine schwere Kost für Magen und Hirn am Abend.

Zehn Kilo, die Mandeln und eine Schnarchschiene

Was das Gewicht mit einer Schlafapnoe zu tun hat? Nun, der Körper hat bestimmte Stellen, an denen er gerne Fettpolster einrichtet. Die Oberschenkel, das Gesäß und der Bauch sind typische Stellen, in denen Fettpolster angelegt sind, die dann mehr oder weniger gefüllt werden. Und manchmal ist es eben auch der Hals.

Dummerweise ist nämlich auch im Schlundbereich ein Fettpolster vorhanden, das dann, wenn es gefüllt wird, dazu führt, den Spalt zwischen Schlund und Zunge in der Nacht zu verengen. Damit wird das Ansaugen der Zunge zusätzlich erleichtert. Sofern Sie nicht eh schon rank und schlank sind, ist es daher absolut sinnvoll, bei einer Schlafapnoe-Problematik den Versuch zu starten, deutlich abzunehmen, um diesen Faktor auszuschalten. Vielleicht sind weitere Maßnahmen dann gar nicht mehr erforderlich.

Es gibt Schätzungen darüber, dass wenigstens die Hälfte

der Patienten mit einer behandlungsbedürftigen Schlafapnoe dadurch zu heilen wären, dass sie ordentlich abnehmen, wobei ich unter »ordentlich« schon verstehen würde, dass es sich um zehn oder zwanzig Kilo handelt.

Insbesondere für Patienten, die früher schlanker waren und nicht geschnarcht haben, aber später dann mit zunehmendem Gewicht auch Schnarchprobleme entwickelt haben, besteht die berechtigte Hoffnung, mit dieser Maßnahme etwas zu erreichen. Allerdings gibt es auch Patienten, die durch genetische Faktoren schnarchen beziehungsweise Schlafapnoe-Probleme besonders schnell und ausgeprägt entwickeln.

Das können beispielsweise Menschen sein, die einen zu kleinen Unterkiefer oder eine verhältnismäßig große Zunge haben. Menschen, die große Mandeln haben, die nachts dann in den Schlund hineinfallen, können ebenfalls Probleme bekommen. Es ist daher immer sinnvoll, dass vor einer weiteren Abklärung ein HNO-Arzt einen Blick in den Rachen wirft und sich vergewissert, ob auf seinem Fachgebiet Sanierungsmaßnahmen möglich sind. Natürlich ist es sehr viel einfacher und unproblematischer, große Mandeln zu verkleinern oder zu entfernen, als ein Leben lang technische Maßnahmen ergreifen zu müssen, damit nachts die Atmung funktioniert. Bei Kindern sind große Mandeln überhaupt die häufigste Ursache einer Schlafapnoe, bei Erwachsenen tritt diese Möglichkeit eher in den Hintergrund, da viele Erwachsene bereits ohne Mandeln herumlaufen und ihr Schlund größer ist als bei einem Kind.

Eine dritte Möglichkeit ist der Gang zum Mund-, Kiefer- und Gesichtschirurgen oder zu einem spezialisierten Zahnarzt, jedenfalls dann, wenn nur das Schnarchen zum Problem wird, weniger richtige Atemaussetzer. Manchmal genügt es dann nämlich, die Zunge zwischen den beiden

Kiefern auch in der Nacht fixiert zu halten. Dies erreicht man, indem ein Zahnarzt oder Chirurg einen Abguss von Ober- und Unterkiefer herstellt, die beiden mit einer verstellbaren Schraube verbindet und man am Abend, wenn man ins Bett geht, diese sogenannte Schnarchschiene im Mund einsetzt. Man erreicht dadurch, dass der Mund im Tiefschlaf nicht erschlaffungsbedingt aufgeht, sondern die Kiefer zusammengehalten werden, die Zunge an Platz und Ort bleibt und damit das Zurücksinken der Zunge und die Gefahr eines Atemstillstands vermieden werden. Zu beachten ist allerdings, dass die meisten Krankenkassen solche Schienen nicht bezahlen, weshalb es sich immer empfiehlt, sich vorab Klarheit über die anfallenden Kosten zu verschaffen.

Ein Tennisball im Schlafanzug?

Eine weitere Möglichkeit bei manchen Patienten ist die sogenannte Lagetherapie. Was versteht man darunter? Nun, wir haben ja bereits gesehen, dass eine Schlafapnoe in Rückenlage am problematischsten ist, weil die Zunge dann der Schwerkraft folgend einfach nach hinten fällt und den Schlund blockiert. Liegt man auf der Seite oder gar auf dem Bauch, ist die Gefahr, dass dies passiert, sehr viel geringer. Viele Patienten erzählen mir: Da brauchen wir uns ja gar keine Sorgen zu machen, ich schlafe immer auf der Seite. Das mag schon sein, dass diese Patienten auf der Seite einschlafen, vielleicht auch auf der Seite aufwachen, dazwischen aber schlafen sie in allen möglichen Stellungen und sicher auch auf dem Rücken. Wir haben nämlich ein weiteres Automatikprogramm in unserem Hirn eingebaut, das uns nachts zwingt, immer wieder die Lage zu wechseln. Das soll bezwecken, dass alle Gelenke und Muskeln gleichermaßen beschäftigt und beurlaubt werden, also entlastet sind, um sich im Laufe der Nacht zu erholen. Und so landen auch Sie im Laufe der Nacht früher oder später einmal auf dem Rücken.

Allerdings können Sie Ihren Körper sozusagen mit Gewalt daran hindern, sich zu drehen. Ich meine damit jetzt keine Fesselungen à la *Fifty Shades of Grey*, sondern den Versuch, dem Körper abzugewöhnen, auf dem Rücken liegen zu wollen. *Die Prinzessin auf der Erbse* trifft es da schon eher. Hierzu gibt es seit Jahrzehnten bereits vielfache Versuche, von eingenähten Tennisbällen in Nachthemden bis hin zu Elektroschlägen. All dies sollte man tunlichst unterlassen. Eingenähte Tennisbälle verrutschen oder sind viel zu hart und schädigen Muskulatur und Gelenke. Elektroschläge erreichen vor allen Dingen, dass der Schlaf noch stärker unterbrochen und zerschlagen wird, als dies durch die Schlafapnoe ohnehin schon der Fall ist. Damit könnte vielleicht der Partner besser schlafen als vorher, der Patient selbst leidet aber sicher nur noch stärker unter Schlafentzug. Das können also keine Lösungen des Problems sein.

Was ganz gut funktioniert, sind spezielle Jacken mit einem verdickten Rückenansatz oder auch ein kleiner Rucksack gefüllt mit etwas Weichem, zum Beispiel einem Kissen, den man vor dem Schlafen überzieht. Das klingt vielleicht komisch, sich mit einem Rucksack ins Bett zu legen, aber nachts sind alle Katzen grau, und Ihr Partner beschäftigt sich, spätestens, wenn er eingeschlafen ist, nicht mehr damit, ob Sie nun mit einem Rucksack im Bett liegen oder nicht. Zum anderen zeigt die Erfahrung, dass man sich auch selbst schnell daran gewöhnt, dass man etwas auf dem Rücken hat. Und der Effekt ist oft so einfach wie effektiv: Dreht sich der Körper auf den Rücken, bemerkt er den unangenehmen Gegendruck des Rucksacks und dreht sich entweder gleich weiter oder wieder zurück. In beiden Fällen bleiben Sie nicht auf dem Rücken liegen, und das ist natürlich genau, was Sie wollten.

Allerdings gilt es zu beachten, dass Sie eine solche Lösung nicht ein Leben lang Nacht für Nacht durchhalten. Manchmal ist das auch gar nicht notwendig, weil der Körper sich ganz gut daran gewöhnt, nicht mehr auf dem Rücken liegen zu dürfen, und sich auch ohne Rucksack an diese Vorgabe hält, wenn man ihn in regelmäßigen Abständen (beispielsweise einmal pro Woche) daran erinnert, also wieder eine Nacht mit Rucksack schläft.

Dies gilt erfahrungsgemäß für etwa die Hälfte der Patienten. Diese Patienten sind sozusagen »dressierbar«, sie behalten ein bestimmtes Verhalten bei, auch wenn der Rucksack wegfällt. Man könnte aber auch sagen, sie sind lernfähig. Die andere Hälfte lässt sich leider nicht umschulen, sie fällt sofort wieder in die alte Unart und auf den Rücken zurück, sobald der Rucksack abgelegt wird. Zu welcher Hälfte Sie gehören, müssen Sie ausprobieren, dafür gibt es keinen Vorabtest. Gehören Sie zu den »Dressierbaren«, dann ist die Lagetherapie ein ganz akzeptabler Weg, das Problem der Schlafapnoe in den Griff zu bekommen.

Für alle anderen wird im Übrigen intensiv an anderen Wegen geforscht. Beispielsweise gibt es den Versuch, durch eine Art Schrittmacher am Zungenboden die Zunge dazu zu bringen, sich wieder in den Mundraum zurückzuziehen, wenn Schnarchen oder Apnoe-Pausen auftreten. Bislang ist dazu aber eine relativ umfangreiche Operation erforderlich. Doch ich bin mir sicher, dass hier und bei weiteren Ideen in den nächsten Jahren mit weiteren Fortschritten zu rechnen sein wird.

Der Klassiker: Nasenmaske

Der Königsweg der Behandlung ist im Moment allerdings nach wie vor die Behandlung mit einer Nasen- oder Atemmaske, umgangssprachlich auch Schlafmaske genannt (aber nicht mit den gleichnamigen Augenmasken zu verwechseln). Ich muss zugeben, der Begriff ist durchaus etwas befremdlich. Wer will schon Nacht für Nacht im Bett liegen und eine Maske tragen müssen? Kann man damit überhaupt richtig schlafen?

Früher handelte es sich dabei um wirklich große Masken, die über Nase und Mund gingen, sehr unförmig und klobig waren und den jeweiligen Schläfer nicht besonders sexy aussehen ließen. Vielleicht hatten Sie selbst einmal das Vergnügen oder kennen noch Bilder von diesen »Ungetümen« mit den dicken Schläuchen. Die können Sie (beinahe) vergessen, denn für die allermeisten Patienten haben sie sich mittlerweile nachhaltig geändert. Moderne Schlafmasken sind nur noch filigrane Plastikeinsätze, mit denen die Nase einerseits für die Druckluft blockiert wird und andererseits über einen kleinen Verbindungsschlauch mit einem Minikompressor verbunden ist, der die nötige Druckluft herstellt. Auch diese Geräte sind heute ganz außerordentlich verkleinert, zu meinen Assistenzarztzeiten handelte es sich um schrankgroße Geräte, heute sind sie nur noch so groß wie ein Schuhkarton.

Die beiden Naseneinsätze werden durch ein dünnes Gummiband fixiert, man zieht das Ganze über, nachdem man sich vom Bettnachbarn verabschiedet und das Licht ausgemacht hat, schläft ein, streift das Gummiband am nächsten Morgen wieder ab, und alles ist gut. Einschalten und herumschalten muss man nichts, die Geräte sind vollautomatisch, hochtechnisiert und in der Lage, über die ganze Nacht hinweg genau die richtigen Schritte zu unternehmen, um einen erholsamen Schlaf ohne Atempausen sicherzustellen. Die meisten Menschen haben schon in der ersten Nacht kein Problem mit dem Einsatz dieser Geräte, und spätestens nach ein paar Nächten verlieren auch die Übrigen noch fast alle ihre Berührungsängste. Die allermeisten Patienten berichten, dass sie am Morgen nun sehr viel agiler, wacher und erfolgreicher aufgestanden und in den Tag gegangen sind als vorher.

Wie macht die Maske das genau? Zwei kleine Gummistopfen blockieren die Nase dahingehend, dass einströmende Luft nicht mehr über die Nase zurückfließen kann. Diese Art Ventil sorgt dafür, dass sich die Atemluft staut und sich, wenn die Zunge die Atemwege blockiert, zwischen Zunge und Rachenwand hindurchwühlt und damit die Zunge von der Rachenwand abhebt und wie ein Luftkissen Zunge und Rachenwand dauerhaft auseinanderhält. Man kann sich das vorstellen wie einen Tubus aus Luft.

Jeder von Ihnen, der schon einmal operiert wurde, weiß, wie das funktioniert: Man bekommt einen Plastikschlauch über die Nase oder den Mund eingeführt, der bis in die Luftröhre geht und über den man während des Eingriffs beatmet werden kann. Eine Narkose ist nämlich etwas anderes als normaler Schlaf, bei einer Narkose ist das Atemzentrum ausgeschaltet, hier würde die Zunge also sofort in den Schlund fallen und kein Alarmzentrum dafür sorgen, dass man wieder Luft holt. Deshalb muss bei jeder Operation dafür gesorgt werden, dass die Atemwege gut offen gehalten werden. Nun wäre es theoretisch möglich, eine Schlafapnoe auch damit zu behandeln, dass man sich abends vor den Spiegel stellt und einen Gummischlauch durch die Nase bis zum Kehlkopf einfädelt und damit verhindert, dass man nachts Atemaussetzer entwickelt. Es gibt sogar eine Firma, die solche Gerätschaften herstellt. Ich habe es aber noch nie fertiggebracht, einem Patienten so einen Tubus zum Selbersetzen allen Ernstes anzudienen. Das ist auch nicht nötig, nachdem ein australischer Kollege vor vielen Jahren bereits die nasale Beatmung mit Überdruck erfunden und beschrieben hat.

Ein künstlich erzeugtes Luftkissen übernimmt jetzt die Aufgabe des Plastikrohrs und hält zuverlässig Rachenwand und Zunge auseinander, um zu erreichen, dass die Atmung unbeeinträchtigt funktioniert, Schnarchen unterbleibt und vor allen Dingen Atemaussetzer nicht mehr stattfinden. Wie viel Luft und wie viel Druck dazu erforderlich sind, muss im Schlaflabor austariert werden. In der Regel wird über eine Nacht hinweg intensiv mit dem Maskendruck gearbeitet und geschaut, wie viel Druck man nun wirklich braucht, um eine vollständige Beschwerdefreiheit hinsichtlich des Schnarchens, vor allem aber natürlich hinsichtlich der Atemaussetzer zu erreichen. Das ist wichtig, da ein zu hoher Druck die Behandlung erschwert, die Maske dann gerne undicht wird und sich von der Haut abhebt, wohingegen ein zu niedriger Druck nicht ausreicht, um das Luftkissen zu bilden. Der richtige Druck, die goldene Mitte sozusagen, muss also sorgfältig ausgetüftelt werden.

Deshalb ist es auch wichtig, vorhandenes Übergewicht möglichst vor einer schlafmedizinischen Behandlung abzubauen. Für die Frage nämlich, wie intensiv eine Maskenbehandlung bei einer Schlafapnoe erfolgen muss, wie viel Luft dabei eingesetzt wird und wie hoch der erreichte Druck zu wählen ist, spielt das Gewicht eine entscheidende Rolle. Ein normgewichtiger Patient von 70 Kilo bietet technisch wenig Probleme, während ein 140 Kilo schwerer Mann mit (dann sehr wahrscheinlich) dickem Hals einen hohen Beatmungsdruck braucht, damit die Maske richtig funktioniert.

Viele Menschen können sich zunächst nicht vorstellen, jemals mit einer Schlafmaske schlafen zu können. Doch ganz selten nur habe ich Patienten erlebt, die dauerhaft damit nicht zurechtkamen. Die meisten Menschen brauchen zwei, drei Nächte, dann ist die Maske Teil ihres Körpergefühls, und nach einigen Wochen oder Monaten wollen die allermeisten Patienten nicht mehr auf das Gerät verzichten. Ganz einfach, weil damit das Erlebnis, gut ausgeschlafen, vital und belastbar zu sein, verbunden ist. Das kann so weit gehen, dass man ohne Maske nicht mehr schlafen kann. Ein Patient kam einmal in die Praxis und berichtete mir, dass er im Urlaub des Gewichts wegen den Kompressor zu Hause gelassen, die Maske aber mitgenommen habe, weil er ohne Maske nicht mehr schlafen könne. Klarer Fall von dressierbar, aber glücklich.

Auch für mich ist, wie gesagt, die Tätigkeit als Schlafmediziner eine der schönsten Seiten meines Berufes. Nur bei der Schlafapnoe kann ich sozusagen »über Nacht« das Leben eines Menschen dramatisch positiv verändern. Wenn jemand abgearbeitet, ausgebrannt, zermürbt ins Schlaflabor kommt und mir am nächsten Morgen bei der Visite freudestrahlend ein Küsschen verpasst, weil er sich mal wieder richtig ausgeschlafen hat, macht das Arztsein Spaß.

Todesfalle Sekundenschlaf

Schläft man beim Lesen der Zeitung oder beim Fernsehen ein, ist das zunächst einmal nicht lebensgefährlich, sondern vielleicht nur einem schlechten Programm geschuldet. Ich muss gestehen, dass ich selbst gerne mal beim Fernsehen einschlafe.

Schläft man in einem Gespräch oder bei einer Konferenz

ein, wird es schon problematischer. Am gefährlichsten aber ist Sekundenschlaf zweifelsohne, wenn man am Steuer eines Autos sitzt (von Hubschraubern und Flugzeugen ganz zu schweigen). Es ist davon auszugehen, dass etwa die Hälfte aller Verkehrstoten auf das Konto des tückischen Sekundenschlafs geht. Tückisch deshalb, weil sich Sekundenschlaf nicht groß ankündigt, sondern plötzlich auftritt.

Eine typische Situation: Man fährt auf einer Autobahn, die Strecke ist mehr oder weniger schnurgerade, es ist vielleicht diesig, nebelig oder dunkel, das Gehirn nimmt diese Situation als Hinweis darauf, dass gerade nicht viel passiert, jedenfalls keine körperliche Anstrengung notwendig ist und man deshalb für ein paar Sekunden Tiefschlaf nachholen könnte, der in der vergangenen Nacht gefehlt hat. Man merkt es gar nicht, die Augen schließen sich für einen Moment, und plötzlich ist man wieder wach und ertappt sich dabei, vielleicht gerade etwas rechts von der Spur abgekommen zu sein. Man erschrickt, ist aber natürlich froh, dass nichts Schlimmeres passiert ist. Wenn man dagegen weniger Glück hat, macht der Straßenverlauf in diesem Moment eine Kurve, oder der Vordermann bremst ab. Dann reicht schon ein kurzer Sekundenschlaf, und es kracht. Bei diesem Tempo keine Chance.

Es ist nicht nur aus der Perspektive eines Pneumologen unverständlich, warum zum Beispiel Lkw-Fahrer, die Gefahrentransporte lenken, nicht regelmäßig im Rahmen ihrer sonstigen Gesundheitschecks auf die Möglichkeit einer Schlafapnoe untersucht werden. Für andere Risikoberufe gilt diese Forderung natürlich gleichermaßen. Beispielsweise wäre mir nicht wohl dabei, wenn das Kontrollteam eines Atomkraftwerks oder ein Pilot plötzlich Sekundenschlaf entwickeln würden. Auch Lokführer sollten meines Erachtens zumindest dann überprüft werden, wenn sie übergewichtig sind. Erst kürzlich hatte ich einen Lokführer zur Schlafuntersuchung, der regelmäßig auf einer Schnellzugstrecke eingenickt ist! Für diesen Fall wird allerdings bei der Bahn wenigstens vorgesorgt. Jeder Lokführer muss in kurzen Abständen einen Knopf drücken oder einen Hebel bedienen, um sicherzustellen, dass er nicht plötzlich bewusstlos oder eben sekundenschlafmäßig ausfällt und der Zug führerlos weiterfährt. Besser wäre es freilich, eine Schlafapnoe rechtzeitig zu erkennen.

Schlafapnoe hat nichts damit zu tun, dass man nicht ausreichend geschlafen hätte, jedenfalls was die Stundenzahl anbetrifft. Ausschlaggebend ist, wenn die Schlafqualität nicht ausreichend, der Schlaf also nicht genügend erholsam war. Deshalb ist die mutmaßliche Tücke in Wahrheit keine Laune der Natur – sie hat nachweisbare Gründe. Die dafür notwendige Untersuchung ist zunächst einmal relativ unkompliziert. Der Schlafmediziner kann die Problematik mit einem kurzen Fragebogen, dem sogenannten ESS (Epworth-Schläfrigkeitsskala), ermitteln und damit schon einmal einen ersten Überblick gewinnen, wie ausgeprägt das Problem bereits ist. Der Patient bekommt ein kleines Messgerät mit nach Hause, mit dem die Sauerstoffversorgung, die Atmung, das Schnarchen, die Herzfrequenz und die Häufigkeit und Dauer von Atempausen gemessen werden können. Er schläft eine Nacht mit diesem Kästchen und bringt es am nächsten Tag wieder in die Praxis. Das Gerät enthält einen Chip, der alles aufzeichnet, der schnell ausgewertet werden kann, und schon ist klar, ob nun tatsächlich eine gefährliche Schlafapnoe vorliegt oder nur ein normales Schnarchen.

Zeigt sich, dass tatsächlich eine Schlafapnoe vorliegt, ist der nächste Schritt, dass der Patient in ein Schlaflabor eingewiesen wird. Dort kann dann eine sehr viel eingehendere Untersuchung erfolgen, beispielsweise unter Einbeziehung eines EEGs (Elektroenzephalogramm), mit dem gemessen werden kann, wie sich die Schlafqualität auf Hirnebene darstellt. Hierzu werden die elektrische Aktivität des Gehirns und deren Schwankungen aufgezeichnet und ausgewertet. Im Schlaflabor kann dann zum Beispiel auch eine Lagetherapie eingeleitet werden, die wir bereits kennengelernt haben, oder eben der Klassiker verordnet werden: die Nasenmaske.

Die Lunge auf dem Prüfstand

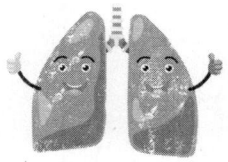

Für den Arzt gibt es eine ganze Reihe von Möglichkeiten, die Leistungsfähigkeit der Lunge zu testen. Die bekannteste, aber durchaus nicht immer aussagekräftigste ist die Bestimmung der Lungenfunktion. Mit der Messung der Lungenfunktion kann der Lungenspezialist außerordentlich genau und akkurat feststellen, wie es um die Bronchien bestellt ist. Dabei hat er die unterschiedlichsten Möglichkeiten.

Er kann einen Test machen, bei dem der Patient möglichst schnell die Luft ausatmet – wodurch die Weite der Bronchien gemessen werden kann. Bei einem anderen Test atmet der Patient in Ruhe – hierbei kann der sogenannte Atemwegswiderstand bestimmt werden, ein Wert, der auch etwas über die Weite oder Enge der tiefen Atemwege erkennen lässt. Das Ergebnis kann dann weiter überprüft werden, bei verengten Bronchien beispielsweise, indem ein bronchienerweiterndes Spray gegeben und das Ergebnis erneut gemessen und verglichen wird. Wenn der Verdacht auf Asthma besteht, die Bronchien aber normal weit zu sein scheinen, kann der Test mit einem Medikament wiederholt werden, das im Falle von Asthma die Atemwege verengen würde und damit eine latente, im Moment beschwerdefreie Asthmaerkrankung offenlegen könnte.

Das wichtigste Untersuchungsinstrument für die pneumologische Praxis ist der sogenannte Bodyplethysmograph. Jeder Patient, der neu unsere Praxis betritt, macht beim Anblick dieses Gerätes zunächst einmal große Augen. Das Teil sieht aus wie eine große Telefonzelle und muss bei einem Teil der Untersuchung für einen Moment luftdicht geschlossen werden. Als ich im Rahmen meiner Ausbildung zu Beginn der achtziger Jahre erstmals ein solches Gerät gesehen habe, habe auch ich große Augen gemacht. Das Teil sah aus wie ein U-Boot mit einem kleinen Sichtloch und wäre für Patienten mit Platzangst sicherlich völlig indiskutabel gewesen. Dank moderner Technologien besteht die Untersuchungskabine heutzutage nur noch aus Glas, lässt sich jederzeit von innen öffnen, und der Untersuchungsgang dauert auch nur noch wenige Sekunden. Warum dann dieser Aufwand? Warum genügt es nicht, einfach in ein Messrohr hineinzublasen wie beim Hausarzt?

Von Gipfelfluss bis Totraum – jede Menge Tests

In der Tat braucht es die nicht bei jedem Teil der Untersuchung. Beim allgemeinen Teil der Lungenfunktionsuntersuchung geht es darum, wie schnell die Luft durch die Bronchien hindurchfließt und wie viel Luft man beispielsweise in der ersten Sekunde nach Beginn der Ausatmung mobilisieren kann (der sogenannte FEV1-Wert, auch Einsekundenkapazität genannt). Auf dieselbe Weise lässt sich so die Vitalkapazität messen, ein Wert, der besagt, wie viel Luft insgesamt in der Lunge vorgehalten werden kann. Der sogenannte PEF-Wert wiederum ist uns bereits als ein wichtiger Verlaufswert bei der Asthmakontrolle begegnet, darunter versteht man die Luftgeschwindigkeit, die man bei maximaler

Ausatmung erreichen kann. Er wird daher auch Gipfelfluss genannt.

Was bei all diesen Messungen noch fehlt, ist der Teil der Lungenfunktion, den wir nicht selbst beeinflussen können. Der Teil der Luft, der in der Tiefe unserer Lunge zurückbleibt, wenn wir mit aller Kraft alles ausgeatmet haben, was wir mobilisieren können. »Wie bitte, dann bleibt in der Lunge etwas zurück?«, fragen mich viele Patienten erstaunt. Ja, natürlich, es bleibt sogar eine ganze Menge Luft am Ende der Ausatmung in der Lunge zurück. Schließlich können wir die Lunge nicht ausdrücken wie eine Zitrone. Wenn wir ausgeatmet haben, sind noch je nach Größe, Alter und Geschlecht zwischen zwei und vier Liter Luft in den Bronchien und Lungenbläschen vorhanden. Bei bestimmten Erkrankungen auch noch viel mehr. Wir sprechen dann von einem vergrößerten Totraum der Lunge oder auch erhöhtem Residualvolumen.

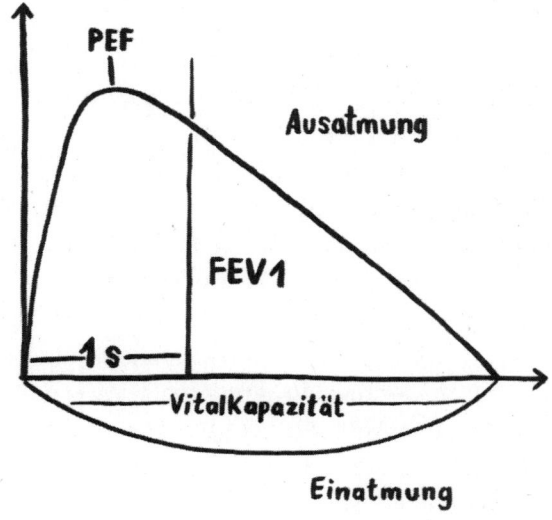

Vitalkapazität

233

Der Ausdruck Totraum sorgt oft für noch mehr Unverständnis. Dabei ist es eigentlich ganz einfach: Der Totraum der Lunge ist der Teil des Lungenvolumens, den man nicht mehr mobilisieren kann, der eben am Ende der Ausatmung übrig bleibt. Der Teil also, der gewissermaßen den toten Winkel der Lunge darstellt, an den man normalerweise nicht herankommt. Diesen Totraum kann man mit der normalen Lungenfunktion nicht messen. Er ist aber besonders spannend, denn bei vielen Erkrankungen der Lunge vergrößert sich gerade dieser Anteil zunehmend und nimmt dann entsprechend der Lunge verfügbares Lungenvolumen weg. Das ist der Fall bei einem Lungenemphysem oder auf gut Bayrisch: einer Blählunge.

Der Ausdruck trifft es ziemlich gut. Verursacht wird der zunehmende Totraum der Lunge nämlich dadurch, dass normale Lungenbläschen kaputtgehen, mehrere Lungenbläschen dann oft zusammenwachsen und am Schluss aus den filigranen, weintraubenförmigen Lungenbläschen große, funktionslose Strukturen werden. In diesen bleibt zwar Luft zurück, diese Luft nimmt aber am Gasaustausch nicht mehr teil, sondern füllt den Raum nutzlos aus: eben eine Blählunge.

Alle mit einer Atemwegsverengung einhergehenden Erkrankungen (also Asthma und COPD) können über kurz oder lang dazu führen, dass dieser Prozess voranschreitet, dass verfügbares Lungenvolumen zunehmend reduziert und durch Totraum ersetzt wird. Dieser Prozess ist auch mehr oder weniger irreversibel. Er schreitet immer dann voran, wenn Bronchien verengt sind, Luft zwar eingeatmet, aber nur mit besonderer Anstrengung ausgeatmet oder aus der Lunge herausgepresst werden muss, wodurch die Lungenbläschen überdehnt werden, platzen und letztendlich zu nichtsnutzigem Totraum werden.

Um das messen zu können, benötigt man einen erheblichen technischen Aufwand, den in der Regel nur eine pneumologische Praxis vorhält. Das ist nun der Zeitpunkt, an dem besagte bodyplethysmographische Messkammer ins Spiel kommt. Ohne einen luftdicht abgeschlossenen Raum ist die Messung von Totraum nämlich nicht möglich.

Die Sache mit dem Kohlenmonoxid

Spannend ist auch die Messung der Diffusionskapazität, mit der die Leistungsfähigkeit der Lungenbläschen, Sauerstoff ins Blut zu bringen und CO_2 abzutransportieren, gemessen werden kann. Was hilft es, wenn die Luft gut durch die Bronchien in die Tiefe gelangt, dann aber der Gasaustausch von Sauerstoff aus der Lunge ins Blut und Kohlendioxid aus dem Blut in die Lungenbläschen nicht funktioniert? Dieser entscheidende Prozess spielt sich an den nur Bruchteile eines Millimeters dünnen Lungenbläschen ab, die beispielsweise bei einer Lungenentzündung oder einer Lungenfibrose nicht mehr richtig funktionieren. Um die Leistungsfähigkeit dieser Membranen beurteilen zu können, gibt man dem Probanden ein Gemisch aus Sauerstoff und Kohlenmonoxid zum Atmen. Man macht sich dabei die Tatsache zunutze, dass Kohlenmonoxid von den roten Blutkörperchen praktisch vollständig und mit hoher Priorität auch gegenüber Sauerstoff aufgenommen wird. Weiß man vorab, wie viel Kohlenmonoxid in der Einatemluft enthalten war, und misst man, wie viel bei der Ausatmung noch in der Luft enthalten ist, kann man die Kapazität für Kohlenmonoxid angeben. Und damit lässt sich annäherungsweise auch die Kapazität für Sauerstoff berechnen, die für den Transport in die Lungenbläschen zur Verfügung steht. Einfach gesagt:

Wird das gesamte Kohlenmonoxid vom Blut aufgenommen, funktioniert die Membran für den Gasaustausch gut, kommt Kohlenmonoxid in der Ausatemluft zurück, dann funktioniert die Membran nicht einwandfrei, und man muss klären, was los ist.

Wenn wir schon beim Thema Kohlenmonoxid sind, vielleicht noch eine kurze Bemerkung dazu. Dass Kohlenmonoxid mit hoher Priorität von den roten Blutkörperchen im Körper aufgesaugt wird, gilt natürlich nicht nur bei der Untersuchung der Diffusionskapazität, sondern auch im Alltag. Und das ist auch der Grund, weswegen man durch das Einatmen von Kohlenmonoxid in größeren Mengen umkommen kann. Wenn der Körper sowohl Kohlenmonoxid als auch Sauerstoff angeboten bekommt, entscheiden sich die roten Blutkörperchen für das Kohlenmonoxid, das noch dazu besonders lange und intensiv an den roten Blutkörperchen gebunden bleibt. Diese bleiben dann für Stunden besetzt und nehmen keinen Sauerstoff mehr auf, wie ein Taxi, das keine Fahrgäste mehr aufnimmt und wild durch die Gegend fährt. Kohlenmonoxid entsteht bei allen Verbrennungsprozessen in mehr oder weniger großer Menge, beispielsweise auch beim Rauchen von Zigaretten. Wer zwanzig Zigaretten am Tag raucht, bewegt sich fast an der Grenze zur chronischen Kohlenmonoxidvergiftung. Ein Großteil seiner roten Blutkörperchen ist durch Kohlenmonoxid blockiert und steht für den Sauerstofftransport nicht mehr zur Verfügung.

Deswegen ist es auch ein Irrtum, zu glauben, dass man durch das Rauchen von Zigaretten sein Hirn leistungsfähiger machen oder beispielsweise seine Konzentration beim Autofahren verbessern könne. Das Gegenteil ist richtig: Zwar hat Nikotin in der Tat eine wachmachende, anregende Wirkung, doch der Sauerstoffgehalt, den das Gehirn dringend für seine Tätigkeit benötigt, nimmt durch das Rauchen nachhaltig ab! Das Kohlenmonoxid schnappt den Sauerstoffmolekülen die Taxis vor der Nase weg.

Wie kann ich meine Lunge testen?

Die Erstdiagnose einer Atemwegserkrankung ist nicht ganz einfach und sollte durch den Hausarzt oder den Pneumologen erfolgen. Einen Vorschlag für einen ganz einfachen Schnelltest der Lungenleistung finden Sie im Anhang. Ist eine Diagnose aber gestellt, dann ist es nicht nur möglich, sondern sogar besonders wichtig, dass regelmäßig der Verlauf der Lungenleistung kontrolliert wird. Im Kapitel »Asthmacontrolling: Wie stabil sind meine Bronchien?« haben wir das ja bereits beispielhaft gesehen.

Für Verlaufskontrollen existieren Tests, mit denen man die Entwicklung der Erkrankung gut verfolgen und das weitere Vorgehen besser planen kann. Einer der Tests misst den sogenannten CAT-Wert. CAT steht für COPD Assessment Test. Dieser kann online (www.catestonline.org/english/index_German.htm) ausgefüllt werden. In diesem Test wird eine Reihe von Fragen gestellt, die um das Thema kreisen, um festzustellen, wie gut die Lungenleistung, aber auch die körperliche und psychisch-seelische Belastbarkeit insgesamt ist. Für uns Ärzte ist dies ein wichtiger Baustein, um uns einen möglichst vollständigen Überblick über das Gesamtkrankheitsbild zu verschaffen. In unserer Praxis ist dieser Test ein Bestandteil des Anamnesebogens, das heißt, ein Patient mit bekannter COPD füllt den Test mit seinen zehn Fragen bei jedem Kontakt aus, und wir tragen die dabei erhaltene Punktzahl wie einen Laborwert in der Patientenakte ein. So haben wir einen guten Überblick darüber, wie sich das Krankheitsbild gerade im Erleben des Patienten entwickelt. Auch wenn es darum gehen sollte, telemedizinische Kontakte zum Patienten zu nutzen, sind solche Tests sehr wertvoll. Normal ist für diesen Test übrigens ein Wert von weniger als zehn Punkten, über zwanzig Punkte sind auf jeden Fall weiter abklärungsbedürftig.

Wie weit kommen Sie in sechs Minuten?

Ein zweiter Test, der die Leistungsfähigkeit der Lunge abfragt, ist der Sechs-Minuten-Geh-Test. Dieser Test misst, wie viele Meter Sie unter standardisierten Bedingungen in sechs Minuten zurücklegen können, und fragt somit nicht nur die Leistungsfähigkeit der Lunge, sondern auch die der Muskulatur mit ab. Wie wir im COPD-Kapitel gesehen haben, ist das Zusammenspiel von Lunge und Muskelapparat von großer Bedeutung. Dieser simple Test, regelmäßig wiederholt, gibt daher schon wertvolle Hinweise, wie es um die aktuelle Leistungsfähigkeit Ihrer Lunge beschaffen ist.

Der Ein-Minuten-Aufsteh-Test

Noch einfacher und schneller durchzuführen ist der Ein-Minuten-Aufsteh-Test. Hierfür nutzen Sie einen sicher an der Wand stehenden Stuhl mit einer Sitzhöhe von etwa achtundvierzig Zentimetern ohne Armlehnen. Ohne Hilfe der Arme gilt es nun, bis zur vollständigen Streckung der Kniegelenke aufzustehen und sich dann wieder hinzusetzen, und zwar so oft wie möglich innerhalb von sechzig Sekunden.

Sie sollten diesen Test aber nicht ausführen, wenn Sie sich unsicher fühlen oder wenn Sie Probleme mit Ihren Kniegelenken haben. Auch Menschen mit Problemen der Oberschenkelmuskulatur oder neurologischen Erkrankungen sind für diesen Test nicht geeignet. Für alle anderen gibt auch dieser »Schnelltest« einen weiteren Hinweis auf den Zustand der Lungenfunktion und ist daher gut für Verlaufskontrollen geeignet.

In Studien schafften die meisten Patienten zwischen fünfzehn und zwanzig Wiederholungen pro Minute. Ist Ihr Wert besser, ist das natürlich super, bei Werten unter fünfzehn sollte der Hausarzt darüber informiert werden.

Der Hund-Gassi-führ-Test

Ein letzter einfacher und vielleicht gerade deshalb besonders gut geeigneter alltäglicher Belastungstest, den ich Ihnen vorstellen möchte, läuft in unserer Praxis unter dem Stichwort HGF-Test: der Hund-Gassi-führ-Test.

Grundsätzlich bin ich ja als Allergologe gegen die Haltung von Tieren. COPD-Patienten haben aber in der Regel keine allergische Komponente, und außerdem genießt der Hund auch für Allergologen inzwischen eine positive Ausnahmestellung. Ein Hund braucht tagtäglich mehrfach Auslauf und schleift Herrchen und Frauchen mit, ob sie nun mögen oder nicht. In der Regel orientiert sich der Auslauf auch an bestimmten Wegpunkten, die meistens als Treffpunkt diverser Hunde beziehungsweise ihrer Ausscheidungen berüchtigt sind. Das Laufen einer standardisierten Wegstrecke bietet sozusagen »im Vorbeigehen« die Chance, einen Tag-zu-Tag-Vergleich der körperlichen Belastbarkeit aufzustellen.

Besonders gut gelingt das, wenn eine Steigung in die Gassistrecke eingebaut wird. Hundebesitzer können so erstaunlich gut quantifizieren, wie es ihnen gerade geht. Natürlich gilt das auch für jeden anderen, der gewohnheitsmäßig eine bestimmte Strecke läuft oder mit dem Rad fährt. Man muss sich dann nur gelegentlich bewusst machen, wie man zurzeit gerade drauf ist. Ich selbst habe ja auch eine

COPD, vor allen Dingen aber erhebliches Übergewicht, und kenne eine tolle Steinpilzstelle, die nicht weit von meiner Wohnung entfernt ist, aber etwa einhundertfünfzig Meter höher liegt. Die regelmäßigen Kontrollen meiner Steinpilzstelle (meist erfolglos, es gibt dort aber auch Maronen-Röhrlinge und Parasol-Pilze) zeigen mir sehr gut, wie mein Trainingszustand gerade ist (meist nicht so gut).

Offen gestanden rede auch ich ungern darüber mit meinem Hausarzt, weil dann natürlich die Empfehlung kommt, abzunehmen und mehr Sport zu treiben. Aber ich mache mir wenigstens keine Illusionen über meinen Zustand und fasse immer wieder den guten Vorsatz, ihn zu verändern. Und darauf kommt es zunächst einmal an, schließlich beginnt jede Veränderung mit einer Beobachtung. Das macht den HGF-Test so wertvoll.

Nur im Röntgenbild wird die Lunge sichtbar

Eine Untersuchung, die für den Lungenarzt von besonderer Bedeutung ist, möchte ich noch erwähnen. Die menschliche Lunge gehört zu den wenigen Organen, zu deren Untersuchung wir auf Röntgenstrahlen nach wie vor nicht vollständig verzichten können. Andere Organe wie beispielsweise Leber oder Nieren können durch Ultraschall oder eine Kernspintomographie untersucht werden. Bei der Lunge geht das leider nicht. Die einfache Erklärung dafür lautet, dass Ultraschall und Kernspintomographie nur mit festen Organen funktionieren. Die Lunge enthält aber im Wesentlichen Luft, und Luft kann selbst mit den modernsten Verfahren der beiden angesprochenen Methoden nicht untersucht werden. Im Ultraschall beispielsweise erzeugt Luft nur einen diffusen Nebel.

Bis heute versetzt uns nur das Röntgenbild in die Lage, eine Aussage über die Lungenstruktur treffen zu können. Dafür benötigen wir Lungenärzte heutzutage erfreulicherweise nur sehr geringe Mengen an Röntgenstrahlung. Insbesondere das Lungenkarzinom und die Lungenentzündung sind zwei Erkrankungen, die ohne Röntgenbild nicht wirklich gesichert werden können, deren Erkennung aber lebenswichtig ist. Bis auf Weiteres bleibt Röntgen also unverzichtbar.

Allerlei aus der Sprechstunde

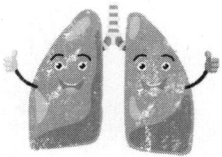

Zum Abschluss möchte ich Ihnen noch ein paar interessante Anekdoten aus der Praxis erzählen. Im Laufe des Buches habe ich ja immer wieder reale Beispiele einfließen lassen, doch manche hätten dann doch zu sehr vom eigentlichen Thema des jeweiligen Kapitels weggeführt. Deshalb kommt hier nun also ein kleines Sammelsurium von Geschichten, die ich Ihnen nicht vorenthalten möchte, weil sie allesamt Wissenswertes und Hilfreiches über Ihre Lunge enthalten.

Verheiratete Männer leben länger als alleinlebende

»Also, Herr Doktor, jetzt muss ich aber doch auch was sagen.« – Dieser Satz einer resoluten Schwäbin lässt mich immer hoffen, endlich dem Kern der Beschwerden meines Patienten näher zu kommen. Männer – und da sind die Schwaben sicher eher schlechter als der Durchschnitt – neigen beim Lungenarzt dazu, ihre Beschwerden eher herunterzuspielen. Jedenfalls, wenn man Raucher ist und die Anspielungen darauf satthat.

Als junger Arzt habe ich immer geseufzt, wenn die Ehefrau gemeinsam mit dem Patienten den Termin wahrnahm, mittlerweile sehe ich das ganz anders. Ich erfahre dann nämlich sehr viel mehr als sonst, kann zielgenauer nachfragen und so auch erfolgreicher behandeln. Inzwischen stelle ich gerne Ehefrauen, gelegentlich auch Ehemänner, per Handschlag als ehrenamtliche Assistenten an, die meine Therapieanweisungen überwachen und mir beim nächsten Mal berichten sollen. Die meisten Männer nehmen das ächzend, aber geduldig an. Nötigenfalls streue ich die jüngsten Forschungsergebnisse zum Thema Lebenserwartung in die Diskussion mit ein.

Danach kann es nämlich keinen Zweifel geben, dass verheiratete Männer länger leben als unverheiratete Zeitgenossen. Und zwar im Schnitt immerhin zehn Jahre, eben weil eine Ehefrau auf gesunden Lebenswandel achtet und den »Kerle« dann halt doch irgendwann zum Arzt schleppt.

Ein Landwirt von der Alb meinte einmal im Beisein seiner Gattin, es gehe ja nicht nur um Lebensjahre, sondern auch um Lebensqualität. Der Blick, den er dafür erntete, war ausgesprochen giftig. Ich wüsste zu gerne, wie diese Diskussion letztendlich ausgegangen ist. Gut, hoffe ich, jedenfalls kam er nicht wieder. Er wurde wohl schnell wieder gesund.

Manchmal ist der Papagei der Mörder

Vor einigen Monaten saßen ein Vater und seine Tochter als Notfall in meiner Sprechstunde. Beide hatten bemerkt, dass sie seit Monaten zunehmend unter Atemnot litten, zunächst nur bei stärkerer körperlicher Belastung, in den letzten Tagen aber genügten schon ein paar Treppenstufen, um Atembeschwerden auszulösen. Aufgefallen war ihnen auch, dass sich mitunter die Lippen blau verfärbten und beide ganz schnell und oberflächlich atmeten. Begleitet war das alles von einem quälenden Hüsteln ohne Verschleimung. Auch die Mutter habe Probleme, allerdings nicht so schlimm, weshalb sie zu Hause geblieben war.

Wie immer habe ich ein paar Fragen gestellt, was berufliche Tätigkeit und bisherige Krankengeschichte anbetrifft, und dabei auch nach Haustieren gefragt. Nein, Hund oder Katze habe man nicht, nur einen Papagei, den habe man aber schon lange. Beim Wort Papagei stellen sich bei mir als Lungenspezialist sofort die Ohren auf. Papageien sind problematische Tiere, wenn sie in geschlossenen Räumen gehalten werden und die menschliche Lunge mit ins Spiel kommt. Vor allem, wenn Käfig oder Voliere in die Wohnung integriert sind, besteht die Gefahr, dass nicht nur Federn und Staubpartikel beim Flattern in die Luft abgegeben werden, sondern auch Kotbestandteile, Parasiten und Schimmelpilze. Flattert der Vogel herum, versprüht er in großen Mengen potenziell krankmachende Staubpartikel. Bei manchen Menschen kann es dann zu einer Art allergisch-toxischen Reaktion an den Lungenbläschen kommen. Es handelt sich dabei dann allerdings nicht um eine »normale« Allergie wie beispielsweise gegenüber Pollen oder Hausstaubmilben, sondern um eine ganz besonders aggressive Form einer Unverträglichkeitsreaktion. Die kann zu einer drastischen Entzündung der Lungenbläschen führen, die schließlich mit dem Absterben der unersetzlichen Alveolen endet. Wird dieser Prozess nicht gestoppt, kommt es zu einer irreversiblen Zerstörung des Gewebes, die Folge kann dann eine Lungenfibrose oder Narbenlunge sein und manchmal sogar zum Tod des Patienten führen. Verursacht wird dieses Krankheitsbild, eine sogenannte exogen-allergische Alveolitis, nicht nur durch Papageien, sondern auch durch andere Vögel wie Wellensittiche, Nymphensittiche und vor allen Dingen auch durch Tauben. Man spricht deshalb auch von der Vogelhalterlunge.

In meinem Patientenstamm gibt es in der Tat mehrere Taubenhalter, die meistens als Züchter von Brieftauben mit den Tieren zu tun hatten und dadurch erkrankt sind. Das kann mitunter zu richtig dramatischen Situationen führen, da die Tiere oft wertvoll sind und die Halter an ihnen hängen wie an einem Familienmitglied. Ein Patient wollte sich partout nicht von seinen Tauben trennen und war daher bereit, alles Mögliche auf sich zu nehmen, um seine Tauben zu behalten. Er besorgte sich eine Maske, die die schädigenden Substanzen ausreichend filtern konnte, um zumindest mit medikamentöser Unterstützung sein Hobby weiter ausüben zu können. Und das klappt auch gut, jedenfalls ist die Erkrankung gut unter Kontrolle.

Die Vogelhalterlunge ist aber keine alltägliche Erkrankung in einer pneumologischen Praxis. Obwohl es nicht (mehr) sehr viele Taubenzüchter oder Papageienhalter gibt, muss nach wie vor von einer nicht zu vernachlässigenden Gefährdung beim Kontakt der menschlichen Lunge mit Vogelproteinen ausgegangen werden.

Ich habe übrigens die beiden Papageienhalter noch rechtzeitig erwischt. Ein Röntgenbild zeigte typische Veränderungen, und ein Bluttest bewies dann, dass der Körper in der Tat Antikörper gegenüber Papageienproteinen gebildet hatte. Die ganze Familie zog für ein paar Tage in ein Hotel, der besonders schwer erkrankte Vater musste vorübergehend ins Krankenhaus. Alle bekamen Cortison, um die Entzündungsreaktionen in den Lungenbläschen sofort zu stoppen, der Papagei wurde ins Tierheim gegeben, die Wohnung professionell mit Dampfstrahlern gereinigt und das Problem damit weitestgehend gebannt. Mutter und Tochter geht es heute gut, der Vater allerdings braucht nach wie vor ein Sauerstoffgerät, weil zu viele Lungenbläschen kaputtgegangen sind, als dass der Körper die Sauerstoffversorgung alleine bewerkstelligen könnte.

Und manchmal der Raumluftbefeuchter

Ähnliche Probleme wie bei der Vogelhalterlunge können auch durch andere Quellen erzeugt werden. Hier spielen dann meistens Schimmelpilze eine entscheidende Rolle. So können zum Beispiel durch Klimaanlagen, die nicht ausreichend gewartet werden, Schimmelpilzsporen großräumig versprüht werden. Auch schlecht gewartete Whirlpools können auf diese Weise zum Problem werden.

Ein weiteres Gesundheitsproblem lauert beim Einsatz von Verneblern in Wohnungen oder in Geschäften. In diesen Geräten wird Wasser aus einem Vorratsgefäß durch einen sogenannten Piezokristall in sichtbaren Wassernebel umgewandelt. Doch auch diese Raumluftbefeuchter neigen dazu, schnell zu verkeimen und dann eine üble Wolke aus Wasser, Schimmelpilzsporen und Bakterien zu erzeugen, die durchaus lebensgefährliche Erkrankungen erzeugen können, zum Beispiel die sogenannte Befeuchterlunge. Man kann und muss diese Gefahr durch die Zugabe von Desinfektionsmitteln mindern, das Dumme daran ist aber, dass auch das wieder zu Problemen führen kann, etwa zu allergischen Reaktionen.

Dann schon lieber einen herkömmlichen Wasserverdunster aus Keramik, den man in den Heizkörper hängt. Der hilft zwar nichts, schadet aber auch kaum, weil zumindest kein Wassernebel aktiv verstäubt wird. Sinnvoll, aber kaum von kommerziellem Interesse wären am ehesten noch

Passivbefeuchter vom Prototyp »feuchtes Handtuch«, einfach auf die Heizung gelegt oder im Schlafzimmer über die Fensterbank gehängt.

Diagnose: Landluft

Ja, Sie lesen richtig. Landluft ist nicht so gesund, wie man immer meint, jedenfalls nicht für jeden. Der Anteil von Landwirten in meiner Klientel ist höher, als viele ahnen. Die Mischung von pflanzlichen und tierischen Allergenen mit Chemikalien unterschiedlichster Art führt bei Landwirten gehäuft zu einem allergischen Asthma, manchmal auch zu einer chronischen Bronchitis, der sogenannten Schweinehalterlunge. Wir sehen dieses Krankheitsbild tatsächlich besonders häufig bei intensiver Schweinehaltung von 1000 oder mehr Tieren. Auch die Intensivhaltung von Hühnern oder Puten tut der Lunge häufig nicht gut, siehe Vogelhalterlunge. Das damit verbundene Einatmen eines Cocktails von Bakterien, Kotrückständen, Futtermittelresten und Ammoniak, vor allem wenn der Stall geleert und anschließend gereinigt wird, kann zu heftigen Problemen wie bei einer Raucherlunge führen.

Ursache für die sogenannte Farmerlunge wiederum sind Schimmelpilzsporen. Insgesamt ist dieses Krankheitsbild in den letzten Jahren seltener geworden, was in erster Linie mit der zunehmenden Technisierung der Landwirtschaft zu tun hat. Während heute an Rinder häufig Kraftfutter und Silage verfüttert werden, gab es im Stall früher überwiegend Heu und Stroh. Der Bauer musste das Ganze mit der Heugabel auf die Tiere verteilen, was ganz schön stauben konnte. Vor allem wenn das Heu beim Einlagern noch etwas feucht war, fing es an zu schimmeln. Mitunter musste der Land-

248

wirt dann anschließend mit Atemnot und grippeartigen Beschwerden ins Bett und dann auch noch feststellen, dass es jedes Mal schlimmer wurde. Wenn zunehmend Atemnot hinzukommt, treibt es irgendwann auch den härtesten Landwirt zum Arzt.

Vor allem im Allgäu häuften sich die Fälle, weil hier Käsereien lange Zeit die Forderung erhoben haben, dass Kühe nur mit Heu gefüttert werden, und industrielle Futtersorten daher keine Verwendung finden durften. Mittlerweile ist dies meist anders geregelt. Die zuständige Berufsgenossenschaft hat darüber hinaus viel Erfahrung mit dem Krankheitsbild gesammelt und stellt betroffenen Landwirten spezielle Helme zur Verfügung, die über einen zusätzlichen Filter verfügen, der die atemwegsschädlichen Stoffe zurückhält. Wichtig ist aber, dass überhaupt ein Verdacht geäußert und eine entsprechende Diagnose dann auch gesichert wird. Das gilt immer, da bilden Landwirte keine Ausnahme.

Sind E-Zigarette, Heat Stick oder Shisha echte Alternativen?

Häufig werde ich in der Sprechstunde gefragt, was es denn mit der E-Zigarette, Shisha und Co. auf sich habe und ob es denn besser sei, auf eine dieser Alternativen auszuweichen. Es gibt zwar Unterschiede, aber weder Wasserpfeife und E-Zigarette noch Kautabak, ja noch nicht einmal Nikotinpflaster können als problemlos oder gar gesund akzeptiert werden. Es gibt nur eine gesunde Variante, nämlich das Rauchen ohne Wenn und Aber sein zu lassen. Gehen wir die vermeintlichen Alternativen kurz durch.

Light-Zigaretten

In manchen Ländern ist die Verwendung von Bezeichnungen wie »leichte Zigarette« oder »Light-Zigarette« längst ausdrücklich verboten. In Deutschland ist dies seit dem Jahre 2003 der Fall, und zwar zu Recht. Leichte Zigaretten sind definitiv gefährlicher als normale Zigaretten. Sie haben zwar einen geringeren Teer- und Nikotinanteil, alle anderen Schadstoffe bleiben aber unverändert erhalten. Da der Raucher seine Dosis an Nikotin braucht, raucht er im Schnitt mehr Zigaretten und bekommt somit noch mehr Schadstoffe in seine Lungen, als dies beim Einsatz nikotinstärkerer Zigaretten der Fall wäre. Hinzu kommt, dass bei leichten Zigaretten die Filter kleine Poren haben, damit mehr Luft zugeführt wird. Das führt allerdings häufig dazu, dass tiefer inhaliert werden kann, bevor Husten einsetzt, die Schadstoffe also noch tiefer in die Bronchien eindringen. Studien haben gezeigt, dass mit der Einführung von Light-Zigaretten die Zahl der Lungenkrebserkrankungen deutlich angestiegen ist.

E-Zigaretten

Das Rauchen von E-Zigaretten ist im Moment am meisten in der Diskussion. Der entscheidende Unterschied zum Zigarettenrauchen ist, dass bei der E-Zigarette nicht geraucht, sondern gedampft wird. Dabei wird Nikotin in unterschiedlichen Konzentrationen (zwischen 0 und 18 mg/10 ml) in einer Trägersubstanz gelöst, in der Regel handelt es sich dabei um Glykol.

Was auf jeden Fall in den Körper aufgenommen wird, ist Nikotin, also der Stoff, nach dem der Raucher giert. Auch Bestandteile von Glykol gelangen in die Atemwege, wobei nicht ganz klar ist, inwieweit diese Bestandteile ihrerseits schädlich sein können. Es gibt Hinweise darauf, dass diese

Substanzen ihrerseits Tumoren auslösen können. Auch eine erhöhte Infektanfälligkeit soll hierdurch ausgelöst werden.

Dennoch ist es sicher so, dass die Probleme von herkömmlichen Zigaretten um ein Vielfaches höher einzuschätzen sind. Vor allem was das Problem der COPD betrifft, also die Hemmung der bronchialen Müllabfuhr, scheint die E-Zigarette deutlich besser dazustehen. Wenn ich es daher nicht schaffe, einem Raucher die Zigarette sofort aus der Hand zu nehmen, und auf der anderen Seite die dringende Notwendigkeit besteht, das normale Rauchen umgehend wegen einer schweren COPD einzustellen, kann das aus meiner Sicht in manchen Fällen eine akzeptable, zeitlich begrenzte Variante darstellen.

Groß ist allerdings die Gefahr, dass Jugendliche die scheinbar ungefährlichere Softvariante zum Einstieg in das Rauchen nutzen, zumal die Substanzen in einer Vielzahl von Geschmacksvarianten erhältlich sind: von grüner Apfel über Mandarine und Kirsche bis zu Anis und Lakritze oder Schokolade. Da nach wie vor Nikotin enthalten ist und es sich dabei um eine suchterzeugende Substanz handelt, darf dieser Einstieg nicht verharmlosend als »smarte« Variante des Rauchens gangbar gemacht werden. Aus diesem Grund sollte auch die E-Zigarette genauso restriktiv angeboten und beworben werden wie die normale Zigarette.

Heat Sticks

Im Gegensatz zu E-Zigaretten sind Heat Sticks noch ein relativ neues Phänomen in Deutschland. In diesen ebenfalls wiederverwendbaren Geräten, die einer Zigarettenspitze nicht unähnlich sind, wird anstelle einer Flüssigkeit speziell aufbereiteter Tabak auf rund 300 Grad erhitzt, dabei aber nicht verbrannt. Angeblich lassen sich dadurch schädliche Substanzen im Vergleich zu einer normalen Zigarette um 90 Prozent reduzieren. Selbst wenn die Angabe der Hersteller stimmt, dürfte das nach wie vor ausreichen, um erhebliche Schäden auszulösen. Immerhin kann man hoffen, dass die Belastung von Mitrauchern bei Heat Sticks deutlich verringert wird. Empfehlungen lassen sich im Moment aber noch keine aussprechen, weil mit dieser Form des Rauchens erst noch mehr Erfahrungen gesammelt werden müssen.

Shisha oder Wasserpfeife

Noch einmal ein bisschen anders ist die Situation bei der Shisha zu bewerten. Grundsätzlich lässt sich sagen: Shisha zu rauchen ist definitiv nicht gesund. Wer zwanzig bis dreißig Minuten Shisha raucht, nimmt eine Atemluftbelastung in Kauf, die in etwa zehn bis zwanzig Zigaretten entspricht. Die normale Shisha als Variante zur normalen Zigarette ist daher keine gute Lösung.

Im Rauch einer Shisha sind vergleichbar viele Schadstoffe enthalten wie im Zigarettenrauch. Ein ganz geringer Teil wasserlöslicher Schadstoffe bleibt zwar in der Lösung, dafür lässt sich der wassergekühlte Rauch aber leichter inhalieren und intensiver aufnehmen als Zigarettenrauch.

Hinzu kommt, dass bei der Shisha eine ganze Reihe von Stoffen dem Tabak zugemischt wird, beispielsweise Glycerin, aber auch Geschmacksstoffe, von denen in der Regel nicht geklärt ist, was nun wirklich in den Lungen ankommt oder nicht. Tatsache ist, dass massiv Feinstaub erzeugt wird, der alle Grenzwerte sprengt. So wurden beispielsweise in pakistanischen Bars PM2,5-Werte von 1745 µg/m^3 gefunden und auch in kanadischen Shisha-Cafés immerhin noch 1600 µg/m^3. Zum Vergleich: Der Grenzwert auf Straßen beträgt 50 µg/m^3!

Außerdem wird in ungewöhnlich hoher Menge Kohlenmonoxid freigesetzt. Als Grenzwert am Arbeitsplatz gelten hierzulande für Kohlenmonoxid 30 ppm (parts per million), erreicht werden aber in den bereits erwähnten Shisha-Cafés bis zu 265 ppm. Das grenzt an eine Kohlenmonoxid-Vergiftung! Es sind in der Literatur bereits eine ganze Reihe von Zwischenfällen durch Kohlenmonoxid-Vergiftungen beim Shisha-Rauchen beschrieben.

Alles in allem bringt das Rauchen von Shishas im Vergleich zur Zigarette nicht nur keine Entlastung, es scheint sogar noch ein ganzes Stück gefährlicher zu sein. Aus diesem Grund sollte das Shisha-Rauchen rechtlich dem Zigaretten-Rauchen mindestens gleichgestellt werden. Jugendliche sollten darüber besser Bescheid wissen, und insbesondere Schwangeren muss man aufgrund der hohen Kohlenmonoxidwerte dringend vom Shisha-Rauchen abraten. Zumal nicht zu vernachlässigen ist, dass Wasserpfeifen oft von mehreren Personen benutzt werden, wodurch Krankheitserreger übertragen werden können.

Was E-Shishas anbetrifft, die es inzwischen auch schon gibt, gilt grundsätzlich das Gleiche wie bei Zigarette und E-Zigarette.

Kautabak, Schnupftabak, Pfeife und Zigarre

Der Vollständigkeit halber noch ein paar Worte zu den »traditionellen« Alternativen zur Zigarette. Das Kauen von Kautabak ist heutzutage eine nur noch selten praktizierte Variante. Ich selbst habe einmal in Regensburg als Student in einer kleinen Fabrik gearbeitet, in der Kautabak hergestellt wurde. Obwohl ich sozusagen an der Quelle saß, hat mich Kautabak nie wirklich angemacht. Es wäre auch keine gute Variante gewesen. Okay, die Gefahr, an einem Lungenkrebs oder an einer COPD zu erkranken, ist mit Kautabak natürlich geringer als beim Rauchen, dafür gibt es andere Gefahren wie die Entstehung von Tumoren im Mund, an der Zunge oder im Kehlkopfbereich. Auch andere Organe scheinen vermehrt betroffen zu sein, beispielsweise Nasenschleimhaut und Bauchspeicheldrüse. Die Nasenschleimhaut spielt logischerweise vor allem bei Schnupftabak eine Rolle.

Erwähnt seien schließlich noch Pfeife und Zigarre. Beide haben vielleicht ein bisschen den Vorteil, dass man den Rauch nicht so intensiv inhaliert wie bei der normalen Zigarette, weil man eher pafft als raucht. Dafür fällt bei beiden Varianten umso mehr Feinstaub an, wie jeder betroffene Mitraucher sicher umgehend bestätigen wird. Das bedeutet, dass die Feinstaubbelastung für alle, insbesondere auch für den Rest der Familie, eine noch höhere ist als beim normalen Zigarettenrauchen. Bei der Pfeife kommt sogar noch hinzu, dass der ätzende Tabaksaft die Entstehung von Krebs an der Zunge, den Lippen oder den Speicheldrüsen fördert. Sie merken, auch diese Varianten bringen leider keine Vorteile.

Flimmerhärchen flimmern – nicht nur in der Lunge

Wir haben gesehen, dass der Zigarettenrauch die Flimmerhärchen in unseren Bronchien lähmt. Er lähmt aber auch andere Flimmerhärchen im Körper: vom Eileiter bis zu Spermazellen. Dieser Fakt hat schon so manchen rauchenden Machotyp in meiner Praxis nachdenklich gemacht. Die auf künstliche Befruchtung spezialisierten Frauenärzte in meiner Region sind fleißige Überweiser, denn wenn Ehepaare mit unerfülltem Kinderwunsch eine entsprechende Behandlung beginnen wollen, ist die erste Frage, ob sie rauchen. Und wenn das bejaht wird, kommt als Erstes der dringende Hinweis, das Rauchen bleiben zu lassen.

Auf der anderen Seite ist Rauchen natürlich nicht als Verhütungsmittel geeignet. Als junge Frau würde ich mich nicht allein aufs Rauchen verlassen und dafür die Pille absetzen, aber richtig bleibt: Flimmerhärchen sind Flimmerhärchen, sie funktionieren zum Schleimtransport genauso wie zum Transport einer Eizelle durch den Eileiter und sind hier gleich empfindlich.

Kein Termin beim Pneumologen – Bismarck ist schuld!

Man kennt ihn als Staatsmann, als Gründer des Deutschen Reiches, vielleicht auch als Namensgeber für sauer marinierten Hering, aber was soll Bismarck denn mit dem Problem zu tun haben, dass man heute so schwer einen Termin beim Lungenarzt bekommt? Dafür müssen wir 135 Jahre zurückgehen. Am 15. Juni 1883 führte Otto von Bismarck (der übrigens starker Raucher war) mit dem Krankenversicherungsgesetz die Unfall- und Krankenversicherung in Deutschland ein und ordnete auch Lehre und Forschung an den Universitäten neu. Dabei wurde aber unter anderem die Lunge vergessen, oder besser gesagt: auf die grüne Wiese verbannt.

Damals stand ganz im Vordergrund der Pneumologie die Behandlung der Tuberkulose, und die sollte nicht im Herzen der Städte behandelt werden, sondern in Lungensanatorien, weit ab von den pulsierenden Industriestandorten. Nach dem Zweiten Weltkrieg schien die Lungentuberkulose ausgerottet, fast alle Lungensanatorien wurden geschlossen, und damit versiegten die Möglichkeiten, junge Ärzte zu Pneumologen weiterzubilden. Hier wurde der Grundstein gelegt, dass es fast nirgends auf dieser Welt so wenige Pneumologen gibt wie in Deutschland, und diesem Umstand wurde seitdem nicht entgegengesteuert. Während beispielsweise in Griechenland mehr als zehn Lungenärzte auf 100.000 Menschen kommen, sind es in Deutschland gerade einmal 0,6. Deswegen kann es sein, dass man auf einen Termin beim Lungenarzt etwas warten muss.

Waren zu Bismarcks Zeiten und auch noch bei Erscheinen von Manns »Zauberberg« (1924) zehn Jahre Krankenhausbehandlung die Regel und kam damals vielleicht alle paar Wochen ein neuer Patient ins Sanatorium, so sind heute vierzig bis fünfzig Patienten am Tag normal, die freundlich und eingehend untersucht und möglichst geheilt oder wenigstens aufs richtige Gleis gesetzt sein wollen. Zauberberg, ade!

Luft nach oben – aus Sicht der Atempädagogin Susanne Menrad-Barczok

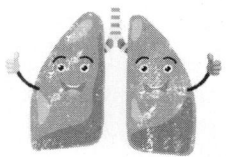

Seit dem Kindesalter bin ich Allergikerin, seit meiner Jugendzeit Asthmatikerin. Atmen war damals oft mühsam und ist es auch heute noch phasenweise, wenn ich Allergenen, Infekten oder sonstigen Belastungen nicht ausweichen kann. Neben einer ganz regelmäßigen Inhalationstherapie gehört die Atemtherapie wie selbstverständlich zu meinem persönlichen Alltag.

Nachdem ich zunächst selbst als Patientin dort war, habe ich im Lungenzentrum Ulm schließlich als Quereinsteigerin meine Berufung als Atempädagogin und Atemtherapeutin gefunden. Bereits seit 1988 gehöre ich nun zum Team der Praxis, und von Anfang an habe ich meine eigene Betroffenheit als Allergikerin und Asthmatikerin im Umgang mit Klienten als hilfreich erlebt. Nicht selten höre ich den Satz: »Dann wissen Sie ja, wie sich das anfühlt.« Klienten fühlen sich verstanden und angenommen, und das ist eine wunderbare Basis für ein gemeinsames Arbeiten am Atem.

Es ist und bleibt ein Glück, vielleicht das höchste, frei atmen zu können. Dieses Zitat von Theodor Fontane drückt aus, was mich bewegt und antreibt. Die Arbeit am Atem sollte aus meiner Sicht ganz selbstverständlich Teil einer ganzheitlichen Behandlung sein, gibt sie Ihnen doch die Möglichkeit, selbst und aktiv an Ihrem Wohlbefinden mitzuwirken – mit jedem Atemzug.

Atemraum ist Lebensraum

Unser Alltag ist vielfältig, wir sitzen, stehen, gehen – und vor allem: Wir atmen. Der folgende Abschnitt lädt Sie ein, sich näher mit Ihrem Atem zu beschäftigen, Ihren Atem im Alltag bewusst zu erleben und Zusammenhänge zwischen Ihrem Atem und Alltagssituationen zu erkennen. Es geht darum, wie Sie in Ruhe oder bei Belastung möglichst mühelos atmen, wie wichtig eine gute Körperhaltung und ausreichend Bewegung sind und inwieweit wir unsere Lunge trainieren können. Abschließend werde ich Ihnen noch zahlreiche Übungen und Anregungen für den täglichen Gebrauch vorstellen.

Wie fühlt sich Ihr Atem an? Frei, tief, ruhig, entspannt, angespannt, schnell, eng …? Wenn Sie sich diese Frage immer mal wieder im Tages- oder Wochenverlauf stellen, werden Sie sehr unterschiedliche Antworten bekommen. Denn der individuelle Atem eines jeden Menschen reagiert ganz unmittelbar auf sämtliche Einflüsse, sowohl vom Körper selbst als auch auf Reize aus der Umgebung, und ist geprägt von seiner bisherigen Biographie. Das bedeutet, dass ein hektischer Alltag, Zeitdruck, Sorgen, Schicksalsschläge und Krankheiten sich genauso im Atem spiegeln wie Ruhephasen, Urlaub und ausgelassene Glücksmomente. Ihr Atem ist immer Ausdruck Ihrer momentanen Verfassung. Es gibt kein richtiges oder falsches Atmen, wir atmen so, wie es situationsbedingt eben geht. Doch je bewusster wir mit unserem Atem umgehen und ihn kennenlernen, desto eher können wir ihn auch fördern und freigeben.

Atemrhythmus und Atemphasen

Unser ganzes Leben verläuft in rhythmischen Prozessen, unsere Organe und Körperfunktionen gehorchen ihren eigenen Rhythmen, so auch unser Atem. Rhythmus ist ein dynamisches Wechselspiel, ein flexibles Wiederholen von Abläufen, dabei jedoch niemals starr, sondern fähig zur Anpassung an die jeweiligen Gegebenheiten. Der Atemrhythmus ist das Wechselspiel der drei Atemphasen: Einatmen – Ausatmen – und Atempause (Atemruhe). Unser Atem ist vergleichbar mit der Wellenbewegung am Meer: Eine Welle ist nie identisch mit der anderen, doch jede Welle unterliegt dem gleichen Grundrhythmus von Kommen und Gehen. In der Atemarbeit versuchen wir unseren Atem in seiner eigenen Lebendigkeit frei fließen zu lassen. Alle drei Atemphasen sind dabei gleich wichtig. Im Einatmen nehmen wir auf, lassen Leben in uns einströmen. Im Ausatmen drücken wir uns aus (Sprache, Lachen, Singen, Weinen, Handeln etc.). In der Atempause sind wir scheinbar nur da. Doch dieses »Nur-da-Sein« ist für den Atem sehr wichtig, aus der Pause heraus entsteht der Impuls für das folgende neue Einatmen. Das Sprichwort »In der Ruhe liegt die Kraft« dürfen wir uns in der heutigen temporeichen und oft »atemlosen« Zeit besonders zu Herzen nehmen.

Die meisten Menschen erleben ihren Atem glücklicherweise als ganz selbstverständlich und nehmen ihn nur dann bewusst wahr, wenn er nicht wie gewohnt einfach automatisch funktioniert. Für Menschen mit einer Atemwegserkrankung jedoch läuft der Atem oft gar nicht selbstverständlich, es kommt je nach Schweregrad der Erkrankung zu mehr oder weniger ausgeprägten Zuständen von Atemlosigkeit oder Atemnot. Aber auch ohne Vorliegen einer manifesten Erkrankung kann es zu spürbaren Störungen kommen, die dann genauso empfunden werden.

Atemnotsituationen und Atemwegserkrankungen können unseren ursprünglichen Atemrhythmus (Lebensrhythmus) zeitweilig ganz empfindlich durcheinanderbringen. Das geht dann über kurz oder lang zu Lasten der Ruhephase und der Ausatmungsphase und führt oft zu einer Überbetonung der Einatmung. Nehmen wir an dieser Stelle noch einmal das Beispiel der Wellenbewegung am Meer. An einem windstillen schönen Sommertag verläuft auch die Wellenbewegung ruhig und harmonisch. Kommt dagegen Wind auf und ein Unwetter braut sich zusammen, ist es leicht vorstellbar, wie pausenlos eine Welle nach der anderen ans Ufer klatscht und manchmal Überschwemmungen und Verwüstungen mit sich bringt. Erst wenn der Sturm vorüber ist, kehrt wieder Ruhe ein.

Übertragen auf den Atem, bedeutet das: Zeitweilig ist die Atempause nicht da, dafür der Drang zum Einatmen übermächtig und das Ausatmen (besonders bei verengten Bronchien) nur erschwert möglich. Genau in diesen Momenten ist es besonders hilfreich, auf die Ausatmung zu achten und mit Hilfe der Lippenbremse (siehe Seite 266) auszuatmen. Denn nur über das Ausatmen schaffen wir Platz für neuen Atem, können Druck abbauen und in eine entspannte Atmung zurückfinden. Darüber hinaus bietet die Atemtherapie vielfältige Übungen, die regulierend und harmonisierend auf den Atem und seinen Rhythmus wirken.

Körperhaltung

Unsere Körperhaltung ist eng mit unserer Atmung verbunden. Während unsere ganz individuelle Statur primär durch unser Knochengerüst bestimmt wird, ermöglicht die Verbindung der einzelnen Knochen durch die Gelenke die Beweglichkeit unseres Körpers. Verbunden und gehalten wird dieses knöcherne Gerüst durch Sehnen und Muskeln, deren fortlaufendes Zusammenspiel es erst gewährleistet, dass wir uns bewegen können. Je beweglicher wir sind, desto leichter kann unser Atem frei fließen und sich in seinem eigenen Rhythmus durchsetzen. Eine für den Körper ökonomische Haltung ist daher auch für die Atmung günstig. In einer eingeengten oder gebückten Haltung können wir dagegen auf Dauer nicht gut atmen.

Unsere Körperhaltung spiegelt auch unsere innere Verfassung und Gemütslage wider. In Atemnotsituationen – ganz gleich, wodurch sie ausgelöst wurden – fühlt sich unser Brustkorb oft eng und unbeweglich an. So findet man bei Menschen mit Atemwegserkrankungen meist eine Körperhaltung mit hochgezogenen Schultern und recht starrem Brustkorb. Noch dazu sind die Knie im Stehen oft durchgedrückt, der Atem ist nur im oberen Brustbereich vorhanden. In einer solchen Körperhaltung kann der Atem nicht wirklich frei fließen.

Das können Sie ganz leicht an sich selbst ausprobieren: Stellen Sie sich mit durchgedrückten Knien hin. Verstärken Sie den Druck nun noch ein bisschen, und Sie werden feststellen, dass Sie unwillkürlich den Atem anhalten. Lösen Sie die Knie und bringen Sie leichte Bewegungen in Ihre Beine, so als würden Sie auf der Stelle marschieren, kommt auch Ihr Atem meist recht schnell wieder in Bewegung.

Den Anfang für eine gute Körperhaltung macht immer

ein guter Bodenkontakt über die Füße. Die Aufrichtung geschieht von unten nach oben, also von den Füßen bis zum Kopf. Sind die Füße gut verankert und haben Bodenkontakt, kann der Körper sich nach oben frei entfalten. Ein wunderbares Beispiel aus der Natur verdeutlicht dies eindrücklich: Ein gut verwurzelter Baum wächst und gedeiht und hält so kraftvoll vielen Stürmen stand.

Können wir unsere Lunge trainieren?

Eigentlich arbeitet unsere Lunge selbst gar nicht, denn sie hat, wie wir bereits gelesen haben, keine eigene Muskulatur. Sie ist eingebettet in den Brustkorb und folgt sozusagen passiv den Bewegungen des Körpers. Ganz schön clever: Unsere Lunge lässt für sich arbeiten!

Die Lunge selbst kann also nicht trainiert werden. Was aber durchaus trainiert werden kann und sich auch sofort spürbar im Atem zeigt, ist das überaus fein aufeinander abgestimmte Zusammenspiel der daran beteiligten Muskulatur, die dafür sorgt, dass wir atmen. Der wichtigste Muskel dabei ist das Zwerchfell, das anatomisch gesehen den Brustraum vom Bauchraum trennt. Aber nicht nur das Zwerchfell, die Zwischenrippenmuskeln, die Bauchmuskeln, Rückenstrecker, eigentlich die gesamte Muskulatur des Körpers steht in Wechselwirkung mit dem Atem. Vor diesem Hintergrund wird deutlich, dass wir die Funktion der Lunge sehr wohl trainieren können, immer im eigenen Maß und Tempo, denn ein trainierter Muskel arbeitet leichter als ein untrainierter.

Mit Atemübungen endlich wieder durchatmen

Mit und durch Atemübungen können Sie Ihren eigenen Atem immer mehr erspüren und ihn besonders auch in belastenden Zeiten bewusst einsetzen. Sie lernen Atemweisen und -techniken kennen, durch die Sie Ihre normalerweise vollkommen unbewusst ablaufende Atmung willentlich beeinflussen können, um wieder in Ihren ursprünglichen Atemrhythmus zu finden. Sie werden zu einer bewussten Wahrnehmung Ihrer Atmung angeleitet und lernen, diese im Bedarfsfall (Atemnot) zu steuern. Atemübungen können von jedem erlernt, geübt und angewandt werden. Sie setzen keinen leistungsstarken Körper voraus und sollten jedem Atemwegspatienten als Selbsthilfemaßnahme bekannt sein. Die Vorteile, die eine atemtherapeutische Behandlung Ihnen bieten kann, sind folgende:

- Sie lernen atemerleichternde Körperhaltungen kennen.
- Sie bekommen Hilfestellungen bei erschwerter Ein- und Ausatmung, allem voran ein lösendes Ausatmen (Lippenbremse).
- Sie lernen Atemnotsituationen zu bewältigen und trainieren Atemweisen, die Sie im Bedarfsfall dann bereithaben.
- Sie lernen Ihre Atemmuskulatur kennen, können sie stärken und besser einsetzen.
- Sie erhalten und verbessern die Beweglichkeit Ihres Brustkorbs (Thorax).
- Sie können Ihre Ausdauerbelastbarkeit stärken.
- Sie lernen, wie Sie den Schleimtransport in Ihren Bronchien durch Übungen unterstützen können, um leichter abhusten zu können. Sie üben ein schonendes Hustenverhalten.

- Sie schulen Ihre Körperwahrnehmung, verbessern Ihr Körpergefühl und können lernen, Ihre innere Anspannung und aufkommende Angst zu mindern.
- Sie lernen und üben geeignete Atemweisen bei Anstrengung und Stress im Alltag.

Das wichtigste aller Ziele ist sicherlich, eine drohende Atemnotsituation, einen »Anfall«, zu bewältigen oder vielleicht sogar zu vermeiden.

Übungsimpulse – Basics

Im Folgenden habe ich einige Übungsimpulse zusammengestellt, die leicht in den normalen Tagesablauf integriert werden können. Sie sollen den Alltag erleichtern, Ihre Körperwahrnehmung schulen, Ihre Lust am Atem oder Atmen wecken und allem voran Wohlbefinden schenken. Atemerleichternde Körperhaltungen, die Lippenbremse und ein schonendes Hustenverhalten bilden als Selbsthilfemaßnahmen das Fundament bei Atemwegserkrankungen und sollten immer dann zum Einsatz kommen, wenn entsprechende Symptomatik wie Atemnot, Husten oder Auswurf (AHA) auftritt. Die folgenden Übungsimpulse sind aber nur eine Auswahl an Übungen, es gibt noch wesentlich mehr, was Sie tun könnten. Bei Interesse stöbern Sie doch einfach auf der Internetseite des Berufsverbandes (www.bvatem.de) nach einem Atempädagogen oder einer Atemtherapeutin in Ihrer Nähe.

Da Atemübungen oft im Sitzen durchgeführt werden, ist es wichtig, sich eine geeignete Sitzmöglichkeit zu schaffen. Einfache Hocker sind sehr praktisch, und mit entsprechenden Auflagen lässt sich auch die Sitzhöhe ganz individuell anpassen. Diese sollte so gewählt werden, dass Ihre Füße gut auf dem Boden aufliegen und die Leistengegend nicht eingeengt wird. Sitzen Sie zu tief, staut meist die Leistengegend, sitzen Sie zu hoch, fehlt der Bodenkontakt.

Wählen Sie für Ihre Übungen einen ruhigen Platz, und sorgen Sie dafür, dass Sie während der Übungszeit nicht gestört werden. Tragen Sie bequeme Kleidung, die nicht einengt, und dicke Socken.

Atemerleichternde Körperhaltungen

Unter atemerleichternden Körperhaltungen versteht man Körperhaltungen, in denen uns das Atmen vor allem bei Atemnot leichter fällt. Unsere Körperhaltung ist eng mit unserer Atmung verbunden. In einer eingeengten oder gebückten Haltung können wir auf Dauer nicht frei atmen.

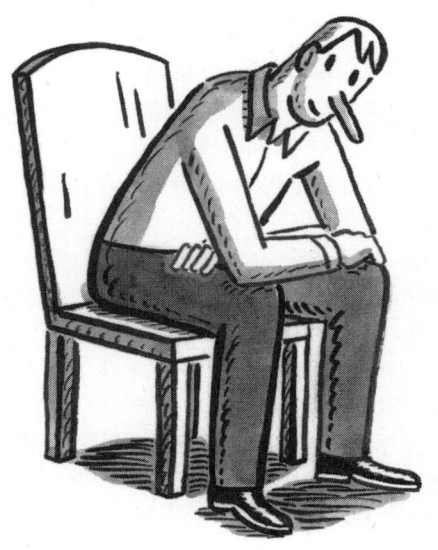

Entspannt im Kutschersitz

Atemerleichternde Körperhaltungen entlasten den Brust-korb vom Gewicht des Schultergürtels samt Kopf, indem die Arme aufgestützt werden. Gleichzeitig werden der Oberkörper und somit automatisch auch die Lunge ge-dehnt und die Bronchien weitgestellt. Ein weiterer günsti-ger Faktor ist, dass in einer atemerleichternden Körperhal-tung Platz geschaffen wird für die Bauchatmung. Je nach körperlicher Konstitution wählen Sie die für Sie passende atemerleichternde Körperhaltung. Die wohl gängigste atemerleichternde Körperhaltung ist der sogenannte Kut-schersitz. Wer im Bauchbereich etwas üppiger ausgestattet ist, findet im Kutschersitz nicht wirklich Erleichterung, da der Bauch gegen das Zwerchfell und den Brustkorb drückt und die Atmung zusätzlich behindert. Hier wäre zum Bei-spiel der Sitz mit den Händen hinter dem Gesäß angeneh-mer.

Lippenbremse und die Bedeutung des Ausatmens

Die Lippenbremse (auch »dosierte« Lippenbremse) ist die wohl wichtigste Atemweise bei Atemnot. Sie sollte beim ersten Anzeichen einer Atemnot angewendet werden und auch bei jeglicher Art von Anstrengung durch körperliche Belastung (zum Beispiel beim Treppensteigen, Bergaufge-hen, Lastenheben und -tragen oder bei beschleunigtem Ge-hen), aber auch durch Stress und Hektik.

Beim Ausatmen mit der dosierten Lippenbremse liegen Ihre Lippen lose aufeinander, und Sie atmen gegen den Wi-derstand der Lippen durch den Mund aus. Nicht zu lange und nicht forciert, gerade so, als wollten Sie einen Löffel heiße Suppe durch Pusten abkühlen oder Seifenblasen in die Sonne schicken.

Eine Variante der Lippenbremse ist es, auf »ssss«, »schsch« oder »fff« auszuatmen – dadurch wird das Ausatmen hörbar gemacht, und Sie können über Ihre Ohren wahrnehmen, dass Sie trotz Atemnot atmen können.

Trotz des Gefühls der Atemnot auszuatmen ist eine Fähigkeit, die erlernt und geübt werden muss, damit sie im Akutfall auch abrufbar ist. Üben Sie daher möglichst viel in beschwerdearmen Zeiten, und spüren Sie die Erleichterung, die Ihnen die Lippenbremse bei jeder Form von Belastung schenken kann. Denn würden Sie bei Atemnot und bei verengten Atemwegen zu rasch und hektisch ausatmen, würde sich der Druck in Ihrem Brustkorb nur noch weiter erhöhen und Ihre Bronchien zusätzlich einengen.

Ausatmen dagegen heißt loslassen. Sie können mit der Ausatemluft auf allen Ebenen (körperlich, seelisch, geistig) Abfallprodukte und Belastendes loswerden. Ausatmen heißt also immer auch Platz schaffen und frei werden für etwas Neues.

Schonendes oder »zärtliches« Husten

Husten ist ein sinnvoller und lebenswichtiger Schutzreflex Ihres Körpers. Wenn Sie sich verschlucken oder mit der Atemluft Fremdkörper in Ihre Atemwege gelangen, kann ein Hustenstoß die Eindringlinge wieder nach draußen befördern. Husten an sich ist keine eigenständige Erkrankung, sondern tritt als Symptom bei verschiedenen Erkrankungen auf und zeigt unterschiedliche Erscheinungsformen.

Generell unterscheidet man beim Husten zwischen dem produktiven und dem unproduktiven Husten. Der produktive Husten ist unerlässlich und dient dazu, Schleim oder eingeatmete Fremdkörper abzuhusten. Der unproduktive Husten dagegen ist ein quälender nutzloser Reizhusten, der keinen Schleim nach außen befördert und möglichst vermieden werden sollte. In beiden Fällen ist es wenig hilfreich, mit Gewalt »loszudonnern« – vielmehr ist es erleichternd und zielführend, sich ein schonendes Husten anzutrainieren. Das sieht wie folgt aus:

Aus einer Einatmung maximal zwei bis drei gemäßigte Hustenstöße gebremst in den Handrücken oder die Ellenbeuge durchführen. Danach den Atem wieder mit der Lippenbremse beruhigen und möglichst über die Nase einatmen (das mindert die Reizfaktoren). Falls nötig, so lange wiederholen, bis der Schleim abgehustet ist. Zäher Schleim lässt sich schwer mobilisieren und abhusten, deshalb sollte immer für eine ausreichende Flüssigkeitszufuhr gesorgt werden. Dehnungsübungen, Federn, Klopfmassagen, Tönen etc. (siehe unten) unterstützen den Schleimtransport und erleichtern das Abhusten.

Auch bei unproduktivem Reizhusten hilft die Lippenbremse in Kombination mit der Einatmung durch die Nase. Wird über die Nase eingeatmet, wird die Luft gereinigt, angefeuchtet und auf die richtige Temperatur gebracht. Geben Sie dem Hustenreiz nicht nach, da der trockene Husten die Schleimhäute nur unnötig strapaziert.

Tipps für ein schonendes Husten bei produktivem Husten:
- Nehmen Sie eine atemerleichternde Körperhaltung ein, und atmen Sie, wenn möglich, durch die Nase ein und mit der Lippenbremse aus. Husten Sie nicht zu früh, da sonst der Schleim wieder zurückgedrängt wird.
- Nach zwei bis drei gebremsten Hustenstößen in den Handrücken, die Ellenbeuge oder ein Taschentuch den Atem sofort wieder über die Lippenbremse beruhigen, sich erholen und versuchen, den nächsten Hustenstoß noch hinauszuzögern, bis wieder Schleim ziemlich weit oben in den Atemwegen ist.
- Mobilisieren Sie den Schleim durch kleine, nicht an-

strengende Dehnungen oder Kopfmassagen, damit Sie leichter abhusten können. Atmen Sie auch hierbei durch die Nase ein und mit der Lippenbremse aus.

- Beruhigen Sie Ihre gereizten Schleimhäute, zum Beispiel indem Sie Speichel schlucken, ein Hustenbonbon lutschen oder ein warmes Getränk in kleinen Schlucken trinken.

Tipps für schonendes Husten bei unproduktivem Husten (Reizhusten):

- Sammeln Sie Speichel in der Mundhöhle, befeuchten Sie so die gereizte Rachengegend, und schlucken Sie den Speichel.
- Trinken Sie ein gut temperiertes Getränk (nicht zu heiß und nicht zu kalt) in kleinen Schlucken, oder lutschen Sie ein Hustenbonbon, um die Schleimhäute zu befeuchten.
- Atmen Sie auf jeden Fall durch die Nase ein und mit der Lippenbremse aus. Sie können auch kurz die Luft anhalten (kein Luftstrom bedeutet auch keinen Reiz) und atmen dann langsam weiter. Atmen Sie oberflächlicher, bis der Reiz nachlässt.
- Sprechen Sie keine langen Sätze, sprechen Sie langsam, und wenden Sie sich Ihrem Atem zu, indem Sie zum Beispiel Ihre Körpermitte (Bauchgegend) sanft ausstreichen und dann mit den Händen der Atembewegung lauschen (siehe hierfür auch die Übung »Wahrnehmung: dem Atem auf der Spur«).
- Warten Sie möglichst geduldig ab, bis der Reiz nachlässt, und vermeiden Sie Ihre individuellen Hustenauslöser.

Schonend und diszipliniert zu husten stellt eine echte Herausforderung dar, weshalb es wichtig ist, dass Sie dieses Verhalten üben, möglichst in beschwerdearmen Zeiten, damit Sie leichter durch den nächsten Hustenanfall kommen.

Wahrnehmung: dem Atem auf der Spur

Wenn Sie sich Ihrem Atem bewusst zuwenden, können Sie ihn für sich entdecken und daraus Kraft, Energie und Wohlbefinden schöpfen. Am besten beginnen Sie damit gleich jetzt mit folgender Wahrnehmungsübung.

Übung: Dem Atem auf der Spur

- Üben Sie in einer bequemen Sitzhaltung oder auf dem Rücken liegend.
- Streichen Sie mit Ihren Händen Ihre Körpermitte mit kreisenden Bewegungen langsam und wohlig aus. Nach einer Weile lassen Sie Ihre Hände dann auf Ihrem Bauch zur Ruhe kommen.
- Spüren Sie Bewegung unter Ihren Händen? Wird es unter Ihren Händen weit und wieder schmal, weit und schmal, vielleicht ist auch eine Pause dabei? Das ist Ihre Atembewegung.
- Sie können mit Ihren Händen an die Flanken gehen und auch dort der Atembewegung nachspüren.
- Legen Sie nun Ihre Hände weiter oben auf den Brustbereich. Spüren Sie Bewegung unter Ihren Händen?

So einfach können Sie Ihrem Atem auf die Spur kommen. Nutzen Sie Pausen oder Wartezeiten im Alltag, um immer mal wieder nach Ihrem Atem zu lauschen. Erzwingen Sie den Atem nicht, sondern lassen Sie ihn einfach geschehen.

Durchschnittlich zwölf bis fünfzehn Mal pro Minute atmet ein Erwachsener in Ruhe, bei Belastung entsprechend öfter. Sofern das Zwerchfell frei und ungehindert seiner Aufgabe nachkommen kann, ist jeder Atemzug ganz automatisch auch eine natürliche Selbstmassage des Körpers für sämtliche Organe. Wenn also beim Atmen Ihre Bauchgegend weit und schmal wird, können Sie davon ausgehen, dass Ihr Zwerchfell beteiligt ist. Und ganz wichtig: den Bauch nicht einziehen! Die Zwerchfellatmung wird auch Bauchatmung genannt, das heißt, wer sein Zwerchfell frei arbeiten lässt, darf dabei auch Bauch zeigen.

Dehnen und Gähnen

Durch wohliges, weiches Dehnen können sich Spannungen in Muskeln lösen, auch Gelenke werden freier, der Körper wird beweglicher, und der Atem wird angeregt. Richtiges Dehnen will jedoch gelernt sein, denn viele Menschen strecken sich, statt zu dehnen, und erfahren dadurch statt Lösung und Wohlbefinden sogar eher Enge und Blockade. Nehmen Sie sich ein Beispiel an Katzen. Die sind sowohl fürs Dehnen als auch fürs Gähnen gute Vorbilder.

Wohliges Dehnen löst nämlich oft Gähnen aus. Gähnen ist eine uns angeborene Möglichkeit, den Körper in ein anderes Spannungsniveau zu bringen. Es ist in der Atemarbeit immer willkommen und sollte, wenn möglich, nicht unterdrückt werden. Kündigt sich ein Gähnen an, so hat es immer Vorrang. Es kann wunderbar entspannen und wird in der Atemarbeit auch »Durchputzer« genannt. Forschungen zeigen, dass beim Gähnen zahlreiche Botenstoffe beteiligt sind, die unser Wohlbefinden regulieren. Das Gefühl nach dem Gähnen ist entscheidend: Der Atem geht durch und kann sich frei entfalten.

Dehnen Sie sich also so oft und so ausgiebig, wie Sie können. Dehnungen schaffen Raum und stellen ganz automatisch Ihre (verengten) Bronchien weiter. Zudem kann durch Dehnungsübungen Schleim mobilisiert und dadurch leichter abgehustet werden.

Übung: Wohlig weiches Dehnen
- Üben Sie im Sitzen auf einem Hocker oder im Stehen.
- Dehnen und bewegen Sie sich langsam und geschmeidig in sämtliche Richtungen, nach vorne, nach hinten, zu den Seiten, nach oben und in Richtung Boden.
- Ihr Atem darf die Bewegungen fließend begleiten.
- Bewegen Sie sich dabei im eigenen Tempo und Maß frei nach den drei W-Wörtern: wohlig, wonnig, weich.

Geschmeidige Dehnungen wirken wohltuend bei allen Menschen und besonders auch bei denjenigen, die mit einer Atemwegserkrankung leben, oder bei Atemfehlformen.

Gelenke
Gelenke sind die Stellen im Körper, die Bewegung erst möglich machen. Sie zu mobilisieren fördert nicht nur unsere Beweglichkeit, sondern auch die Durchlässigkeit für den Atem. Körperübungen, die die Gelenke ansprechen, wirken entspannend und lösend.

Übung: Gelenkspiel
- Die Übung können Sie später auch im Liegen oder Stehen machen, für den Anfang wählen Sie aber am besten eine bequeme Sitzmöglichkeit und legen Sie Ihre Hände locker auf die Oberschenkel.
- Nehmen Sie eine Hand (egal, welche zuerst) und bewegen Sie locker und geschmeidig Ihre Fingergelenke, spielen Sie mit Ihren Fingergelenken, so wie ein Pianist, der sich auf sein Klavierspiel vorbereitet. Variieren Sie Ihr Spiel: mal schneller, mal langsamer, mal eine kleinere Bewegung, mal ausholender.
- Gehen Sie nun mit Ihrer Wahrnehmung ans Handgelenk und kommen Sie mit dem Handgelenk in Bewegung.

Sie können kreisende Bewegungen oder Achterschleifen machen – auch hier können Sie das Tempo und das Maß variieren. Vielleicht knackt und knirscht es bei den ersten Bewegungen noch, das lässt jedoch meist schnell nach, und Sie können spüren, wie das Gelenk weicher wird.

- Das Spiel setzt sich immer weiter nach oben fort. Nach dem Handgelenk gehen Sie ans Ellbogengelenk und danach ans Schultergelenk. Nun können Sie Ihren ganzen Arm gelenkig bewegen, gerade so, als ob Sie einhändig eine Melodie dirigieren.
- Lassen Sie sich Zeit und beenden Sie die Übung nicht abrupt, sondern gehen Sie den Weg in umgekehrter Reihenfolge zurück und legen Sie am Ende Ihre Hand wieder auf den Oberschenkel.

Bevor Sie nun zur anderen Hand übergehen, vergleichen Sie Ihre beiden Körperseiten. Wahrscheinlich werden Sie feststellen, dass sich die bewegte Seite ganz anders anfühlt: vielleicht lockerer, bewegter, leichter, freier …

Für das Gelenkspiel sollten Sie sich Zeit nehmen. Bemerken Sie während der Übung, dass Ihr Atem nicht rundläuft, so begleiten Sie die Übung mit einem leisen Summen oder Tönen (siehe nächstes Kapitel). Das hilft, das Atmen nicht zu vergessen.

Tönen

Mit unserer Stimme drücken wir uns auf die unterschiedlichsten Arten aus: Wir reden, lachen, singen, weinen, schreien, flüstern und so weiter. Und nichts von alldem ist ohne den Atem denkbar. Versuchen Sie mal zu sprechen und dabei einzuatmen oder zu sprechen und dabei nicht zu atmen. Das geht nicht, denn dazu müssen Sie ausatmen.

Die Stimme gibt auch Auskunft über unser körperliches Wohlbefinden. Sind wir vergnügt, traurig, wütend, kraftvoll, energielos oder wie auch immer »gestimmt«, ist es auch an unserer Stimme zu hören. Da liegt es nahe, dass mit Stimmübungen auch unser Wohlbefinden beeinflusst werden kann. Und mit diesem unser Atem.

Sollten Sie – wie ich – zu den Menschen gehören, die keine wunderbare Singstimme haben, keine Sorge, um zu tönen, müssen Sie nicht singen können. Ich nutze zum Tönen zum Beispiel gerne Autofahrten (vorzugsweise, wenn ich allein im Auto bin).

Übung: Den Vokal O tönen

- Die Übung können Sie im Sitzen, Liegen, Stehen oder in Bewegung machen. Beginnen Sie am besten am Anfang in einer aufrechten und bequemen Sitzhaltung.
- Formen Sie mit dem Mund ein stummes O. Dabei merken Sie, dass Ihr Mund eine bestimmte Haltung einnimmt. Machen Sie sich diese Haltung bewusst.
- Beginnen Sie nun, das O zu tönen, ganz egal, wie es klingt. Sie lassen Ihren Ton einfach entstehen. Lassen Sie sich nicht dazu verleiten, den Ton möglichst lange zu halten, sondern tönen Sie absichtslos und frei.
- Lassen Sie die Übung ausklingen und lauschen Sie nach. Hat sich Ihre Atmung verändert? Wo im Körper nehmen Sie Ihre Atmung wahr? Und hat sich Ihre Stimmung verändert?

Jeder Vokal, Konsonant oder Umlaut spricht im Körper einen bestimmten Bereich an und lockt den Atem dorthin. So werden Sie feststellen, dass durch das O Ihre Körpermitte angesprochen wird und Sie Ihren Atem dort verstärkt spüren. Das U sitzt in der Beckenregion und das E im Brustbereich, um nur ein paar zu nennen. Werden Explosivlaute getönt (T, K, P), wird der Atem reflektorisch angeregt.

Der große Vorteil beim Tönen ist, dass die Ausatmung gestärkt wird. Und ausatmen ist immer loslassen und Platz schaffen für Neues, den nächsten Atemzug.

Übungsimpulse für zwischendurch

Nehmen Sie sich im Alltag immer mal wieder zwischendurch Zeit, auch wenn es vielleicht nur für eine Übung oder eine kurze Übungseinheit reicht. Zu Beginn dehnen Sie sich wohlig und weich wie oben beschrieben. Durch dieses kleine Ritual stellt sich Ihr Körper bereits auf die nun folgende Übung ein. Wie ein Musiker, der sein Instrument warm spielt, stimmen Sie Ihren Körper ein auf Atemübungen. Er wechselt dann sozusagen vom Alltagsmodus in den achtsamen Spürmodus.

Auch bei kurzen Einheiten zwischendurch: Achten Sie beim Üben stets auf Ihr eigenes Maß und Tempo. Nehmen Sie sich im Anschluss an eine Übung ausreichend Zeit zum Nachspüren, denn oft wird die Wirkung einer Übung erst dann deutlich(er).

Füße in Empfindung bringen

- Nehmen Sie Platz auf Ihrem Übungshocker, und legen Sie einen Fuß auf den Oberschenkel des anderen Beins. Mit Ihren Händen beginnen Sie nun, den Fuß zu »begreifen«. Sie können ihn sanft streichen, massieren, einfach nur halten und spüren. In der Atemarbeit verwenden wir oft den Begriff »walken«. Dabei liegt Ihre Aufmerksamkeit ganz bei Ihrem Fuß.
- Wie fühlt sich die Fußsohle, der Fuß an? Kalt, warm, hart,

weich, vertraut, fremd, beweglich oder starr? Bleiben Sie an Ihrem Fuß, solange es Ihnen guttut, und stellen Sie den Fuß anschließend wieder ab.

- Vergleichen Sie jetzt beide Füße miteinander. Gibt es einen Unterschied zwischen dem schon behandelten Fuß und dem anderen?
- Wenden Sie sich nun in gleicher Weise Ihrem anderen Fuß zu.

Nicht jeder ist so beweglich, dass die Übung in der beschriebenen Weise durchgeführt werden kann. Sollte es Ihnen nicht oder nur eingeschränkt möglich sein, Ihre Füße so weit hochzunehmen, können Sie die Übung genauso mit einem Tennis- oder Igelball durchführen.

In meiner Praxis erlebe ich häufig, wie sich der Atem schon mit dieser einfachen Übung beruhigt und wie gut es den Klienten tut, sich den Füßen zuzuwenden. Bei der Übung geht es erst mal darum, die eigenen Füße zu spüren, sie auf dem Boden zu spüren und Bodenverbindung (Erdung) herzustellen. Das gibt Sicherheit, und zudem hat der Atem die Tendenz, dorthin zu gehen, wo Sie (bewusst) spüren. Viele Klienten sind erst einmal verwundert, dass das eine Atemübung sein soll, spüren aber gleichzeitig, wie gut Ihnen die Übung tut und dass ihr Atem selbstverständlicher fließt.

Federn auf der Stelle oder in Bewegung (Marionettengang)

Wer kennt ihn nicht, den federnden und hüpfenden Gang der Marionetten? Bei dieser Übung geht es darum, den typischen Gang der Puppen, der normalerweise vom Marionettenspieler gespielt wird, selbst nachzuahmen.

- Beginnen Sie die Übung in einem hüftbreiten Stand und mit gelösten, also nicht durchgedrückten Knien.

- Kommen Sie nun langsam vom Sprunggelenk ausgehend in eine federnde Bewegung. Dabei bleibt der Vorderfuß am Boden, nur die Fersen heben sich ab und kommen wieder auf dem Boden auf.
- Bleiben Sie dabei weich in Ihren anderen Gelenken, und lassen Sie so den ganzen Körper federn.
- Öffnen Sie Ihren Mund leicht, und lösen Sie dabei auch Ihr Kiefergelenk.
- Die Arme hängen locker, alles darf federn. Sollten Sie den Impuls verspüren, vom Boden abzufedern oder ein paar federnde Schritte zu gehen, können Sie das gerne tun.
- Ihr Atem darf das Federn begleiten, bis Sie die Übung nach einer Weile langsam wieder ausklingen lassen.
- Wurde Ihr Atem durch die Übung angeregt, sind Sie gar außer Atem? Wie nehmen Sie Ihre Gelenke wahr?

Durch das Federn wird der ganze Körper gelockert. Verspannungen und Blockaden können sich auflösen. Allerdings sind unbedingt das eigene Maß und individuelle körperliche Einschränkungen zu beachten.

Der Beckenkreis
Besonders geeignet für alle, die viel sitzen!
- Nehmen Sie Platz auf Ihrem Übungshocker, und stellen Sie mit Ihren Füßen einen guten Bodenkontakt her.
- Rutschen Sie auf das vordere Drittel Ihres Hockers, und lassen Sie sich auf Ihren Sitzbeinhöckern, dem untersten Teil des Beckens beziehungsweise Sitzbeins, nieder. Sie können ein paar Mal Ihr Gewicht vom rechten Sitzbeinhöcker zum linken verlagern und wieder zurück.
- Kommen Sie dann in eine kreisende Bewegung des Be-

ckens, indem Sie das Becken zuerst nach hinten sinken lassen, dann Ihr Gewicht über die eine Seite nach vorne und über die andere Seite wieder nach hinten verlagern. Kreisen Sie so, dass es Ihnen angenehm ist, und variieren Sie gerne Tempo und Größe der Bewegung. Sie können auch immer mal wieder die Richtung des Kreisens wechseln.

- Achten Sie darauf, dass die Bewegung im Becken stattfindet und Sie nicht mit den Schultern arbeiten.
- Ihr Atem stellt sich nach einer Weile auf die Bewegung ein und begleitet sie.
- Lassen Sie die Übung ausklingen und spüren Sie nach. Hat sich Ihr Sitz verändert? Wo ist Ihr Atem spürbar?

Schwimmen als Trockenübung

Für diese Übung dürfen Sie sich gerne einen schönen Sommertag vorstellen.

- Nehmen Sie mit gutem Bodenkontakt für Ihre Füße auf Ihrem Übungshocker Platz.
- Legen Sie nun auf Zwerchfellhöhe (direkt unterhalb des Brustkorbs) Ihre Handinnenflächen aneinander und starten Sie die Ihnen vertraute Brustschwimmbewegung. Achten Sie darauf, dass Sie Ihre Schultern unten lassen, und »schwimmen« Sie so langsam und wohlig in gleichmäßigem Tempo. Gerne darf Ihr Körper die Bewegung unterstützen, Ihr Oberkörper geht dabei vor und zurück.
- Nun können Sie die Bewegung in die andere Richtung durchführen. Ihre Ellbogen streichen an den Flanken entlang nach hinten außen und wieder zurück.
- Vielleicht stellen Sie fest, dass sich Ihr Atem der Bewegung angleicht. Wählen Sie Ihr Tempo und Maß.
- Lassen Sie die Übung ausklingen und spüren Sie nach. Wie fühlt sich Ihr Oberkörper an? Was macht Ihr Atem?

Die Schwimmbewegung hat fast jeder als Kind gelernt. Dabei wird die gesamte Muskulatur des Oberkörpers mobilisiert, schon wenige Bewegungen kurbeln die an der Atmung beteiligten Muskeln an und trainieren so Ihre Lunge.

Der Hampelmann

Beim Hampelmann bitte sehr auf die eigene Kondition und Leistungsfähigkeit achten! Die Übung darf auch in Zeitlupe durchgeführt werden.

- Beginnen Sie die Übung in einem hüftbreiten Stand.
- Heben Sie nun die Arme mit Schwung (oder langsam) in einem Halbkreis seitlich in die Höhe und klatschen Sie über dem Kopf in die Hände.
- Sobald Sie diese Bewegung ein paar Mal gemacht haben, nehmen Sie die Beine dazu, indem Sie gleichzeitig zum Klatschen der Hände mit den Beinen in eine Grätschstellung gehen und anschließend wieder in die Ausgangsstellung zurückhüpfen.
- Wiederholen Sie die Übung, solange Sie Spaß daran haben und es Ihre Kondition Ihnen erlaubt.
- Lassen Sie die Übung ausklingen, erholen Sie sich auf Ihrem Übungshocker, und lauschen Sie nach. Ihr Atem ist sicher angeregt!

Das Hühnerscheuchen

Hühnerscheuchen ist eine prima Ausatemübung.

- Nehmen Sie einen hüftbreiten Stand ein, und stellen Sie sich vor, dass Sie eine träge Hühnerschar am Abend in den Stall treiben.
- Scheuchen Sie nun schwungvoll mit Ihren Händen die imaginäre Hühnerschar vor sich her, indem Sie laut und vernehmlich »schschsch« tönen. Variieren Sie Tempo und Lautstärke.

- Wiederholen Sie die Übung, solange Sie Spaß daran haben (Sie können gerne auch mit anderen Szenarien spielen: den Chef verscheuchen, lästige Arbeiten verscheuchen oder Ähnliches).
- Lassen Sie die Übung ausklingen, und lauschen Sie nach. Was macht Ihr Atem? Wie ist Ihre Stimmung?

Die Übung eignet sich prima, um »Dampf« abzulassen. Wie bei jeder Übung ist hier auch besonders auf das eigene Maß und die Befindlichkeit zu achten. Ich selbst bin auf einem Bauernhof aufgewachsen (als Tierhaarallergikerin!) und habe bei der Übung immer meine Oma vor Augen.

Hoho-Hahaha – Lachen befreit

Lachen hat eine sehr erfrischende Wirkung auf den Körper. Beim Lachen wird der Hauptatemmuskel, das Zwerchfell, direkt und unmittelbar angesprochen und aktiviert. Spannend und auch wissenschaftlich erwiesen ist, dass der Körper nicht unterscheidet zwischen spontanem Lachen und Lachübungen. Folglich fördern Lachübungen (aus dem Lachyoga) ganz nebenbei und äußerst effektiv die Zwerchfelltätigkeit. Anspannungen und Blockaden können auf eine angenehme und leichte Art abgebaut werden und einer heiteren Lebendigkeit Platz machen. Das hat eine äußerst befreiende Wirkung auf den Atem, frei nach dem Motto: »Lachen ist die beste Medizin.«

- Die Übung können Sie jederzeit alleine machen, sie ist aber auch wunderbar im Gegenüber beziehungsweise Miteinander mit anderen.
- Sie können im Sitzen, im Stehen und auch in Bewegung üben.
- Klatschen Sie mit Ihren Händen locker auf die Oberschenkel, und sagen Sie bei jedem Aufklatschen ein

»Ho« dazu. Wiederholen Sie das Ganze einige Male, und variieren Sie Tempo und Lautstärke.

- Klatschen Sie nun in die Hände, und sagen Sie dazu ein »Ha«. Wiederholen Sie auch das, und spielen Sie mit Tempo, Rhythmus und Lautstärke.
- Jetzt verbinden Sie beides und klatschen zwei Mal mit »Ho« auf die Oberschenkel und im Anschluss drei Mal mit »Ha« in die Hände: »Hoho-Hahaha.«
- Variieren Sie das Spiel in Tempo und Lautstärke, und klatschen Sie mal nach oben, nach unten, zur Seite etc. Gerne darf sich ein herzhaftes Lachen durchsetzen.
- Lassen Sie die Übung nach einer Weile ausklingen. Hat sich Ihre Atmung oder gar Ihre Stimmung verändert?

Die SOS- oder Rescue-Übung

Eine äußerst wirkungsvolle Übung ist die Bewegung der Zunge im Mundraum. Streichen Sie mit Ihrer Zunge bei geschlossenem Mund entlang des Gaumens, entlang der Zahnreihen oben und unten, innen und außen, und speicheln Sie Ihren Mundinnenraum ein. Lassen Sie sich dabei Zeit, und Sie werden merken, dass recht schnell der Speichelfluss einsetzt. Der Mundboden kommt in Bewegung, Ihr Rachenraum wird erweitert, Nacken- und Halsmuskulatur und auch Ihr Kiefergelenk sind mit von der Partie. Meist dauert es nicht lange, bis sich ein herzhaftes Gähnen durchsetzt. Schon sind Sie entspannter als zuvor! Parallel zum Schreiben habe ich die Übung gerade selbst gemacht und dabei herzhaft gegähnt. Herrlich einfach und kann immer und (fast) überall angewandt werden.

Schnelltest Lungenfunktion

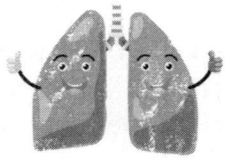

Die Messung der Lungenfunktion wird in der Regel vom Kinderarzt, Hausarzt oder vom Lungenspezialisten durchgeführt, es gibt hierfür unterschiedliche technische Geräte, die sich vor allem darin unterscheiden, dass über unterschiedlich komplexe Aspekte der Atmung Aussagen getroffen werden können.

Es gibt einen sehr einfachen und groben Test der Lungenfunktion. Entstanden ist dieser aus dem früher weit verbreiteten Test, Kerzen in verschiedenen Abständen aufzustellen und auszublasen. Einfacher und weniger feuergefährlich ist es, stattdessen ein Blatt aus dickem Papier umzupusten.

Am besten geht das mit einem DIN-A4-Blatt aus 120-Gramm-Papier, das einmal der Breite nach gefaltet und dann in einem stumpfen Winkel von 120 Grad auf eine ebene Fläche gestellt wird. Dahinter sollte ein nicht zu leichter Gegenstand gelegt werden, wie beispielsweise ein Kugelschreiber oder ein dünnes Buch, um das Wegrutschen des Blattes zu verhindern.

Nun stellt man sich mit einem Abstand von 2 Metern bei zwanzigjährigen Männern und 1,50 Metern bei zwanzigjährigen Frauen davor und versucht, das Blatt umzublasen. Wenn man das schafft, kann man davon ausgehen, dass zumindest mehr als 50 Prozent Lungenleistung vorhanden sind, schafft man es nicht, kann das einfach an der Puste-technik liegen, es schadet aber nicht, in nächster Zeit die Lungenfunktion kontrollieren zu lassen. Ganz besonders gilt dies für Raucher.

Männliche und weibliche Lungen unterscheiden sich etwas in der Leistungsfähigkeit, zu beachten ist auch, dass die Lungenleistung mit zunehmendem Lebensalter abnimmt, weshalb man für jeweils zehn Lebensjahre etwa 10 Zentimeter Abstand abziehen darf. Auch die Lungen von Jugendlichen sind noch nicht so entwickelt wie die Lungen eines Zwanzigjährigen, sodass auch hier eine Korrektur angebracht ist.

Noch einmal: Der Test ist nicht so zuverlässig wie eine Lungenfunktionsmessung beim Arzt, aber er kann einen ersten Hinweis liefern und sollte im Zweifelsfall Anlass zu einer professionellen Lungenfunktionsprüfung sein.

Register